Wilfried Huck

Wahnsinnig jung

Junge Erwachsene zwischen Pädagogik und Psychiatrie

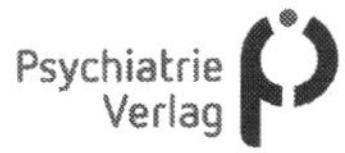

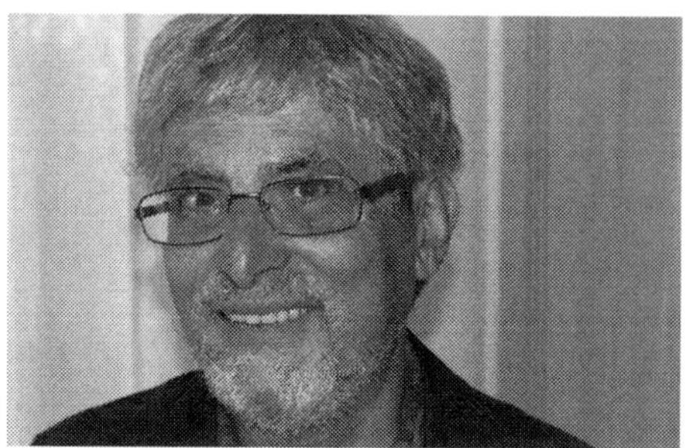

Dr. Wilfried Huck ist Facharzt für Kinder- und Jugendpsychiatrie, Familien- und Traumatherapeut. Seit seiner Berentung 2013 ist er Honorarkraft in der LWL Klinik für Erwachsenenpsychiatrie in Gütersloh und am Aufbau eines Zentrums für Familienmedizin beteiligt.

Wilfried Huck

Wahnsinnig jung

Junge Erwachsene zwischen Pädagogik und Psychiatrie

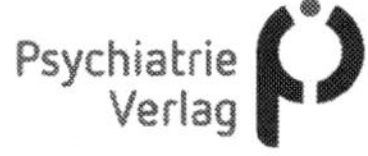

Wilfried Huck
Wahnsinnig jung
Junge Erwachsene zwischen Pädagogik und Psychiatrie
1. Auflage 2015

ISBN-Print: 978-3-86739-627-9
ISBN-PDF: 978-3-86739-871-6

Bibliografische Information der Deutschen Nationalbibliothek
Die Deutsche Nationalbibliothek verzeichnet diese Publikation
in der Deutschen Nationalbibliografie;
detaillierte bibliografische Daten sind im Internet über
http://dnb.ddb.de abrufbar.

Die Downloadmaterialien zu diesem Buch finden Sie unter
www.psychiatrie-verlag.de/buecher/detail/book-detail/wahnsinnig-jung.html

Weitere Bücher zum Umgang mit psychischen Störungen
und ihrer Behandlung unter www.psychiatrie-verlag.de

Lektorat: Katrin Klünter
Umschlagkonzeption: GRAFIKSCHMITZ, Köln,
unter Verwendung eines Fotos von zukerka / shutterstock.com
Illustrationen: Michaela Ruhfus, Soest
Typografiekonzeption und Satz: Iga Bielejec, Nierstein
Druck und Bindung: KN Digital Printforce GmbH, Erfurt

DOWNLOADMATERIALIEN

Fragen

Übungen

Bildmotive

Rapid Cycling und Multitasking

Leiter-Bild

Das dreiteilige Gehirn

Flashback-Bild

Skizze des therapeutischen Prozesses

Wenn-dann-Bild

Topf mit Deckel

Rahmenbild

Dokumentationsschema

Die Downloadmaterialien zu diesem Buch finden Sie unter www.psychiatrie-verlag.de/buecher/detail/book-detail/wahnsinnig-jung.html

Vorwort

Dieses Buch wendet sich an Fachkräfte, die mit psychisch erkrankten jungen Erwachsenen arbeiten. Das kann innerhalb der ambulanten sowie stationären Therapie und Nachsorge im psychiatrischen Kontext, des Betreuten Wohnens und therapeutischer Wohngemeinschaften, der Jugendhilfe und Schulen ebenso wie des Arbeitsvermittlungsprozesses und berufsbegleitender Maßnahmen sein. Das Buch stellt konkrete Handlungsmöglichkeiten für die Alltagspraxis dar. Es orientiert sich dabei an Erfahrungen aus Fortbildungen und Supervisionen und an Fragen, die von Kolleginnen und Kollegen immer wieder gestellt werden. Ein ausschließlich psychopathologischer und störungsspezifischer Blick ist mit der Gefahr einer oberflächlichen »Symptomkorrektur« verbunden. Dagegen ist mir wichtig, das familiäre Umfeld und alle Institutionen einzubeziehen, die mit jungen Erwachsenen zu tun haben. Daraus ergibt sich ein an der Praxis orientiertes lösungsbezogenes Behandlungskonzept.

Junge Erwachsene geraten nicht selten zwischen die »Räder« des medizinischen Systems, weil die Behandlungskonzepte der verschiedenen psychiatrischen Einrichtungen nicht aufeinander abgestimmt sind und selten Vernetzungsstrukturen bestehen. Zwischen den Fachbereichen der Kinder- und Jugendpsychiatrie und der Erwachsenenpsychiatrie gibt es deutliche Unterschiede. In der Jugendpsychiatrie stehen Fürsorge, Führung und Anleitung im Vordergrund, weshalb auch mehr Personal zur Verfügung gestellt wird. Im Erwachsenenbereich wird von den Patientinnen und Patienten Eigenverantwortung gefordert. Etwa 8 Prozent der jungen Erwachsenen gehen von der Kinder- und Jugendpsychiatrie in die Erwachsenenpsychiatrie. Dieser Schritt ist in der Regel mit einem Diagnosenwechsel verbunden. Daher plädiere ich für eine »gelebte« Vernetzung der am Behandlungsprozess beteiligten Institutionen. Statt des bisherigen Trialogmodells werden verstärkt Fallkonferenzen unter Einschluss der jungen Erwachsenen mit allen Bezugspersonen in den Vordergrund gestellt. Dabei sind verbindliche Absprachen, die gemeinsame Entwicklung eines Behandlungskonzepts und Aushandlung eines fördernden »Rahmens«, ohne neue Abhängigkeiten zu erzeugen, besonders wichtig. Dies erfordert im Behandlungskonzept einen »Shift« von der »psychiatrischen Krankenpflege« zur »psychiatrischen Pädagogik«.

In diesem Zusammenhang spielt die systemische Therapie eine besondere Rolle. Jeder Mensch ist in ein soziales Umfeld eingebettet, mit dem er in ständiger Wechselwirkung steht. Der systemische Ansatz geht davon aus, dass die Mitglieder des sozialen Umfelds an der Entwicklung gestörter und unangepasster Verhaltensweisen eines Einzelnen beteiligt sind. Darum werden Familienmitglieder und relevante Bezugspersonen in das Behandlungsgespräch einbezogen. Ohne eine Änderung ihrer Einstellungen und ihres Verhaltens gegenüber den psychisch erkrankten Patientinnen und Patienten ist voraussichtlich kein wesentlicher Therapieerfolg zu erwarten. Da auch in diesem Buch der systemische Ansatz vertreten wird, empfehle ich den Leserinnen und Lesern, sich mit dem Behandlungskonzept vertraut zu machen (u.a. SCHWEITZER, SCHLIPPE 2009).

Des Weiteren gehe ich auf meine Bedenken hinsichtlich des vermehrten Einsatzes von Psychopharmaka bei jungen Erwachsenen ein. Mit Interesse habe ich in Fortbildungsveranstaltungen zum Thema »Behandlungskonzepte für junge Erwachsene« erfahren, dass viele Mitarbeiterinnen und Mitarbeiter der verschiedenen Berufsgruppen innerhalb der Erwachsenenpsychiatrie und Jugendhilfe innovative Ideen haben und durchaus bereit sind, sich auf psychisch erkrankte junge Erwachsene einzulassen.

Zunächst stelle ich die heutige Lebenswelt und die vielfältigen Themen dar, mit denen sich junge Erwachsene während ihrer Entwicklung auseinandersetzen müssen, um Verständnis für diese besondere Entwicklungsphase zu schaffen. Hieraus leiten sich wiederum wichtige Themen für die psychiatrische Praxis ab. Das Buch gibt Tipps, wie die psychotherapeutische und pädagogische Behandlung sowie die ambulante Betreuung verbessert, die Psychoedukation effektiver gestaltet und verschiedene Skilltrainings auf die Bedürfnisse der jungen Patientengruppe abgestimmt werden können. Beispiele aus der Praxis zeigen, welche Problemlagen häufig vorkommen und wie professionell Helfende mit ihnen umgehen können. Hilfreiche Fragen, die den jungen Erwachsenen während der Behandlung gestellt werden können, sind in Fragekästen hervorgehoben. Der sich daraus ergebende Fragenkatalog sowie die im Text vorgestellten Übungen und Arbeitsmaterialien können unter www.

psychiatrie-verlag.de/buecher/detail/book-detail/wahnsinnig-jung.html heruntergeladen werden.
So hoffe ich, dass dieses Buch dazu beiträgt, die Versorgungssituation junger Erwachsener zu verbessern und eine Brücke zu schlagen zwischen Erwachsenen- und Jugendpsychiatrie und den verschiedenen Professionen, die dort arbeiten. Das Buch möge zu einem Nach- und Umdenken anregen und hilfreiche Tipps vermitteln, die leicht in bestehende Behandlungskonzepte integriert werden können. Es würde mich freuen, mit Leserinnen und Lesern dieses Buches in einen Erfahrungsaustausch zu treten, wobei auch kritische Hinweise gern entgegengenommen werden (E-Mail: Wilfried.Huck@t-online.de).

Wilfried Huck

PS: Das Buch wäre nicht zustande gekommen, ohne die tatkräftige Unterstützung anderer Professionen. Mein besonderer Dank gilt Michael Löhr, Professor an der Fachhochschule der Diakonie in Bielefeld, Ellen Postel, Stationsleiterin der LWL-Klinik in Warstein, sowie Martin Baierl für ihre fachlichen Tipps. Auch möchte ich mich von ganzem Herzen bei Klaus Dehnert für seine Korrekturhilfen bedanken. Katrin Klünter und Karin Koch vom Psychiatrie Verlag danke ich für ihre Arbeit am Manuskript.

Einführung

Die heutige Lebenssituation junger Erwachsener ist durch veränderte Denkweisen, neuartige Krisen und Ringen um Identität gekennzeichnet. Dabei hat sich ihre Entwicklungszeit stark verlängert, denn das Jugendalter beginnt heute deutlich früher und zieht sich weit in das Erwachsenenalter hinein. Ein eindeutiges Ende ist nicht zu erkennen. Die moderne Lebenswelt setzt die jungen Erwachsenen unter erheblichen Druck. Konsumzwänge und ein intensives Zeitregime erfordern viel Selbstkontrolle und Selbstbeobachtung. Vor allem in der Arbeitswelt ist Zeit kostbar und knapp geworden. Junge Erwachsene müssen sich Wissen aneignen, das über ihr eigenes Fachgebiet hinausgeht, um den Wandel von Produktionsstrukturen, Konsummustern und Institutionen verstehen und mitgestalten zu können.

In den letzten Jahren kam es zu zeitlichen Verschiebungen in objektiven Markern des Erwachsenenalters. Berufsbeginn und Gründung einer eigenen Familie finden später statt, denn viele junge Erwachsene sind noch nicht dazu bereit, sich diesen Herausforderungen zu stellen. Nur 25 Prozent der 18- bis 30-Jährigen betrachten sich als erwachsen (ARNETT 2004). Nicht nur länger dauernde Ausbildungszeiten und Unsicherheiten am Arbeitsmarkt führen zu diesem neuen Phänomen, sondern auch eine zu lange elterliche Unterstützung und unsichere Bindungen (SEIFFGE-KRENKE 2012). Solche entstehen beispielsweise, wenn Eltern unaufmerksam ihrem Kind gegenüber sind, wenig mit ihm sprechen oder seine Bedürfnisse ignorieren. Eine Selbstreflexionskultur kann unter diesen Umständen kaum entwickelt werden. Junge Erwachsene sind sich ihrer Fehler nicht bewusst, können nicht aus ihnen lernen und kennen ihre Stärken und Schwächen nicht, weshalb sie sich in der immer komplexer werdenden Welt nur bedingt autonom orientieren können.

Um sich von ihren Eltern und ihrer Umwelt abzugrenzen, entwickeln sie andere Sichtweisen, Wertevorstellungen und Ziele. Doch sie verfügen noch nicht über ausreichend lebenspraktische Erfahrungen – sie haben Schwierigkeiten, mit Geld umzugehen, überschätzen ihre Fähigkeiten und haben zu hohe Erwartungen an sich und andere. Ihre Wünsche lassen sich oft nicht mit der Wirklichkeit vereinen. Klaus HURRELMANN (2012) nennt die heutigen Jugendlichen und jungen Erwachsenen »Ego-Taktiker«, die ihr Leben in struktureller Unsicherheit führen. Da unklar ist, ob sie nach ihrer Ausbildung einen Job finden und finanziell abgesichert sind, sind sie stets auf ihren eigenen Vorteil bedacht. Sie versuchen, sich so viele Optionen wie möglich offenzuhalten, um auf Rückschläge reagieren zu können.

Zum Konzept der Emerging Adulthood

Der von Jeffrey ARNETT (2004) in die Entwicklungspsychologie eingeführte Begriff »Emerging Adulthood« bezeichnet den Lebensabschnitt im Alter von 18 bis 25 Jahren und findet zunehmende Aufmerksamkeit in der soziologischen und entwicklungspsychologischen Forschung. Er beschreibt die verlängerte Entwicklungszeit junger Erwachsener und löst das Konzept der pathologisch prolongierten Adoleszenz von Peter BLOS (1954) ab. Das Konzept der Emerging Adulthood kennzeichnet fünf Merkmale, die es als eigenständige Entwicklungsperiode abgrenzen.

Phasen der Emerging Adulthood (nach ARNETT 2004)

- **Phase der Exploration von Identität** Wer und was will ich sein?
- **Phase der Instabilität** Ausprobieren verschiedener Lebensstile
- **Phase des Selbstfokus** ohne Zwänge von Ehe und Kindern
- **Phase des »In-between-Seins«** noch unvollständige Verantwortungsübernahme
- **Phase des Glaubens** an Möglichkeiten und neue Chancen

Der Begriff »Emerging Adulthood« umfasst auch die widersprüchlichen Anforderungen bei der biologischen, emotionalen und mentalen Reifeentwicklung. In einer Zeit gesellschaftlicher Umbrüche kommen zunehmend komplexere Entwicklungsaufgaben auf die jungen Menschen zu. Die Identitätsbildung wird durch gegensätzliche Botschaften wie »Werde selbstständig, aber nur zu den gegebenen Bedingungen« erschwert. Während dieses Lebensabschnitts sind folgende Hürden zu beobachten:

Eintritt in den Beruf Junge Erwachsene treten heute zu schlechteren Bedingungen in das Erwerbsleben ein. Die »Generation Praktikum« hat das Gefühl, sich in einem »Permanenzmodus« ohne Perspektive zu befinden.

Aus ihrer inneren Not heraus nimmt sie ungesicherte und unterbezahlte Arbeitsverhältnisse an und gerät dadurch tiefer in die Identitätskrise.
Angehörige der »Generation Y«, zu denen junge Erwachsene, die nach 1985 geboren wurden, zählen, sind hingegen selbstbewusster, anspruchsvoller und stärker auf der Suche nach dem Sinn des Lebens statt nach Status. Charakteristisch für sie ist ständiges Hinterfragen. Sie streben flexible Arbeitszeiten und Heimarbeitsplätze an, um Beruf und Familie miteinander vereinbaren zu können und einem Burn-out vorzubeugen. Die heutigen Arbeitsformen und -verhältnisse widersprechen jedoch ihren Vorstellungen. Auch müssen sie sich gegen den Vorwurf wehren, zu sehr »in Watte gepackt« zu sein und kaum Problemlösungen zur Verfügung zu haben. Wichtige Erprobungsfelder wie berufsvorbereitende Praktika oder Ferienjobs werden vielfach nicht in Anspruch genommen oder stehen ihnen nicht zur Verfügung, um sich im praktischen Alltag zu bewähren. In ihren Familien wurden ihnen kaum Grenzen gesetzt, und ihre unangepassten Verhaltensweisen erfuhren wenig Konsequenzen.

Loslösung von der Familie Eltern mischen sich immer häufiger in das Leben ihrer erwachsenen Kinder ein. Sie helfen bei der Suche nach Ausbildungs- und Studienplätzen, nach einer Wohnung, kümmern sich um den Abschluss eines Mietvertrags und um vieles mehr. Zugleich setzen sie ihre Kinder unter hohen Erfolgsdruck.
Junge Erwachsene bleiben heute auch deutlich länger bei ihren Eltern wohnen. Männer verlassen das Elternhaus in der Regel später als gleichaltrige Frauen. Als Grund geben die »Nesthocker« die Kosten der Lebensführung, insbesondere die Mieten an. Was als Übergangslösung gedacht war, wird schnell zur Gewohnheit. Damit das Zusammenleben harmonisch verläuft, müssen die Rahmenbedingungen geklärt und die zeitliche Dauer begrenzt sein. Finden junge Erwachsene neben ihrem Studium einen Job, gelingt es ihnen eher, von zu Hause auszuziehen. Langfristig ist es wichtig, dass sie eigene Wege gehen und lernen, von ihren Eltern unabhängig zu sein. Wenn Eltern ihre Kinder verstärkt kontrollieren, ist dies nur schwer möglich.
Diejenigen jungen Menschen, die zeitgerecht das Elternhaus verlassen, haben überwiegend eine positive Bindungserfahrung gemacht, offensiv ihre autonomen Schritte ausgehandelt und verfügen über ein stabiles inneres Modell von sich und anderen. Sie schrecken nicht vor neuen Anforderungen zurück, wissen, welche Personen für sie wichtig und hilfreich sind und was diese als solche auszeichnet.

Psychologische Begründungen greifen zu kurz, um das »Nesthockerphänomen« zu erklären. Vielmehr sind gesellschaftliche Veränderungen zu berücksichtigen. Die heutigen jungen Erwachsenen sind die erste Generation, die in einer globalisierten Welt aufwächst. Für sie ist das Leben jenseits von Familie und Nahwelt zu einem Ort der Unsicherheit und Entfremdung geworden. Sie erkennen keine Perspektiven mehr, sehen sich abgehängt, haben das Gefühl, nicht mehr gebraucht und sich selbst fremd zu werden. Dagegen bieten ihnen Eltern Halt und Orientierung.

Wohnungslosigkeit Die Öffentlichkeit wird immer wieder mit Bildern von jungen Punks und verwahrlost wirkenden jungen Frauen und Männern konfrontiert. Schnell wird das Urteil gefällt, dass sie zu faul seien, arbeiten zu gehen, und lieber Alkohol und Drogen konsumieren. Die Beweggründe und Ursachen ihrer Lebenssituation werden meist ausgeblendet. Bei näherem Hinschauen zeigt sich jedoch, dass die gesellschaftlichen Entfremdungsprozesse auch an diesen jungen Menschen nicht vorbeigegangen sind.

Es ist wichtig, sich die Frage zu stellen, was die jungen Erwachsenen dazu veranlasst hat, aus ihren Familien und ihrem bisherigen sozialen Umfeld in eine ungesicherte und gefahrenbelastete Umgebung zu flüchten. Vielfach waren sie jahrelang Unverständnis, Desinteresse, Enttäuschungen, Vernachlässigung oder Gewalt ausgesetzt und hegen ein großes Misstrauen gegenüber Erwachsenen und Institutionen. Wohnungslosigkeit ist dann eine Strategie, ihre Probleme zu lösen.

Junge Erwachsene, für die die Hilfen nach § 41 SGB VIII nicht mehr infrage kommen, können heute auf Angebote wie »Wohnen 18+« (Wallner 2010) zurückgreifen. Das Projekt enthält vielfältige, auf die Bedürfnisse des Einzelnen zugeschnittene Möglichkeiten, die die jungen Erwachsenen mit Wohnraum versorgen und bei ihrer Verselbstständigung unterstützen, ohne sie in ihrem großen Freiheits- und Unabhängigkeitsbedürfnis zu beschränken.

BEISPIEL Der 19-jährige Paul wird vom Sozialpsychiatrischen Dienst in der Ambulanz vorgestellt. Im Erstgespräch wird deutlich, dass Paul aus zerrütteten Familienverhältnissen stammt. Die Scheidung der Eltern, ihr Alkoholismus, Schläge durch den Vater, mehrere Ablösungsversuche von der Familie und das Fehlen eines Schulabschlusses setzen Paul erheblich zu. Das Leben auf der Straße bietet ihm nicht nur das Gefühl von Freiheit, sondern auch Schutz vor den bisherigen gewalttätigen Erfahrungen.

Er fühlt sich von seinen »Kumpels« verstanden, die ähnliche Probleme haben. Mithilfe des klinikinternen Sozialdienstes kann mit Paul eine Perspektive entwickelt werden. ×

Bedeutung und Gefahr sozialer Netzwerke Immer mehr junge Erwachsene nutzen Geräte wie Smartphones, Notebooks oder Tablets, um Kontakte herzustellen und an Informationen zu gelangen. Die digitale Welt kennt dabei keine Ruhezeit. In Zukunft werden junge Erwachsene zum eigenen Schutz lernen müssen, nicht ständig erreichbar zu sein.

Auch ist ein Wandel des Freundschaftsbegriffs zu beobachten (Christakis, Fowler 2011). Über Facebook, Twitter und andere Kommunikationsmittel des Internets gewinnen junge Erwachsene viele »Freunde«. Dennoch fühlen sie sich einsam, fürchten sich vor zu großer Nähe und bauen sozusagen einen virtuellen Schutzwall um sich auf. Echte, auf Vertrauen basierende enge Freundschaften finden sich hingegen selten. Sie sind jedoch ein wichtiger Schutz vor psychischen Erkrankungen, denn junge Erwachsene erleben in ihnen Verständnis, Zuwendung und Unterstützung in schwierigen Situationen (Krüger 2013). Die Fähigkeit, Freundschaften einzugehen und zu pflegen, wird erhöht, indem das Selbstbewusstsein der Betroffenen aufgebaut wird, sie sich über ihre eigenen Gefühle bewusst werden und wichtige soziale Kompetenzen wie Zuhörenkönnen erwerben. Für Menschen mit einer Behinderung stellt das soziale Netzwerk indessen eine gute Möglichkeit dar, Kontakt nach außen herzustellen (Miller 2012).

Konsumzwänge Die Werbeindustrie spricht mit einem ausgeklügelten Multisensory Enhancement (multisensorische Verstärkung) alle Sinne an, um den Kauf zu einem »Erlebnis« zu machen (Ullrich 2013). Besonders junge Erwachsene geraten durch diese Werbungsstrategien oft in eine Schuldenfalle. Diese bringt sie nicht selten in psychische Schwierigkeiten.

Anbieter von Reisen für junge Menschen locken mit »megahammergeilen Locations«, mit dem Versprechen einer »Superstimmung« und mit günstigen Unterkünften, die »nur 250 Meter von der Discomeile entfernt« sind. Diese Werbung nutzt das weitverbreitete Bild von jungen Erwachsenen, für die nur noch Vergnügen, Markennamen, Popmusik und Partys wichtig zu sein scheinen, die sich amüsieren wollen und an Wochenenden jegliche Hemmungen verlieren. Was zumindest stimmt, ist, dass sich die heutigen jungen Erwachsenen vermehrt über materielle Güter definieren.

So wird das neueste iPhone für sie zum Statussymbol, das ihnen dabei hilft, dazuzugehören und die innere Leere zu vergessen.

Genderproblematik Junge Frauen wollen vermehrt ihr eigenes Geld verdienen und Karriere machen, ohne auf Partnerschaft und Familie verzichten zu müssen (ALLMENDINGER 2008). Obwohl sich ihr Bildungsniveau verbessert hat und teilweise das der Männer übersteigt, verdienen sie schon beim Berufseinstieg durchschnittlich weniger Geld als Männer. Auch müssen sie sich häufig mit einer Teilzeitbeschäftigung zufriedengeben. Andererseits gibt es unter ihnen eine »Generation Biedermeier«, die bereits in jungen Jahren eheähnliche Beziehungen anstrebt und klassische Familienstrukturen entwickelt, in denen der Partner die Rolle des Versorgers übernimmt.

Viele junge Frauen unterwerfen sich einem Schönheitsideal, das durch die Medien verbreitet wird. Junge Frauen, die in ihrer Rolle als Frau noch nicht gefestigt sind, leiden zunehmend an Essstörungen wie Magersucht, Bulimie und Binge-Eating-Störungen, unter denen krankhafte »Fressanfälle« fallen. Magersucht zählt bei Mädchen und jungen Frauen sogar zu den häufigsten Todesursachen.

Homo-, Bi- und Transsexualität Trotz einer Liberalisierung in unserer Gesellschaft haben junge homo- und bisexuelle sowie transsexuell veranlagte Menschen Schwierigkeiten, offen ihre sexuellen Neigungen zu zeigen oder sich zu »outen«, da sie Ausgrenzung und Mobbing befürchten. Sie weichen deshalb oft auf die sozialen Netzwerke aus, um dort unter Gleichgesinnten Verständnis und Beziehungspartner zu finden.

Neue Formen der Partnerwahl Die gesellschaftlichen Veränderungen wirken sich auch auf das Privatleben junger Erwachsener aus, und sie gehen Beziehungen in veränderter Weise ein. Die Partnerwahl im Netz ist inzwischen eine oft gewählte Form der Kontaktaufnahme. Onlinedating ist rund um die Uhr und bequem von zu Hause aus möglich. Für junge Erwachsene mit ausgeprägten Bindungsängsten kann diese Form der Kontaktaufnahme hilfreich sein, denn sie bietet ihnen die Möglichkeit, sich einen ersten Eindruck von einer potenziellen Partnerin oder einem Partner zu machen, ohne selbst in Erscheinung treten zu müssen. Nicht selten enden die Erwartungen aber in tiefer Enttäuschung (ILLOUZ 2011). Jungen Menschen fällt es in der heutigen Zeit schwer, eine enge Bindung einzugehen und damit Souveränität und Flexibilität einzubüßen.

Diese Entwicklungen sind therapeutisch relevant, weil sie dem Aufbau von Identitätsentwürfen im Wege stehen. Junge Menschen werden zunehmend verunsichert und in ihrer Fähigkeit behindert, eigenständige Entscheidungen zu treffen.

Mut zur Reife

In der Lebensphase Emerging Adulthood sollten junge Erwachsene ihre Reifeentwicklung weitgehend abgeschlossen haben. Im näheren Umgang mit ihnen zeigt sich jedoch, dass sie in vielen Bereichen noch unselbstständig sind und ihnen wichtige lebenspraktische Grundlagen fehlen. Die körperliche Reife beginnt in der heutigen Zeit zunehmend früher, wohingegen die seelische und geistige Entwicklung später eintritt. Um sie in dieser Phase angemessen therapeutisch und pädagogisch begleiten zu können, ist es wichtig zu ermitteln, in welchen Bereichen Defizite vorliegen und wodurch und in welchem Maße die Reifeentwicklung verzögert wurde. Hierzu können Kriterien einer angemessenen Reifeentwicklung herangezogen werden.

Kennzeichen einer adäquaten Reifeentwicklung

- **Angemessene Beziehungsgestaltung und Nähe-Distanz-Regulation**
- **Angemessener Umgang mit Affekten und Selbstkontrolle**
- **Selbstreflexion und Entwicklung von antizipativem Denken**
- **Balance zwischen Abhängigkeit und Selbstständigkeit**
- **Beachtung von Gemeinschaftswerten**

Diejenigen, die in diesen Bereichen Defizite aufweisen, sind aber oft in der »Sozialen Netzkultur« (Social Networking-Plattform) fest verankert. Sie erstellen persönliche Profile und kehren ihr Innerstes nach außen. Dahinter steht der Wunsch, Anerkennung zu bekommen und sich von der Masse abzuheben. Auch träumen einige insgeheim, reich und berühmt zu werden. Was junge Erwachsene allerdings übersehen, ist die Gefahr, selbst zu einer Art »Ware« zu werden (Bauman 2009).

Im Alltag zeigt sich die Reife darin, wie junge Erwachsene Gespräche beginnen, sie aufrechterhalten und erwünschte Kontakte arrangieren. In dieser Entwicklungsphase fällt es ihnen aber oftmals schwer, um Hilfe zu bitten, offen ihre Gefühle zu zeigen, auch mal Nein zu sagen und Widerspruch zu äußern, auf Kritik angemessen zu reagieren und sich in die Lage anderer hineinzuversetzen.

Im Gespräch mit jungen Erwachsenen gilt es herauszufinden, ob sie schon eine realistische und tragfähige Lebensplanung entwickelt haben, worauf sich diese stützt oder ob sie noch im Hier und Jetzt leben. Besprochen werden sollte auch, welche Behinderungen es aktuell gibt, wie eigenständig sie bereits sind, ob sie sich ihren Eltern, aber auch anderen Autoritätspersonen gegenüber hilflos fühlen, wie sie ihre Haltung ihnen gegenüber deutlich machen und ihre Belange durchzusetzen versuchen. Das weitere Vorgehen orientiert sich am ermittelten Reifestatus der Person.

Fragen zur Ermittlung des Reifestatus

- Was sind die wichtigsten Ziele in Ihrer Lebensplanung?
- Woran erkennen Sie, dass Sie eine gewisse Eigenständigkeit gegenüber Ihren Eltern entwickelt haben?
- Haben Sie den Eindruck, genügend Beziehungen zu anderen Menschen zu besitzen?
- Haben Sie überwiegend mit Gleichaltrigen Kontakt oder nur zu jüngeren Personen?
- Erleben Sie Ihre Arbeit, Ihre Schulausbildung, Ihr Studium als befriedigend?
- Können Sie sich gegenüber Ihrer Umwelt gut abgrenzen?
- Was tun Sie, um nicht in eine Position der Hilflosigkeit zu geraten?
- Sind Sie mit Ihrer sexuellen Beziehung zufrieden?
- Beenden Sie Beziehungen zum anderen Geschlecht schnell, wenn es Konflikte gibt, oder versuchen Sie, das Problem gemeinsam zu lösen?
- Neigen Sie häufig – ohne erkennbaren Anlass – zu Stimmungswechseln?

Entwicklungsaufgaben der heutigen Zeit

Angesichts der vielseitigen Lebensformen und individualisierten Lebensverläufe in unserer Gesellschaft müssen sich die jungen Erwachsenen intensiver und differenzierter mit ihren sozialen Beziehungen, mit der Gestaltung ihres Privatlebens und zahlreichen Freizeitangeboten auseinandersetzen. Subkulturell organisierte Gruppen Gleichaltriger üben einen hohen Konformitätsdruck auf sie aus, wobei auch der intensive Umgang mit den sozialen Netzwerken eine besondere Rolle spielt. Günter Krampen und Barbara Reichle (2002) beschreiben den Übergang zum Erwachsenenalter als eine der bedeutendsten sozialen Phasen. Auf junge Erwachsene kommt eine Fülle von Entwicklungsaufgaben zu. Die Beziehung zu den Eltern ist nicht länger komplementär, sondern

symmetrisch. Das Miteinander beruht auf Gleichheit, und sie begegnen einander auf Augenhöhe.
Das Konzept der Entwicklungsaufgabe geht auf den US-Amerikaner Robert James HAVIGHURST (1953) zurück. Für das frühe Erwachsenenalter nennt er acht Aufgaben, die es zu meistern gilt, um Glück und Erfolg zu erfahren:

- Auswahl eines Partners
- Mit dem Partner leben lernen
- Gründung einer Familie
- Versorgung und Betreuung der Familie
- Ein Heim herstellen, Haushalt organisieren
- Berufseinstieg
- Verantwortung als Staatsbürger ausüben
- Eine angemessene soziale Gruppe finden

Um zu überprüfen, ob diese Aufgaben noch aktuell sind, begannen Inge SEIFFGE-KRENKE und Tim GELHAAR (2006) im Jahr 1991 ein zwölfjähriges Längsschnittprojekt zu den Themen »Entwicklungsaufgaben, Entwicklungsnorm und Entwicklungsstand«. Die Bewältigung dreier Aufgaben wurde von den Probandinnen und Probanden überdurchschnittlich hoch eingeschätzt. Es ist die Basis, um weitergehende Entwicklungsaufgaben lösen zu können.

Zentrale Entwicklungsaufgaben junger Erwachsener (nach SEIFFGE-KRENKE, GELHAAR 2006)

- **Aufbau einer Partnerschaft**
- **Gründung eines eigenen Haushalts**
- **Einstieg in die Berufstätigkeit**

Weitergehende Aufgaben

- **Entwicklung einer angemessenen Identität**
- **Stärkung des Selbstwertgefühls durch »Learning by Doing«**
- **Unabhängigkeit von den Eltern und anderen Erwachsenen**
- **Aushandeln und Akzeptieren von Regeln**
- **Selbstsicherheit und Selbstkontrolle**
- **Entwicklung empathischer Fähigkeiten**
- **Entwicklung von Toleranz und Konfliktlösungskompetenz**
- **Abbau von Vorurteilen**

- **Aufnahme und Aufbau intimer Beziehungen**
- **Vorbereitung auf Heirat und Familienleben**
- **Berufswahl und Berufsvorbereitung**
- **Aufbau einer ökonomischen Unabhängigkeit und Zukunftsperspektive**
- **Bereitschaft und Fähigkeit zu sozial verantwortlichem Verhalten**
- **Erwerb der Eigenschaften eines engagierten Bürgers (wie Werte, Normen, bürgerliches Engagement)**
- **Diskurs- und Konsensfähigkeit**

Die Erfahrungen, die junge Erwachsene in ihren Familien sammeln, geben ihnen jedoch nicht genügend Möglichkeiten an die Hand, sich mit ihren Identitätsproblemen auseinanderzusetzen. Das durch die Eltern und Schule vermittelte Wissen befähigt sie zu wenig, ihre Entwicklungsaufgaben zu lösen, weshalb sie gezwungen sind, das für sie notwendige Wissen in Jugendzentren, anderen Freizeitgruppen oder im Internet zu suchen. Zusätzlich machen sie die Erfahrung, dass sie viel mehr von außen bestimmt werden, als es ihnen lieb ist. Die von ihnen erlebte Unstimmigkeit zwischen Erwartung und Erfüllung ihrer Wünsche erzeugt bei ihnen ein tiefes Unbehagen. Sie haben das Bedürfnis, diesen Widerspruch zu reduzieren oder gar zu beseitigen. Auch wissen sie nicht, wie sie der komplexer werdenden Welt gerecht werden können.

Fragen zur Lebensbewältigung

- Was benötigen Sie, um die Komplexheit Ihrer Umwelt zu erfassen und zu durchschauen?
- Wer kann Ihnen das notwendige Wissen vermitteln, um mit den vielfältigen Anforderungen im Alltag, in der Ausbildung und im Arbeitsprozess fertigzuwerden?
- Können Sie schon Ihren eigenen persönlichen Erfahrungen vertrauen?
- Wie viel an realer Anpassung ist für Sie nötig, ohne das Eigene zu verlieren?
- Welche Grenzen wollen und können Sie akzeptieren?
- Wann besteht die Gefahr eines »Herdenverhaltens«?
- Was benötigen Sie, um Ihren eigenen Standpunkt behaupten zu können?

Wer und was will ich sein?

Die Identität verleiht dem Menschen über wechselnde Kontexte und Situationen hinweg Kohärenz und Kontinuität (Koppetsch 2013). In der Adoleszenz entwickeln junge Menschen ihre soziale Rolle, indem sie experimentell vorgehen. Sie testen Grenzen aus und versuchen herauszufinden, welche Anforderungen andere an sie haben, um so ihren Platz in der Gesellschaft zu finden und sich ihrer sozialen Rolle anzunähern. Die Entwicklung ihrer Identität verlangt fortwährende Aufmerksamkeit, Revision und Updates, denn auf die jungen Menschen stürmt eine schnell wachsende und höchst widersprüchliche Vielfalt von Wünschen, Gelegenheiten und Verpflichtungen ein (BAUMAN 2009).

Die Identitätsbildung wird von den Werten einer gesellschaftlichen Epoche bestimmt und sollte mit Ende dieser Entwicklungsphase abgeschlossen sein. Die frühere Generation Jugendlicher konnte sich bei der Identitätsfindung auf allgemein geteilte Vorstellungen von Erziehung, Geschlechter- oder Generationenbeziehung stützen, die den »Charakter des Selbstverständlichen« und daher »Prägekraft« besaßen (KEUPP u. a. 2006). So war bis in die zweite Hälfte des zwanzigsten Jahrhunderts das Familienleben stark hierarchisch geprägt und die Machtverhältnisse zwischen Kindern und Eltern klar geregelt. Auch galt die formale Ehe zwischen Mann und Frau lange Zeit als alleiniges Leitbild. Heutigen Jugendlichen und jungen Erwachsenen fehlen diese »kulturellen Korsettstangen«. Die Entwicklung einer eigenen Identität scheint derzeitig ein lebenslanger und unabschließbarer Prozess zu sein, der mit schmerzlichen Einsichten, Verlust- und Verunsicherungserlebnissen verbunden ist.

Der Aufbau einer gelungenen, intimen Partnerschaft ist ein wichtiges Thema der Identitätsarbeit heutiger Jugendlicher und junger Erwachsener. Doch 30 Prozent der jungen Männer sind in ihrer Einstellung zu Frauen verunsichert und versuchen, ihre »uralten Ansprüche an Männlichkeit« (KRÜGER 2013, S. 202) – wie alleiniger Versorger und Beschützer zu sein – aufrechtzuerhalten. Die meisten jungen Erwachsenen bauen schon in der Phase der Adoleszenz befriedigende Beziehungen auf und gehen erste Liebesbeziehungen ein. Wenigen gelingt dies jedoch nicht, und sie geraten in eine Identitätskrise, die lange andauern kann.

Kontrolle über das eigene Leben zu haben, ist aber unverzichtbar, um ein positives Selbstbild beibehalten zu können. Wenn nun diese jungen Menschen wiederholt die Erfahrung machen, negative Ereignisse nicht kontrollieren zu können, fühlen sie sich hilflos, sind resigniert und werden sich zukünftig passiv verhalten (KEUPP u. a. 2006). In der psychosozialen Arbeit mit jungen Erwachsenen ist es daher wichtig, Beziehungskompetenzen zu fördern, um eine soziale Isolation zu vermeiden. Gemeinsam mit den Betroffenen sollte ein »Lifestyle-Konzept« erarbeitet werden: Wie leben sie? Wie verbringen sie ihre freie Zeit? Wie verhalten sie sich in schwierigen Situationen? (Seiffge-Krenke 2012)

Fragen zur Identitätsbildung

- Wie sieht Ihr »Lifestyle-Konzept« aus?
- Können Sie Ziele für Ihr »Lifestyle-Konzept« benennen?
- Können Sie Ihre Stärken und Fähigkeiten für die Realisierung Ihres »Lifestyle-Konzepts« nutzen?
- Können Sie sich auf anstehende Anforderungen konzentrieren?
- Wie gehen Sie mit widersprüchlichen Erfahrungen um?
- Sind Sie stolz auf das bisher Erreichte?
- Bekommen Sie häufig von Ihrer Umwelt ein positives Feedback?
- Haben Sie Vorbilder, auf die Sie zurückgreifen?

Die Fähigkeit, in einer Situation angemessen und flexibel reagieren zu können, ist für die Identitätsarbeit von großer Bedeutung (Keupp u. a. 2006). Junge Erwachsene mit gut ausgebildetem Kohärenzgefühl können stressige Situationen bewältigen, denn es gelingt ihnen, gesundheitsfördernde Erfahrungsräume herzustellen, wie die täglichen Fitnessübungen zum Abschalten. Sie erkennen, was sie tun müssen, um Anerkennung zu erreichen. Aber auch die Erfahrung zu scheitern, ist ein wichtiger Schritt, um die eigene Identität zu finden. Nur so lernen junge Erwachsene, mit Widersprüchen umzugehen.

Diejenigen unter ihnen mit schwachem Kohärenzgefühl neigen in Konfliktsituationen dazu, unangemessene Abwehrmechanismen anzuwenden, sie ziehen sich beispielsweise zurück oder machen die anderen für ihre Probleme verantwortlich. Im Gespräch mit den Betroffenen gilt es herauszufinden, inwieweit sie kohärenzfähig sind.

Fragen zur alltäglichen Identitätsarbeit

- Können Sie Ihr Leben weitgehend selbst gestalten?
- Können Sie sich mit Anforderungen stressfrei auseinandersetzen?
- Können Sie Risiken eingehen, ohne Angst zu empfinden?
- Wie fühlen Sie sich, wenn Sie gescheitert sind?
- Sind Sie in der Lage, sich Hilfe zu holen, wenn Sie einmal entmutigt wurden?
- Können Sie belastende Situationen in Ruhe analysieren?

Die Situation junger Erwachsener in der Psychiatrie

Immer mehr junge Erwachsene sind in psychiatrischer Behandlung. Trotz steigendem Hilfebedarf gibt es jedoch erst wenige Konzepte, die speziell an die Bedürfnisse junger Patientinnen und Patienten angepasst und zu ihrem Wohle vernetzt sind. Psychisch erkrankte junge Erwachsene finden nur selten kompetente Wegbegleiter als Mentorinnen und Mentoren vor. Daher wenden sie sich vermehrt Peergruppen oder Cliquen zu, in der Hoffnung eine Art Ersatzfamilie zu finden, die ihnen Kraft gibt, sich den Hürden des Alltags zu stellen. Selbstwertprobleme, eine gestörte Kommunikationsfähigkeit und ein mangelhaftes Konfliktmanagement verhindern jedoch häufig, dass sie Anschluss finden, und sie werden schnell zu Außenseitern. Dies gilt vor allem für Betroffene, die zu gewaltsamen Lösungen neigen oder sich in eine Parallelwelt (z. B. in die Welt eines Computerspiels) flüchten, um die Belastungen des Alltags auszugleichen.

Psychisch erkrankte junge Erwachsene können oft keinen Sinn mehr in ihrem Leben erkennen, sodass ihnen für die anstehenden Entwicklungsaufgaben Ressourcen fehlen. Sie haben den Eindruck, dass es nichts bringt, sich für eine Verbesserung ihrer Situation einzusetzen. Stattdessen nehmen sie an, von vornherein als »nicht normal« abgestempelt zu werden und dass es ihnen nicht zusteht, eigenen Potenzialen nachzugehen. Sie fühlen sich nicht dazugehörig, ziehen sich zurück und isolieren sich. Ein solcher Teufelskreis lässt sich nur dann unterbrechen, wenn junge Erwachsene beginnen, sich als gleichwertiges Mitglied der Gesellschaft zu sehen (IANES 2009). Hierzu benötigen sie kompetente psychotherapeutische Einrichtungen und Personen, an die sie sich in schwierigen Situationen wenden können.

Wandel von Krankheitsbildern

Für den Versorgungsbereich und die Forschung ist es wichtig, die einzelnen Störungsbilder einheitlich voneinander abzugrenzen, um Missverständnissen vorzubeugen und das Sprechen über psychische Störungen sowie die Suche nach Ursachen und Behandlungsmöglichkeiten zu erleichtern. Momentan gibt es zwei gängige Klassifikationssysteme, die sich in den letzten Jahren stark angenähert haben. Das Diagnosemanual DSM-5 (engl. Diagnostic and Statistical Manual of Mental Disorders), das von der amerikanischen Psychiatervereinigung (APA) herausgegeben wurde, dient als Grundlage zur Definition psychischer Erkrankungen und stellt forschungsbezogene Gesichtspunkte in den Vordergrund. In Deutschland gilt die von der Weltgesundheitsorganisation (WHO) entwickelte ICD-10 (engl. International Statistical Classification of Diseases and Related Health Problems), die den Schwerpunkt stärker auf interkulturelle Aspekte legt und 2017 durch die ICD-11 aktualisiert wird. Sie wird als Grundlage für das deutsche Abrechnungssystem genutzt.

Gegenwärtig ist ein Wandel von psychischen Krankheitsbildern zu beobachten. Um der bisher großen Zahl »nicht näher bezeichneter Störungen« entgegenzusteuern, fasst das DSM-5 die Kriterien für eine Reihe von Diagnosen weiter. Es findet ein Wechsel von einer binären hin zu einer dimensionalen Kategorisierung statt, wodurch Begleiterkrankungen besser berücksichtigt werden können. Ein kategorialer Ansatz grenzt die einzelnen Störungsbilder anhand bestimmter Merkmale voneinander ab und ordnet sie Klassen zu, hingegen prüft ein dimensionaler Ansatz vielmehr die kontinuierliche Ausprägung der zu beobachtenden Phänomene. Neben der kategorialen Einordnung ist im DSM-5 somit entscheidend, wie stark Betroffene seelisch beeinträchtigt sind.

Nicht trennscharfe Störungsbilder wie das Asperger-Syndrom wurden gestrichen oder mit anderen Störungsbildern zusammengelegt. Das Binge-Eating oder das Pica-Syndrom, bei dem Betroffene ungenießbare Substanzen essen, wurden andererseits neu aufgenommen. Um einer möglicherweise drohenden Psychose oder Demenz frühzeitig zu begegnen, sind abgeschwächte Symptomausprägungen als sogenannte Risikosyndrome definiert. Unter das Psychose-Risikosyndrom fallen Wahnvorstellungen, exzessives Misstrauen und wirres Reden. Nicht zuletzt weil eine Schizophrenie oftmals mit einer starken Stigmatisierung der Betroffenen und deren Familien einhergeht, ist das neue Vorgehen nicht frei von Kritik.

Der US-amerikanische Psychiater Allen Frances (2013) kritisiert im Wesentlichen zwei Aspekte: die zunehmende Inflation psychiatrischer Diagnosen sowie die Erfindung neuer Diagnosen, wodurch noch mehr gesunde Menschen als krank erklärt werden. So ist anzunehmen, dass sich die Zahl der Patientinnen und Patienten drastisch erhöht und neue Behandlungskonzepte gefunden werden müssen. Behandelnde müssen sich zukünftig intensiver untereinander austauschen.

Die Pharmaindustrie nimmt nach Allen Frances (2013) zu viel Einfluss auf das DSM-5. Es gibt nicht nur eine Überdiagnostizierung – die Diagnosen Aufmerksamkeitsdefizitstörung (ADHS), bipolare Störungen und Autismus nehmen deutlich zu –, sondern auch eine Überbehandlung der Bevölkerung mit potenziell schädlichen Medikamenten. Hinzu kommt, dass die Krankenkassen Ärztinnen und Ärzten ihre Behandlungshonorare nur dann zahlen, wenn sie anerkannte Diagnosen stellen. So wird die »Figur des eingebildeten Kranken« von der des »besorgten Gesunden« (ebd., S. 132) abgelöst. Wenn aber bereits eine Person, die noch nach einigen Wochen um einen Menschen trauert, als krank gilt, spricht man ihr zugleich das Menschliche ab.

Ethan Watters (2010) bemängelt, dass durch die Entwicklungen in der westlichen Welt immer häufiger Gefühle, Gedanken und Impulse unterdrückt werden müssen. Das Maß an Selbstkontrolle ist jedoch bei jeder Person begrenzt. Wird es überschritten, führt dies zu Risikoverhalten, und neue Krankheitsformen können entstehen. Hingegen vertreten Befürworter wie Wolfgang Gaebel und Kollegen (2013) die Meinung, man könne mit dem neuen DSM-5 besser einordnen, wie stark Wahnvorstellungen oder Halluzinationen bei schizophrenen Patientinnen und Patienten ausgeprägt sind.

Sich auf einen Zustand einer Patientin oder eines Patienten festzulegen, kann schwere Folgen haben. So besteht die Gefahr, dass sich das soziale Umfeld abwendet. Um dem zu entgehen, dürfen Ärztinnen und Ärzte der Rehabilitationskliniken in ihren Entlassungsbriefen sogenannte Z-Codes angeben. Diese beschreiben Probleme am Arbeitsplatz oder andere unspezifische Beschwerden, ohne dass eine Einteilung in krank und gesund vorgenommen wird. Die Situation bleibt offen, und die Betroffenen entgehen einer möglichen Stigmatisierung.

Bei alledem darf nicht übersehen werden, dass es bei jungen Erwachsenen tatsächlich neue klinisch relevante Phänomene gibt, wie: Neuro-Enhancement, suchtartiges Verhalten, Binge-Drinking und exzessiven

Medienkonsum. Auch früher unbekannte Gewaltformen wie Stalking und Cybermobbing gehören dazu.

Aktueller Stand der Versorgung

Die Jugendhilfe bietet eine Vielzahl von Möglichkeiten, die Jugendlichen den Übergang in den neuen Lebensabschnitt erleichtert und Eltern bei der Erziehung unterstützt. Sind die vereinbarten Maßnahmen zu Ende, trifft man junge Erwachsene immer häufiger in Einrichtungen der Erwachsenenpsychiatrie an. Dort werden sie meist auf störungsspezifischen Stationen behandelt. Nicht selten verbirgt sich dahinter das Ziel, den Kostenträger zu wechseln. Dabei würde es bei normalen Lebensproblemen – zu denen auch die Ablösung von der Familie zählt – meist reichen, die Betroffenen angemessen zu begleiten.
Erschwerend kommt hinzu, dass die Erwachsenenpsychiatrie die junge Patientengruppe mit ihren bisherigen Behandlungskonzepten nicht mehr erreicht. In diesen wird nicht zwischen jungen Erwachsenen und Erwachsenen unterschieden (Gaebel u.a. 2013). Bei jungen Menschen besteht jedoch oft ein enger Zusammenhang zwischen psychischen und körperlichen Erkrankungen und ihrer Lebenssituation. So können ungewisse Zukunftserwartungen und Erfahrungen des Scheiterns die Ursache für Panik- und Angststörungen sein, die sich in körperlichen Symptomen wie Magenschmerzen oder Erbrechen niederschlagen. Um junge Erwachsene angemessen versorgen und die Behandlungskonzepte an ihre spezielle Situation anpassen zu können, bedarf es der interdisziplinären Zusammenarbeit zwischen Psychotherapeutinnen und Ärzten.
Einige psychiatrische Einrichtungen haben inzwischen begonnen, gesonderte Stationen für junge Erwachsene aufzubauen. Dabei bieten sie ihnen ein alters- und entwicklungsgemäßes Setting an, das Sport- und ergotherapeutische Angebote umfasst, aber auch verschiedene Skilltrainings zum Erwerb neuer Kompetenzen beinhaltet. Jörg Michael Fegert und Kollegen (2009) fordern, den 18. Geburtstag als Stichtag für die »künstliche« Trennung der Lebensperioden abzuschaffen, denn junge Erwachsene wechseln die Behandlungssysteme heute innerhalb der Adoleszenz. Hierzu müssen sich Erwachsenen- und Jugendpsychiatrie über die heutige Situation austauschen. Ambulante, stationäre und

teilstationäre Behandlungen sollten miteinander vernetzt werden, um die Nachsorgemaßnahmen zu verbessern. Das klingt einfach, bedeutet aber, dass sich alle psychosozial tätigen Einrichtungen innerhalb einer Region untereinander abstimmen und ein Konzept für eine Integrierte Versorgung junger Erwachsener erarbeiten müssen.

Eine weitere Hürde ist die deutlich verkürzte Behandlungsdauer psychisch erkrankter Menschen. Vor allem die Verhaltenstherapie versucht, ihre Methoden zu manualisieren, indem sie die therapeutischen Schritte strukturiert und somit beschleunigt. Kostenersparnis und Effizienzmessung sind in vielen Einrichtungen vorrangig, stehen zugleich jedoch einem verstehenden Zugang entgegen (MOSER 2012).

Zentrale Aufgaben der Psychiatrie bei der Versorgung junger Erwachsener

Die veränderte Situation junger Erwachsener fordert professionell Tätige verschiedener Berufsgruppen heraus. Therapeutinnen, Sozialarbeiter ebenso wie Mitarbeitende der Jugendhilfe sind sich oft unsicher, worin eine angemessene Betreuung besteht. Auch befürchten sie, nicht das notwendige Fachwissen mitzubringen. Um diesem Bedürfnis Rechnung zu tragen, werden verstärkt Fortbildungsmaßnahmen angeboten, in denen sowohl pädagogische, psychotherapeutische als auch psychiatrische Kenntnisse vermittelt werden. Im Mittelpunkt stehen dabei folgende Fragen:

- Worin unterscheiden sich junge Erwachsene zwischen 18 und 25 Jahren von erwachsenen Patienten?
- Welches sind bei ihrer Behandlung die zentralen Probleme?
- Welche Qualifikationen benötigen Behandelnde für die Betreuung junger Erwachsener?
- Woraus sollte ein pädagogisches und therapeutisches Angebot bestehen?
- Welche Rolle spielen Skilltrainings, Hausaufgaben und Tagesreflexion einer Tagesstruktur?
- Wie kann der Übergang von Pflege zur Pädagogik gelingen?
- Welche Kooperationsformen sollten Erwachsenenpsychiatrie, Jugendpsychiatrie, Jugendhilfe und Jobcenter untereinander entwickeln?

Vor allem die pädagogische Arbeit soll alltagsnahe und praktisch orientierte Angebote zur Verfügung stellen, die den Patientinnen und Patienten neue Chancen eröffnen, selbstständig, selbstbewusst und konfliktfähig zu werden.

Nachreifung und Autonomieförderung

Junge Erwachsene müssen lernen, ihr eigenes Leben aufzubauen. Dafür ist ein gesundes Vertrauen in sich und das soziale Umfeld erforderlich. Zu Beginn der Behandlung gilt es herauszufinden, wie viel Eigenverantwortung Patientinnen und Patienten bereits tragen. Zugleich muss festgelegt werden, wann und wie lange professionell Tätige den jungen Erwachsenen Entscheidungen abnehmen sollen und dürfen, ohne dass sie den Nachreifungsprozess gefährden. Denn in diesem stellt sich die gewünschte Stabilisierung ein, und junge Erwachsene können neue Perspektiven entwickeln.

Fragen zur Selbstständigkeit

- Was benötigen Sie, um für sich eine Zukunftsperspektive zu entwickeln?
- Sind Ihre Vorstellungen realistisch und aktuell umsetzbar?
- Welche Schritte sind dafür notwendig?
- Welche Ressourcen stehen Ihnen zur Verfügung?
- Wovor haben Sie Angst, und wodurch fühlen Sie sich blockiert?
- Sind Sie in der Lage, eigene Entscheidungen zu treffen?
- Was hilft Ihnen, mehr Selbstvertrauen zu entwickeln?
- Was könnte Ihnen helfen, mit Kritik und Provokationen umzugehen?
- Welche schwierige Situation beschäftigt Sie aktuell am meisten?
- Wie gehen Sie mit emotionalen Stimmungsschwankungen und Stress um?
- Wodurch werden immer wieder Aggressionen ausgelöst?
- Fällt es Ihnen schwer, Kontakt zu anderen Mitpatienten aufzunehmen?
- Setzen Sie sich mit Ihrem individuellen Rückfallweg auseinander?
- Was sind Ihre bevorzugten Fluchtwege?
- Gibt es aktuell Probleme mit Ihrer Familie?
- Bei welchen Aufgaben fällt es Ihnen am schwersten, die Verantwortung zu übernehmen?
- Wie könnte das Team Sie ermutigen, sich auf Ihre Einzel- und Gruppentherapie stärker einzulassen?

Häufig übernehmen junge Erwachsene in der stationären Behandlung zunächst keine Verantwortung, sondern erwarten, dass die Behandelnden dies anstelle ihrer Eltern tun – sie übertragen die gewohnten Strukturen aus ihrem Elternhaus auf den Klinikalltag. Vor allem Pflegefachpersonen sollten diesen daher möglichst strukturiert gestalten, indem beispielsweise

Aufsteh-, Essens- und Zubettgehzeiten festgelegt werden. Trainingsprogramme wie STEPPS (engl. Systematic Training for Emotional Predictability & Problem Solving), Deeskalationstrainings und Skilltrainings wie Fit for Life (siehe S. 48) haben sich als hilfreich erwiesen.

Das Wissen, das Betroffene in ihren Einzeltherapien erwerben, müssen sie auf den Stationsalltag übertragen. Für diesen Schritt stehen den jungen Erwachsenen wichtige Bezugspersonen wie Ärztinnen oder Therapeuten zur Seite. Das Einüben ist für die Betroffenen bisweilen anstrengend sowie frustrierend, und es kommt häufig zu Auseinandersetzungen. Die Missachtung von Regeln führt dabei immer wieder zu Konflikten. Zu Beginn brauchen Patientinnen und Patienten eine Anleitung, wie sie diese angemessen lösen können.

Junge Erwachsene wissen oft nicht, wie sie über ihr eigenes Leben selbst bestimmen können. Um ihnen bei diesem Schritt zu helfen, können Pflegefachpersonen mit ihnen die aktuelle Situation und ihre Vorstellung von einem selbstbestimmten Leben besprechen. Gemeinsam kann überlegt werden, welche weiteren Schritte möglich sind und wie sie dabei unterstützt werden können.

Fragen zur Selbstbestimmung (nach BIERI 2011)

- Welche Ideen haben Sie von einem selbstbestimmten Leben?
- Wo haben Sie es schon geschafft, selbstbestimmt zu handeln?
- Welche Wertvorstellungen sind für Sie nützlich, welche behindernd?
- Können Sie sich abgrenzen und Ihre eigene Haltung darstellen?
- Welche Probleme tauchen dabei immer wieder auf?
- Tauschen Sie sich mit anderen Patienten über diese Themen aus?

Um ein selbstbestimmtes Leben führen zu können, müssen junge Menschen lernen, ihre Wahrnehmungen, Gefühle, Gedanken sowie Wünsche zu erkennen und Rücksicht auf diese zu nehmen. Nur so können sie eigene Handlungen daraus ableiten, um sich in schwierigen Situationen nicht wehrlos zu fühlen.

Das Sprechen über die eigene Sexualität und über Erfahrungen sexueller Gewalt ist jungen Erwachsenen bisweilen nicht möglich und löst Angst-, Scham- und Schuldgefühle aus. In Gesprächen mit ihnen ist es wichtig, sich dem Thema vorsichtig anzunähern, um zu verhindern, dass sie von Erinnerungen an traumatische Ereignisse eingeholt werden.

Fragen zur Sexualität

- Haben Sie eine gute Beziehung zu Ihrem Körper, und mögen Sie Ihr Äußeres?
- Machen Sie Ihren Selbstwert von Ihrem Äußeren abhängig?
- Können Sie mit Ihren erotischen und sexuellen Gefühlen gut umgehen?
- Gibt es für Sie sexuelle Tabuthemen?
- Flirten Sie gern mit dem anderen (oder gleichen) Geschlecht?
- Wie wichtig ist Ihnen Treue in der Beziehung?
- Sind Sie ein eifersüchtiger Mensch?
- Wie wichtig ist es Ihnen, bei einem Partner Halt zu finden?
- Wie gut haben Sie das Scheitern einer intimen Beziehung verkraftet?
- Kommt es vor, dass Sie eine Beziehung mit Erwartungen an den Partner überfrachten?
- Reizt Sie in sexuellen Kontakten besonders das Verbotene, die Grenzen zu überschreiten?
- Möchten Sie in einer neuen Beziehung schnell sexuelle Kontakte haben?
- Haben Sie manchmal Angst, dass Ihre erotischen und sexuellen Gefühle in einer Partnerschaft abnehmen könnten?

Junge Erwachsene müssen sich auch mit ihrer eigenen Identität auseinandersetzen, um Selbstständigkeit entwickeln zu können. Es ist immer wieder erstaunlich, was junge Menschen alles ausprobieren, um ihren eigenen Lebensentwurf zu finden. Diese Identitätsarbeit ist voller Ambivalenzen, Spannungen und Widersprüche. So müssen die jungen Erwachsenen mit gegensätzlichen Gefühlen, Gedanken und Aussagen umgehen und wiederkehrende Krisen meistern. Heiner Keupp (2004) spricht in diesem Zusammenhang von einem »Passungsprozess«, in dem junge Erwachsene sozial kompetentes Verhalten erwerben.

Kennzeichen für sozial kompetentes Verhalten (nach Keupp 2004)

- **Kommunikative und kontextspezifische Kompetenzen wie zuhören, Gespräche beginnen und aufrechterhalten können**
- **Standpunkte einnehmen und sich abgrenzen können**
- **Die eigene Selbstkontrolle weiterentwickeln können**
- **Mit Ambivalenzen umgehen können**
- **Widerspruch und Kritik offen äußern können**
- **Auf Kritik angemessen reagieren können**

- **Rechtzeitig um Hilfe bitten können**
- **Nein sagen und Grenzen setzen können**
- **Empathie entwickeln können**

Der Entwicklung von Empathie kommt eine besondere Bedeutung zu. Junge Erwachsene müssen lernen, sich in ihr Gegenüber hineinzuversetzen, um so zu verstehen, wie eine andere Person in einer bestimmten Situation denkt und fühlt. Empathie setzt voraus, dass sie sich mit ihrem eigenen Erleben beschäftigen und sich selbst beobachten, um daraus Ansatzpunkte für Verhaltensweisen und Gefühle ableiten zu können. Die Fähigkeit, eine gelungene Partnerschaft einzugehen und Intimität aufzubauen, steht im engen Zusammenhang mit einer erfolgreichen Identitätsarbeit. Junge Erwachsene können nur dann Beziehungen zu anderen Personen eingehen, wenn sie eine Vorstellung von ihrem Leben entwickelt haben und selbstbestimmt handeln können. Ansonsten besteht die Gefahr, mit der Partnerin oder dem Partner zu verschmelzen oder sich überfordert zurückzuziehen. Oft fühlen sich junge Menschen minderwertig, missachtet oder wertlos. Behandelnde können die Betroffenen auf ihrer langen und bisweilen beschwerlichen Reise begleiten und sie im Alltag darin unterstützen, ihr eigenes Leben so zu gestalten, dass sie immer selbstsicherer werden. Hierzu sind kleine Schritte hilfreich.

Therapeutische und pädagogische Maßnahmen

Inzwischen gibt es eine Vielzahl von nützlichen Trainingsmanualen, die Behandelnden Anregungen zur Problembearbeitung und Nachreifung geben. Ziel dieser Skill- und Kompetenztrainings ist es, eine positive Veränderung im Leben der jungen Erwachsenen zu erzielen. Je nachdem welches Störungsbild vorliegt, wie schwerwiegend die Probleme sind und wie stark Betroffene durch Begleiterkrankungen belastet sind, kann auch eine kombinierte Behandlung mit Medikamenten hilfreich und notwendig sein.

Wichtige Grundannahmen von Skill- und Kompetenztrainings

- **Junge Erwachsene sind bestrebt, das Beste aus ihrer schwierigen Situation zu machen.**
- **Sie haben oft keinen Plan, wie sie eine Veränderung ihrer Lebenssituation erreichen können.**
- **Sie brauchen dafür ein nützliches Handwerkszeug und ein Übungsfeld.**
- **Sie haben ihre Schwierigkeiten oft nicht selbst verursacht, aber sie müssen diese selbst lösen.**
- **Mithilfe der Skill- und Kompetenztrainings können sie neues Verhalten in allen Lebensbereichen einüben.**

In verhaltenstherapeutisch orientierten Programmen steht die Entwicklung von psychischer Widerstandskraft (Resilienz) und Ressourcen im Vordergrund. Dies ist vor allem bei psychisch auffälligen jungen Erwachsenen wichtig. Die Teilnehmenden lernen, Defizite auszugleichen und mit Veränderungen und Krisen umzugehen, indem sie kleine Aufgaben bewältigen und Verantwortung für das eigene Handeln übernehmen. Gemeinsam mit den jungen Menschen kann beispielsweise ein Tagesplan erstellt werden, in dem wichtige Elemente wie regelmäßiges Aufstehen, Wäsche waschen oder Einkäufe erledigen als Teilziele festgelegt sind.
Mithilfe der Trainings gelingt es jungen Erwachsenen eher, Kontakte zu anderen Menschen einzugehen, eigene Interessen zu entwickeln und Dinge zu tun, die ihnen Spaß machen und Glücksmomente verschaffen. Sie üben, sich selbst zu belohnen, wenn sie ein Problem erfolgreich bewältigt haben, und einen Mittelweg zwischen Aktivität und Passivität zu finden. Dies ist wichtig, um mit Phasen von Alleinsein und Rückschlägen umgehen zu können. Durch ihre erworbenen Fähigkeiten merken junge Erwachsene, dass es sich lohnt, die Herausforderungen der heutigen Welt anzugehen.
Negative Grundannahmen und dysfunktionale Denkmuster wie »Ich bin nichts wert«, »Ich bin ein Loser« oder »Ich schaffe es eh nicht« sind oftmals die Ursache für ihre (auch beruflichen) Probleme. Mithilfe von Fragebögen, Checklisten, Wochenprotokollen, Gedankentagebüchern und Listen Angst auslösender Situationen werden diese identifiziert und korrigiert. Zwei Beispiele aus der Praxis zeigen, in welcher Weise sich ein Skilltraining positiv auf das Leben auswirken kann.

BEISPIELE Michaels Vater trennt sich nach fünf Jahren von seiner Frau. Gleichzeitig meldet er sich nur noch selten bei seinem Sohn. Michael ist darüber sehr enttäuscht. An seinem 18. Geburtstag teilt ihm sein Vater über einen Rechtsanwalt mit, dass er die Unterhaltszahlungen künftig kürzen und den Kontakt zu ihm einstellen wird. Diesen »Hammer« kann Michael nur schwer verkraften. Immer öfter greift er zu Alkohol, um seinen Schmerz zu übertönen. Seine Mutter ist sehr besorgt. Sie überzeugt ihn schließlich, an einem Skilltraining teilzunehmen. Michael spürt, dass er kurz davor ist, alkoholabhängig zu werden. Mithilfe des Trainings findet er wieder Zugang zu seinen Gefühlen. Zwar ist er immer noch sehr wütend auf seinen Vater, kann aber seine Trauer und Wut wahrnehmen und seinen Gefühlen angemessen Ausdruck verleihen. Er erkennt, dass sein Wunsch, eine Beziehung zu seinem Vater aufzubauen, selbstzerstörend wirkt, und gibt schließlich seine Bemühungen auf.

Seit einigen Monaten kommt es immer öfter zu heftigen Streitereien zwischen Annas Eltern. Die Mutter fühlt sich von ihrem Ehemann unverstanden und richtet ihre ganze Aufmerksamkeit nunmehr auf ihre 19-jährige Tochter. Es bildet sich eine symbiotische Mutter-Tochter-Beziehung. Um sich aus dieser zu lösen, zieht Anna mit Unterstützung des Jugendamts in eine Wohngemeinschaft. In der ambulanten Therapie zeigt sich, dass sie neben der Ablösung auch Gefühle emotionaler Vernachlässigung seitens des Vaters zu verarbeiten hat. Hinzu kommen Schwierigkeiten, mit Geld umzugehen, sodass es immer wieder Konflikte mit ihrer Betreuerin, den Mitbewohnerinnen und den Lehrern der Berufsschule gibt. Anna nimmt wöchentlich an einem sozialen Kompetenztraining teil und schafft es schließlich, anderen Personen angemessen entgegenzutreten und einen guten Umgang mit ihnen zu finden. ×

Für Patientinnen und Patienten, die an einer Borderline-Persönlichkeitsstörung oder Posttraumatischen Belastungsstörung leiden, gibt es inzwischen ein großes Angebot an verhaltenstherapeutischen Trainingsprogrammen. Das Skilltraining von Alice und Martina SENDERA (2007) vermittelt wirksame Strategien und Techniken zur Emotionsregulation und Stresstoleranz sowie zum Aufbau zwischenmenschlicher Beziehungen. Martin BOHUS und Martina WOLF-AREHULT entwickelten 2013 ein interaktives Skilltraining. Anhand praktischer Übungen, Fragen mit Überprüfungsmöglichkeiten, Skillswochenprotokollen und schwarz-humorigen Cartoons erwerben Teilnehmende spielerisch wichtige Fertigkeiten.

Das STEPPS-Trainingsprogramm wurde von Nancee S. BLUM und Kollegen (2009) entwickelt. Das Besondere an diesem Programm ist, dass ein Helferteam einbezogen wird, das aus Freunden, Familienmitgliedern, der Partnerin, dem Partner oder professionell Tätigen besteht. Ein weiteres bekanntes Gruppenmanual ist die Dialektisch-Behaviorale Therapie (DBT) von Marsha M. LINEHAN (1993). Sie verknüpft Elemente der Verhaltens-, Gesprächs- und Hypnotherapie mit Elementen aus dem Zenbuddhismus.

Bei Angststörungen und Phobien können Reizkonfrontationsverfahren eingesetzt werden. Dabei werden die jungen Erwachsenen schrittweise in vivo (in der Realität) oder in sensu (in der Vorstellung) an Angst auslösende Situationen herangeführt und schließlich desensibilisiert. Diese Herangehensweise ist ebenso bei Zwangserkrankungen zu empfehlen. Methoden der kognitiven Verhaltenstherapie (u. a. WILKEN 2010) eignen sich zum »Entkatastrophisieren«. Patientinnen und Patienten prüfen, ob es sich bei dem, was sie gerade erleben, wirklich um eine Katastrophe handelt. Auch lernen sie, ungünstige Attributionen zu verändern.

Am Ende dieser Programme packen junge Erwachsene einen Notfallkoffer. Dieser beinhaltet sowohl selbst erarbeitete Elemente wie den individuellen Rückfallweg als auch Strategien, die einem Rückfall vorbeugen sollen. In den Notfallkoffer gehören Dinge, die einen von selbstzerstörenden Gedanken ablenken (z. B. ein schönes Landschaftsfoto), beruhigend wirken (z. B. Duftöle) und trösten (z. B. die Lieblings-CD). Imaginationsübungen wie die des sicheren inneren Ortes dienen ebenfalls der Beruhigung. Bei dieser Übung versetzen sich die Betroffenen an einen Ort, an dem sie sich wohl und geborgen fühlen (REDDEMANN 2014). Zugleich gibt es Übungen zur Stresstoleranz und Emotionsregulation.

Als Entspannungsverfahren hat sich die Progressive Muskelentspannung nach JACOBSON (2011) hervorgetan, bei der ein Zustand tiefer Entspannung des ganzen Körpers herbeigeführt wird, indem einzelne Muskelgruppen bewusst an- und wieder entspannt werden.

ÜBUNG Progressive Muskelentspannung

Setzen Sie sich bequem auf einen Stuhl, korrigieren Sie Ihre Haltung, sodass Sie wirklich bequem sitzen, schließen Sie Ihre Augen, und konzentrieren Sie sich auf Ihren Atem und im Verlauf der Übung auf Ihren

Körper. Versuchen Sie, jeden Muskel in der vorgegebenen Reihenfolge fünf bis zehn Sekunden anzuspannen. Spüren Sie dann etwa dreißig Sekunden nach. Dies gilt für alle Körperbereiche.

Füße Biegen Sie die Zehen in Richtung Fußsohlen, und spannen Sie sie an. Lösen Sie die Spannung, und spüren Sie, ob und wie die Füße warm werden.

Unterschenkel Nach einer kurzen Pause heben Sie die Fersen vom Boden ab und entlasten sie nach fünf Sekunden wieder.

Oberschenkel Spannen Sie nun beide Beine an, und lösen Sie anschließend die Spannung.

Waden Drücken Sie die Fersen fest auf den Boden. Lassen Sie sie wieder locker, und machen Sie erneut eine Pause.

Becken Kneifen Sie jetzt die Pobacken fest zusammen, und halten Sie die Spannung. Lösen Sie sie, und spüren Sie dem Gefühl kurz nach.

Bauch Strecken Sie anschließend den Bauch so weit wie möglich heraus. Nehmen Sie wieder eine entspannte Haltung ein, und machen Sie eine kurze Pause, bevor Sie den Bauch so weit wie möglich nach innen einziehen. Lösen Sie dann die Spannung.

Schultern Nun sind die Schultern dran. Ziehen Sie sie so weit wie möglich in Richtung Brust, achten Sie aber darauf, dass Sie sie nicht zu hoch ziehen. Lösen Sie die Anspannung, und legen Sie erneut eine kurze Pause ein, bevor Sie Ihre Schulterblätter im Rücken zusammendrücken. Halten Sie inne, und ziehen Sie dann die Schultern hoch bis zu den Ohren. Lösen Sie die Spannung, und machen Sie eine kurze Pause.

Arme Spannen Sie beide Arme an, lockern Sie sie, und halten Sie einen Moment inne.

Gesicht Versuchen Sie jetzt die wildesten Grimassen zu ziehen, runzeln Sie z. B. Ihre Nase und Stirn, machen Sie Ihren Mund weit auf und bewegen ihn hin und her. Lassen Sie dann wieder locker.

Nach einer kurzen Pause spannen Sie zum Abschluss alle Muskeln gleichzeitig an, lösen diese und nehmen sich Zeit, dieser Erfahrung nachzuspüren. ×

Im Folgenden werden vier Trainingsmanuale näher vorgestellt, die sich bei der Arbeit mit jungen Erwachsenen besonders bewährt haben.

Selbstmanagementtraining

Das Selbstmanagementtrainingsmanual von Maja Storch und Astrid Riedener (2011) ist für die Arbeit mit jungen Erwachsenen gut geeignet und hilft ihnen, selbstbestimmt und handlungsfähig zu werden. Die jungen Menschen lernen, auf eine neue, ressourcenorientierte Art mit sich umzugehen. Sie werden sich darüber bewusst, was ihnen in ihrer aktuellen Lebenslage wichtig ist, und entscheiden, wohin sie ihre Aufmerksamkeit und ihre Energien lenken wollen. Gleichzeitig erweitern sie ihren Entscheidungsspielraum und ihr Handlungsrepertoire.

Das Trainingsmanual beinhaltet fünf Phasen, die einer inneren Logik folgen:

1. **Phase** Mein aktuelles Thema
2. **Phase** Vom Thema zum Ziel
3. **Phase** Vom Ziel zum Ressourcenpool
4. **Phase** Mit meinen Ressourcen zielgerichtet handeln
5. **Phase** Integration, Transfer und Abschluss

Mein aktuelles Thema Die jungen Erwachsenen nennen ihr persönliches Thema, an dem sie im Training arbeiten wollen. Dieses ist zunächst sehr allgemein. Ein »Chill-out« bringt sie mit ihren Stärken (Ressourcen) in Kontakt und schafft eine entspannte Atmosphäre. Danach werden dreißig bis fünfzig Bilder mit unterschiedlichen Motiven auf dem Boden verteilt, die zu ihrem Thema passen und ein gutes Gefühl auslösen. Die Bilder können beispielsweise aus Zeitschriften oder Kalendern sein. Alle Teilnehmenden wählen ein Bild aus und folgen dabei ihrem Bauchgefühl. Das Training arbeitet hier mit sogenannten somatischen Markern. Darunter werden Körperreaktionen und emotionale Signale verstanden, die anzeigen, ob wir uns in einer Situation gut oder schlecht fühlen. Sie basieren auf früheren Erfahrungen, die Spuren hinterlassen haben.

Vom Thema zum Ziel Im nächsten Schritt wird das Thema mithilfe eines Ideenkorbs bearbeitet. Das unbewusste Bedürfnis, das der Bildauswahl zugrunde liegt, wird über die Sprache mit dem Bewusstsein verknüpft. Hierzu sammeln die jungen Erwachsenen Begriffe, die ihnen beim Betrachten des Bildes in den Sinn kommen, und stellen sie der Gruppe vor. In Kleingruppen können weitere Ideen überlegt werden.

Vom Ziel zum Ressourcenpool Mithilfe der gesammelten Assoziationen bestimmen die Teilnehmenden ihr jeweiliges Thema näher und können so handlungswirksame Ziele benennen. Diese werden als erste Ressourcen in den »Pool« aufgenommen. Wichtig ist, dass die Ziele positiv formuliert und motivierend sind, sie somit mit einem positiven Gefühl verknüpft werden. Auch dürfen sie nicht von äußeren Umständen oder anderen Personen abhängen, sondern müssen innerhalb der eigenen Kontrolle liegen. Zwischen den einzelnen Phasen erfolgen kurze Impulsreferate, z. B. über wichtige Befunde aus den Neurowissenschaften.

Mit Ressourcen zielgerichtet handeln Der Mensch erinnert sich an gesetzte Ziele nicht nur bewusst, sondern auch durch unbewusstes Aktivieren neuronaler Netze, dem sogenannten Priming. Die entwickelten Ziele sind als neu generierte neuronale Netze zu verstehen, die auf der Ebene des Verstehens, des Fühlens und der Körperempfindungen gespeichert werden. Der Ressourcenaufbau auf der körperlichen Ebene erfolgt in zwei Teilschritten. Zunächst entwickeln die jungen Erwachsenen ein mentales Vorstellungsbild davon, wie der eigene Körper bei der Zielerreichung hilfreich mitwirken kann. Sie lernen, ihre körperliche Verfassung wahrzunehmen, und versetzen sich in die Lage, dem Ziel entsprechend zu handeln. Dabei befassen sie sich auch mit möglichen Stolpersteinen und unvorhersehbaren Situationen. Im nächsten Teilschritt üben sie, wie sie ihre entwickelten Ressourcen zielgerichtet aktivieren und einsetzen können. Frühwarnsysteme und Stopp-Befehle sind weitere nützliche Selbstmanagementressourcen.

Integration, Transfer und Abschluss In der letzten Trainingsphase wird der mehrstufige Prozess, den die jungen Erwachsenen durchlaufen haben, noch einmal reflektiert, wiederholt und festgehalten. Das ist wichtig, um die gelernten Ressourcen auf den privaten, schulischen und beruflichen Bereich übertragen zu können. Die jungen Erwachsenen haben nicht nur gelernt, selbst handlungswirksame Ziele und Erinnerungshilfen zu entwickeln, sondern darüber hinaus Überlastungssituationen, Warnsignale und Stopp-Befehle eingeübt und können sie nun im Alltag einsetzen. Am Ende des Trainings erhalten alle Beteiligten für ihr Engagement ein Zertifikat.

In einem Treffen zwei oder drei Monate später können die gemachten Erfahrungen nochmals ausgetauscht werden, um den Erfolg zu optimieren.

BEISPIEL Zu Beginn der ersten Sitzung nennt der 17-jährige Kevin sein Thema, an dem er arbeiten will: Er beschreibt seine aktuellen Probleme mit dem Vater, der ihm permanent Vorwürfe macht, er sei dumm und faul, würde sich für nichts um ihn herum interessieren und es zu nichts bringen. Die Situation belastet Kevin sehr – zumal er die Vorwürfe unberechtigt findet. Obwohl er resigniert und mutlos wirkt, kann er sich auf eine geführte Entspannung einlassen und erkennt eigene Stärken und Fähigkeiten. Aus dem Bildmaterial wählt er einen Fußballspieler aus. Kevin spielt selbst Fußball und wünscht sich, von seinem Trainer anerkannt zu werden. Begeistert erzählt er seiner Gruppe, wie gekonnt dieser den Gegner ausspielt. Seine Mimik hellt sich dabei auf, und er wirkt in seinen Bewegungen lebendiger. Für den Ideenkorb sucht er sich die Begriffe »Durchsetzungsfähigkeit«, »Selbstbehauptung« und »Stärke« aus. Er erinnert sich, wie er in der achten Klasse den Sticheleien eines Mitschülers entgegengetreten ist, und versucht, diese Situation durch eine Geste nachzustellen. Kevin spürt, wie viel Kraft er damals entwickelt hat. Der Gruppenleiter erklärt den jungen Erwachsenen in einem kurzen Impulsreferat das Konzept der somatischen Marker. Jede Erfahrung, die sie im Laufe ihres Lebens machen, wird im Gehirn gespeichert und bewertet. Der eintreffende Reiz löst eine körperliche Reaktion aus, die ihre Entscheidungen wie die Auswahl des Bildes beeinflusst. Am nächsten Tag werden alle Bilder aus der ersten Sitzung mit der Bildfläche nach unten auf den Boden gelegt und gemischt. Die jungen Erwachsenen sollen herausfinden, wer welches Bild ausgewählt hat. Zusammen erarbeiten sie erste erstrebenswerte Ziele: Kevin möchte sich gegen den Vater behaupten und selbstbewusster werden. Die jungen Erwachsenen überlegen, wann sie ihre persönlichen Ziele angehen möchten, woran sie erkennen können, dass sie diese erreicht haben, und wie sich ihr aktuelles Leben verändern wird. Mithilfe einer Fantasiereise bauen sie positive Verhaltensweisen auf. Kevin denkt an einen Tag zurück, an dem es ihm gelungen ist, sich nicht vor dem Vater zu ducken, sondern den eigenen Standpunkt zu vertreten. Diese Situation drückt er erneut durch eine Geste aus, spürt dabei seine Kraft und seinen Selbstbehauptungswillen. Andere junge Erwachsene berichten von ähnlichen Erfahrungen. Gemeinsam entwickeln sie Lösungswege, wie sie sich weder kleinmachen noch auf Vorwürfe sofort aggressiv reagieren können, und testen diese in einem Rollenspiel aus. Beim nächsten Treffen berichtet Kevin, dass seine Beziehung zu dem Vater deutlich unverkrampfter sei, er sich nicht mehr durch dessen Vorwürfe heruntergezogen fühle und seinen Widerspruch äußern könne. ×

Achtsamkeitstraining

Achtsam zu sein, bedeutet, die Aufmerksamkeit auf die eigenen Gefühle, Gedanken und Körperempfindungen zu lenken, sie im gegenwärtigen Augenblick wahrzunehmen, ohne sie zu bewerten (Heidenreich, Michalak 2003). Achtsamkeit trägt dazu bei, das Leben bewusster und erfüllter zu erfahren.
Viele psychisch erkrankte junge Erwachsene fühlen sich sozial benachteiligt und ausgeschlossen. Ihnen fehlt das Vertrauen in die eigene Stärke, und sie denken, mit ihrem Handeln nichts erreichen zu können. Selbstwirksamkeit und Achtsamkeit sind gerade für diese junge Erwachsene wichtige Ressourcen, die entscheidend zum Therapieerfolg beitragen können. Achtsamkeitsübungen können in den Alltag integriert und verankert werden.

ÜBUNG **Achtsamkeit beim Atmen**

Setzen Sie sich ganz entspannt auf einen Stuhl. Nehmen Sie Ihren Atem wahr, ohne diesen zu bewerten. Stellen Sie sich vor, Sie sitzen allein oder mit einer Ihnen vertrauten Person am Meer und hören das Kommen und Gehen der Wellen. In diesem Rhythmus lassen Sie Ihren Atem aus dem Brustkorb bis zu den Fußspitzen hin und her fließen. Nehmen Sie wahr, wie sich dies auf Ihren Körper auswirkt. ×

Menschen mit geringem Selbstwertgefühl fällt es oft schwer, etwas Angenehmes für sich selbst zu tun. In speziellen Übungen probieren junge Erwachsene Varianten aus, wie sie sich für erfolgreiche Handlungen belohnen können. Denn Erfolge zu haben, ist nicht genug, sie müssen sie auch erleben und genießen können. Mit der Aussicht auf Belohnung lebt es sich besser als mit der ständigen Angst vor negativen Folgen. Damit sie ihre Erfolge wirklich »spüren«, ist es wichtig, dass sich junge Erwachsene regelmäßig Zeit nehmen, die neuen Erfahrungen wahrzunehmen und aufzulisten. So können sie bei jedem Erfolgserlebnis kurz innehalten und ihm »nachfühlen«.

Fragen zum »Erfolgsrezept«

- Was haben Sie schon versucht, um Erfolg zu haben?
- Wie haben Sie Ihre Ziele erreicht, und wie haben Sie sich danach gefühlt?
- Was haben Sie dabei anders gemacht als früher?
- Was wurde Ihnen durch den Erfolg sonst noch möglich?
- Wie haben Sie die Reaktionen Ihrer Umwelt erlebt?
- In welcher Situation würde Ihr »Erfolgsrezept« wahrscheinlich nicht wirken?
- Wie müssten Sie Ihr »Erfolgsrezept« ändern, um dennoch Erfolg zu haben?

Metakognitives Training

Das Metakognitive Training wurde von Steffen Moritz und Kollegen (2011) entwickelt. Mithilfe von alltagsnahen Beispielen und Übungen lernen Betroffene auf unterhaltsame Art, ihre problematischen Denkstile zu überprüfen. Inhalte des Trainings sind:

- Attribution
- Voreiliges Schlussfolgern
- Korrigierbarkeit
- Theory of Mind
- Gedächtnis
- Selbstwert und Stimmung

Jedes Modul ist in sich abgeschlossen und bearbeitet eine spezielle Problematik. Zu Beginn einer jeden Trainingseinheit spielen psychoedukative Elemente eine wichtige Rolle. Die professionell Tätigen führen die jungen Erwachsenen in das Thema ein und stellen die allgemeine Fehlbarkeit menschlicher Kognition sowie »normale« Denkfallen dar, die bei einer Zuspitzung bis zum Wahn führen können.

Attribution Im ersten Modul geht es um die Verzerrung des Zuschreibungsstils (Selbstdienlichkeitsbias). Junge Erwachsene, die unter einer Wahnerkrankung leiden, suchen die Gründe für negative Situationen vermehrt bei anderen Personen, wodurch zwischenmenschliche Spannungen entstehen. Hingegen geben sich depressiv erkrankte junge Erwachsene oft selbst die Schuld am eigenen Scheitern. In dieser Trainingseinheit lernen die Patientinnen und Patienten, dass eine Situation ganz unterschiedliche Gründe haben kann. Hierzu werden sie mit verschiedenen Situationen konfrontiert, wie z. B. mit der Situation, dass ihr Freund nicht zu ihrer Verabredung erschienen ist. Nun sollen sie überlegen, welche Ursachen dies haben kann. Bezogen auf das Beispiel kommen viele Motive infrage, wie: »Sie sind ihm nicht wichtig genug«, »Er ist vergesslich« und »Sein Auto hatte eine Panne«. Es gibt somit drei mögliche Ursachenquellen: die eigene Person, andere Personen und situative Faktoren. Das Wissen hierüber durchbricht automatische Denkmuster und stellt die Vielfalt möglicher Ursachen dar.

BEISPIEL Der 22-jährige Rafael ist durch die schriftliche Prüfung seiner Schreinerlehre gefallen. Als er einem Freund auf der Straße begegnet und dieser ihn nicht anschaut, ist für ihn ganz klar, dass sein Freund nichts mehr mit ihm zu tun haben möchte und sich für ihn schämt. In diesem Modul geht es darum, ihm auch andere Erklärungsmuster anzubieten, z. B. dass sein Freund den Kopf voller eigener Probleme hat und ihn einfach nicht gesehen hat. ×

Voreiliges Schlussfolgern I Das zweite Modul befasst sich mit voreiligen Schlussfolgerungen. Das Kurzschlussdenken kann anhand der Verschwörungstheorie Paul McCartneys veranschaulicht werden. Diese geht davon aus, dass der Musiker verstorben ist und durch einen Doppelgänger ersetzt wurde. Durch die Sammlung von Pro- und Kontra-Argumenten wird die Plausibilität überprüft. Den jungen Erwachsenen wird verdeutlicht, dass solche Legenden durch voreilige Schlussfolgerungen entstehen und es wichtig ist, sich nicht ausschließlich auf den ersten Eindruck zu verlassen, sondern alternative Meinungen und Einstellungen hinzuzuziehen. Neue Sachverhalte können die Schlussfolgerung verändern.

Korrigierbarkeit Im dritten Modul wird die Beharrungstendenz besprochen. Eine mangelnde Berücksichtigung von Informationen kann zu falschen und voreiligen Schlüssen führen. Nach einer kurzen Einleitung wird den Teilnehmenden anhand einer praktischen Übung die sogenannte Bestätigungstendenz (engl. confirmation bias) vor Augen geführt. Hierzu werden unterschiedliche Objekte präsentiert, wie Bilder einer Katze, eines Hundes und einer Maus. Die jungen Erwachsenen sollen den zugehörigen Oberbegriff – in diesem Fall »Lebewesen« – erschließen, indem sie neue Objekte vorschlagen. Die Trainerin oder der Trainer meldet jeweils zurück, ob die Objekte zum Oberbegriff passen. Die meisten jungen Erwachsenen schlagen weitere Tiere vor. Begriffe, die nicht unter den vermeintlich richtigen Oberbegriff »Tiere« fallen, wie die Begriffe »Rose« oder »Kind«, werden hingegen selten genannt. Ziel dieser Übung ist es, eine These zu überprüfen und zu korrigieren.

BEISPIEL Rafael kommt ein lallender Mann entgegen. Er ist hundertprozentig überzeugt, dass er betrunken ist und ihn angreifen will. In dieser Trainingseinheit werden mit ihm andere Erklärungsmöglichkeiten diskutiert. So kann der Mann an den Folgen eines Schlaganfalls oder an einer Alzheimererkrankung leiden. ×

Theory of Mind I Das vierte Modul behandelt das Einfühlungsvermögen und die Emotionserkennung. Menschen mit einer Schizophrenie haben Schwierigkeiten, Konsequenzen von Handlungen vorherzusagen. Dies begünstigt die Entstehung wahnhafter Gedanken. Anhand von Porträtfotos üben junge Erwachsene, Gesichtsausdrücken Gefühle und Empfindungen zuzuordnen. Ihnen wird verdeutlicht, dass die Mimik fehlinterpretiert werden kann und der Kontext, in dem der Ausdruck oder das Gesicht steht, für die Beurteilung wichtig ist. Anschließend werden ihnen Fotos von vier Männern gezeigt. Sie sollen einschätzen, welche dieser Personen ein Sportler, Psychologe, Schauspieler und Serienmörder ist. Hierbei treffen die meisten Menschen falsche Zuordnungen. Die jungen Erwachsenen lernen, dass man anhand der Mimik nicht sicher auf Beweggründe von Menschen schließen kann.

BEISPIEL Der Mitpatient Ulrich fasst sich an die Schläfe. Rafael denkt, dass Ulrich sich etwas Böses über ihn ausdenkt. Als er aufgefordert wird, ihn danach zu fragen, stellt er fest, dass dieser erste Anzeichen einer Migräne verspürt. ×

Gedächtnis Das fünfte Modul beschäftigt sich mit Fehlerinnerungen. Das Gedächtnis kann nur begrenzt Informationen speichern. Als Beispiel wird den Teilnehmenden ein komplexes Bild gezeigt. Das kann ein Strandbild sein, auf dem viele Einzelheiten zu erkennen sind, wie spielende Kinder, sich sonnende Menschen und ein Bademeister. Fragt man die Teilnehmenden nach den Details, die sie auf den Bildern gesehen haben, zählen sie auch solche auf, die für sie typisch sind, aber nicht auf den Bildern dargestellt waren, wie ein Ball oder ein Handtuch. Aktuelle Eindrücke werden mit früheren Erlebnissen vermischt. Ziel dieser Übung ist es, die Fehlbarkeit des Gedächtnisses zu reflektieren und die Möglichkeit in Betracht zu ziehen, dass unsere Erinnerungen trügen können.

Theory of Mind II Im sechsten Modul gibt es eine weitere Übung zum Einfühlungsvermögen, und der Wunsch nach sinnhafter Geschlossenheit wird besprochen. Patientinnen und Patienten mit einer Schizophrenie haben aufgrund ihrer Erkrankung Schwierigkeiten, einen Perspektivenwechsel vorzunehmen und sich in andere Personen hineinzuversetzen. Mithilfe von Bildergeschichten üben sie, den Standpunkt verschiedener Personen einzunehmen. Um ihnen den Unterschied zwischen allwissendem Betrachter und Protagonisten zu verdeutlichen, wird ihnen zunächst nur das letzte Bild einer Bildergeschichte gezeigt. Sie erkennen, dass eine Situation je nach gegebenen Informationen anders interpretiert werden kann, und überlegen, welche Zusatzinformationen sie benötigen, um die dargestellte Person einschätzen und richtige Schlüsse ziehen zu können.

BEISPIEL Rafael berichtet, dass ihn sein letzter Chef kurz vor seiner Entlassung wegen eines Fehlers angemeckert habe. Er sei davon überzeugt, dass er ihn aus dem Betrieb drängen wollte. Dieser hat aber in Wirklichkeit wie sonst auch etwas überreagiert, weil er durch die hohe Arbeitsbelastung unter Stress stand. ×

Voreiliges Schlussfolgern II Das siebte Modul beinhaltet erneut das Kurzschlussdenken. Die jungen Erwachsenen lernen, dass zur Lösung komplexer Probleme Zeit benötigt wird, um alle Einzelheiten betrachten zu können. Hierzu werden ihnen Gemälde gezeigt und vier unterschiedliche Titel genannt. Um den richtigen Namen des Bildes zu bestimmen, müssen alle Einzelheiten berücksichtigt werden.

Selbstwert und Stimmung Dysfunktionale Denkstile tragen zur Entstehung und Aufrechterhaltung einer Depression beziehungsweise eines geringen Selbstwertgefühls bei. Im achten Modul üben die jungen Menschen, ihr Selbstwertgefühl und ihre Stimmungen einzuschätzen und mit ihnen umzugehen. Unangenehme Gedanken können nicht aktiv unterdrückt werden. Der Versuch führt sogar eher dazu, dass diese stärker werden. Die Behandelnden leiten die jungen Erwachsenen daher an, besonders heftige negative Gedanken aus einer geschützten Perspektive zu betrachten, ohne einzugreifen – wie ein Besucher im Zoo, der einen Tiger beobachtet. Die Patientinnen und Patienten erfahren, dass sich Gedanken von selbst wieder beruhigen. Tipps, wie junge Erwachsene ihre Stimmung und ihr Selbstwertgefühl verbessern können, zeigen ihnen, dass es Möglichkeiten gibt, dysfunktionale Denkstile zu bearbeiten und die eigene Situation zu verändern, und dass diese nicht ausweglos ist. So können sie jeden Abend aufschreiben, was an dem Tag gut gelaufen ist, oder sich täglich vor dem Spiegel sagen, dass sie sich selbst mögen.

BEISPIEL Die nicht bestandene Prüfung und die vermeintliche Kritik haben bei Rafael die Überzeugung verstärkt, ein Versager zu sein. All seine Anstrengungen seien sinnlos. Der Gruppenleiter motiviert ihn, einen neuen Versuch zu starten, sich Notizen zu machen, in welchen Bereichen er noch unsicher ist, und auf seine Stärken zu vertrauen. ×

Fit for Life-Training

Psychisch erkrankte junge Erwachsene haben oft im Umgang mit anderen Personen Schwierigkeiten. Das Training sozialer Kompetenzen fördert die zwischenmenschlichen Fähigkeiten, zu denen Empathie, Hilfsbereitschaft, aber auch Toleranz zählen. Junge Erwachsene lernen, ihre Körpersprache richtig einzusetzen und sich in andere Personen einzufühlen. Gleichzeitig verbessern sie sogenannte Soft Skills wie die Team-, Problem- und Kommunikationsfähigkeit, die für die berufliche Zukunft wichtig sind.

Das Fit for Life-Training wurde vom Bremer Institut für Pädagogik und Psychologie (JUGERT 2011) entwickelt und ist auf die Bedürfnisse Jugendlicher und junger Erwachsener abgestimmt. Es gibt zahlreiche Übungsanleitungen, strukturierte Rollenspiele, Beobachtungsbögen, Hinweise zu Verhaltensregeln, zur Gestaltung von Gruppengesprächen, zu Konzentrationsübungen und zur Evaluation des Trainings. Die Inhalte des Programms sind:

- Aufbau von Motivation und Feedback
- Übungen zur Selbstsicherheit, zum Selbstmanagement, zur Kommunikation und Körpersprache
- Übungen zur Kooperation
- Lebensplanung und Freizeitgestaltung
- Umgang mit Gefühlen
- Konfliktmanagement
- Entwicklung von Empathie
- Umgang mit Lob und Kritik

Durch diese Module erfahren die jungen Erwachsenen ihre eigene Wirksamkeit und lernen, wie sie kompetent und zielorientiert handeln und Probleme lösen können. Indem sie Misserfolge verringern oder überwinden, entwickeln sie mehr Selbstvertrauen und Selbstsicherheit. Das hilft ihnen, den Kreislauf von Gewalt zu durchbrechen, in den sie oft verstrickt sind.

Aufbau von Motivation und Feedback Zu Beginn wird ermittelt, in welcher Stimmung sich die einzelnen Patientinnen und Patienten befinden. Regeln werden aufgestellt und Konzentrationsübungen durchgeführt. Pro Sitzung bearbeiten die Teilnehmenden ein Modul. Die jeweilige Sitzung wird ausgewertet, und es findet eine Abschlussrunde statt, in der noch einmal erfragt wird, wie sich die Teilnehmenden nun fühlen.
Um das Vertrauen der jungen Erwachsenen zu gewinnen, ist es wichtig, klar und transparent zu handeln. Helfende sollten Zuversicht vermitteln und die jungen Erwachsenen direkt ansprechen. Störungen werden dabei vorrangig behandelt. Aber auch Fehler und Rückschläge müssen geklärt und entschärft werden. Sobald sich kleinere Entwicklungsschritte feststellen lassen, sollten Behandelnde diese würdigen, um die jungen Menschen zu motivieren, weiter an sich zu arbeiten. Junge Erwachsene erfahren, in welcher Form Feedback hilfreich und unterstützend sein kann, und können es als Chance für ihre persönliche Weiterentwicklung sehen.
Übungen zur Selbstsicherheit, zum Selbstmanagement, zur Kommunikation und Körpersprache Anhand von Rollenspielen werden junge Erwachsene im Umgang mit anderen Menschen selbstbewusster. Sie erkennen, dass sie die eigene Selbstsicherheit beeinflussen können, indem sie sich auf eine Situation vorbereiten. Hierzu setzen sie sich zunächst mit ihrer eigenen Lebensführung, ihren Grundüberzeugungen sowie ihrem Stressverhalten auseinander und überprüfen ihr gesundheitsschädigendes Verhalten kritisch. Junge Patientinnen und Patienten müssen erst verstehen, dass Menschen sowohl mit Worten als auch mit Körpersprache (Mimik, Gestik, Körperhaltung) kommunizieren. Sie üben, einander zuzuhören, lernen ihren eigenen Kommunikationsstil kennen und merken, dass Missverständnissen und Irrtümern vorgebeugt werden kann, indem sie sich klar und deutlich ausdrücken.

ÜBUNG **Körpergefühl entwickeln**

Fordern Sie Ihre Patientinnen und Patienten auf, die Arme hinter ihren Rücken zu verschränken und völlig ziellos durch den Gruppenraum zu laufen. Sie sollen das Tempo erhöhen und verlangsamen. Bitten Sie sie nun, mit ihren Händen Kontakt zu den anderen Gruppenmitgliedern aufzunehmen und etwa dreißig Sekunden innezuhalten. Lassen Sie sie jetzt beide Zustandsformen vergleichen und sich über ihre Erfahrungen austauschen. ×

Übungen zur Kooperation Es werden Kleingruppen von etwa sechs Personen gebildet. Jedes Team erhält eine kreative Aufgabe, die nur gemeinsam als Gruppe gelöst werden kann. Dabei testen junge Erwachsene, worauf es bei der Arbeit im Team ankommt und welche Widerstände auftreten können. Eine erfolgreiche Teamarbeit wirkt sich positiv auf ihr eigenes Selbstwertgefühl aus, sie empfinden Stolz, und der Erfolg schweißt sie zusammen.

ÜBUNG **Zusammenarbeit als Team**

Geben Sie den Gruppenmitgliedern die Aufgabe, für den gemeinsamen Aufenthaltsraum eine Pinnwand zu entwerfen. Sie sollen überlegen, wie groß sie sein darf, welche Materialien am sinnvollsten sind und wie sie sie farblich gestalten. Auf die fertige Pinnwand können sie ihre Wünsche und Bedürfnisse schreiben, die in den Wochenplan aufgenommen werden. Fordern Sie die jungen Erwachsenen nun auf, die einzelnen Planungsschritte festzulegen und die Aufgaben zu verteilen. Aus der Gruppe wird jemand bestimmt, der nach Fertigstellung Kontakt mit Ihnen aufnimmt. Lassen Sie die jungen Erwachsenen anschließend allein an ihrer Aufgabe arbeiten. Das Ergebnis wird in einer gemeinsamen Sitzung reflektiert, in der sich alle Beteiligten über ihre Erfahrungen austauschen. ×

Lebensplanung und Freizeitgestaltung Den jungen Patientinnen und Patienten werden sinnvolle und sinnstiftende Möglichkeiten zur Freizeitgestaltung aufgezeigt. Sie erkennen, dass sie ihr Leben selbstständig und eigenverantwortlich planen und gestalten müssen. Hierzu setzen sie sich mit ihren Erwartungen, Zielen und Wünschen für ihr Leben auseinander. Gemeinsam wird überlegt, was sie mit ihrem Leben anfangen wollen und welche Schritte dazu nötig sind.

ÜBUNG **Lebensplan erstellen**

Fordern Sie die jungen Patientinnen und Patienten auf, ihre Zukunftsvorstellungen in einer Collage darzustellen. Nacheinander sollen sie ihre Collagen der Gruppe vorstellen. Fragen Sie sie, ob sie beim Anfertigen der Collage etwas Neues über sich selbst und beim Austausch in der Gruppe etwas Spannendes über andere Gruppenmitglieder erfahren haben. Besprechen Sie gemeinsam, welche wichtigen Entscheidungen anstehen, welche Pro- und Kontra-Argumente es gibt und wie sie die Entscheidungen vorbereiten können. Die Teilnehmenden sollen sich ihrer eigenen beruflichen Vorstellungen und Wünsche bewusst werden, aber auch lernen, Chancen und Grenzen für ihren beruflichen Weg realistisch einzuschätzen. Eventuell kann es sich anbieten, Bewerbungsgespräche vorzubereiten. Nehmen Sie die jungen Erwachsenen hierzu mit einer Kamera auf, und besprechen Sie anschließend das Zusammenspiel von Körpersprache und Worten. ×

Umgang mit Gefühlen In diesem Modul lernen junge Erwachsene, Gefühle wie Ärger, Wut, Trauer, Angst, Scham, Niedergeschlagenheit, Freude, Zuneigung und Abneigung wahrzunehmen, auszudrücken und zwischen Gefühlen und körperlichen Symptomen zu unterscheiden. So können sie beispielsweise einen Tag lang ein Gefühlstagebuch führen. Darin schreiben sie alle Gefühle auf, die sie wahrnehmen, teilen sie in die Kategorien positiv, neutral und negativ ein und überlegen, warum sie in den jeweiligen Situationen so empfunden haben. Eine Handy-App ermöglicht ein bequemes und schnelles Tagebuchführen. Junge Erwachsene merken, dass sie ihrem Gefühlszustand nicht hilflos ausgeliefert sind, sondern ihn durch ihre Gedanken und Einstellungen beeinflussen können.

Konfliktmanagement In der nächsten Sitzung konfrontieren die Behandelnden die jungen Patientinnen und Patienten mit einer Konfliktsituation. Hinter einem Konflikt verbergen sich immer auch Interessen, Bedürfnisse und Ängste, die den Inhalt und Verlauf des Konflikts beeinflussen. Die jungen Erwachsenen benennen die eigenen Gefühle und Bedürfnisse und üben, sie angemessen auszudrücken, aber auch die Gefühle ihres Gegenübers wahrzunehmen und zu berücksichtigen. Indem sie lernen, zwischen der Person und dem Problem zu unterscheiden, bleibt der gegenseitige Respekt erhalten. Statt Du-Botschaften werden Ich-Botschaften formuliert. Sätze wie »Dir ist immer alles egal!« wirken schnell angreifend und verletzend. Hingegen drückt der Sprecher in Ich-Botschaften aus, wie er sich selbst in der jeweiligen Situation gefühlt und diese erlebt hat: »Wenn du später als verabredet nach Hause kommst, mache ich mir große Sorgen, dass dir etwas passiert ist. Bitte schreib mir eine SMS, wenn es später wird.« Das Gegenüber erkennt, wie sein Handeln auf die Person gewirkt haben muss, und die Situation kann leicht geklärt werden, ohne dass sie eskaliert.

Entwicklung von Empathie Rollenspiele sind wichtige Elemente, um neue Erfahrungen zu sammeln. Damit ein Konflikt zum beiderseitigen Vorteil gelöst werden kann, müssen alle beteiligten Personen dazu bereit sein. Junge Erwachsene üben, sich in die Rolle ihres Gegenübers hineinzuversetzen, ihr Verhalten durch Perspektivenübernahme zu überprüfen und gegebenenfalls zu verändern.

ÜBUNG **Empathie aufbauen**

Je zwei Personen der Gruppe setzen sich gegenüber. Fordern Sie sie auf, die positiven und negativen Eigenschaften der jeweils anderen Person zu notieren, die sie seit Beginn der gemeinsamen Gruppentherapie festgestellt haben. Zusätzlich sollen sie stichwortartig Situationen aufschreiben, in denen sie diese erlebt haben, und schildern, wie sie sich dabei gefühlt haben. Bitten Sie sie nun, sich darüber auszutauschen und die gemachten Erfahrungen den anderen Gruppenmitgliedern mitzuteilen. ×

Umgang mit Lob und Kritik Viele junge Patientinnen und Patienten haben Schwierigkeiten, mit Lob und Kritik umzugehen. Vor allem ihre Frustrationstoleranz gegenüber Kritik ist niedrig. Sie müssen erst üben, mit Misserfolgen umzugehen, und erkennen, dass Fehler »Helfer« sein können, aus denen sie wichtige Erkenntnisse für die Zukunft ziehen. Kritik, die angemessen mitgeteilt wird, zeigt Verbesserungsmöglichkeiten auf und ist eine Chance, sich weiterzuentwickeln. Zugleich lernen junge Erwachsene, bis zum Schluss zuzuhören, sich nicht zu verteidigen, nachzufragen, wenn sie etwas nicht verstanden haben, und Ich-Botschaften zu verwenden.

ÜBUNG **Lob annehmen**

Jede Person soll sich einen Partner suchen. Fordern Sie die jungen Erwachsenen auf, sich gegenseitig für eine Handlung zu loben, die ihnen im Verlauf der letzten Tage gut gefallen hat. Lassen Sie sie auf einer Skala von 0 bis 10 ankreuzen, ob sie das Lob ihres Gegenübers annehmen können. Fragen Sie sie anschließend, ob sie Freude, Zweifel oder Misstrauen verspürt haben und wann sie zuletzt gelobt worden sind. ×

Exkurs: Vom Wert der Gruppenarbeit

Gruppenarbeit und Gruppentherapie haben in der Psychiatrie eine lange Tradition. Nach Bettina WITTMUND (2001) reicht sie von diagnosenübergreifender Milieutherapie, bei der eine therapeutische Gemeinschaft aufgebaut wird, bis zu störungsspezifischen Vorgehensweisen im ambulanten, teilstationären und stationären Kontext.

Formal betrachtet ist eine Gruppe ein Zusammenschluss von Personen, die ein gemeinsames Ziel verfolgen. Ist dieser Zweck erfüllt, gehen die Mitglieder wieder getrennte Wege. Junge Erwachsene stehen der Teilnahme an einer Gruppentherapie anfangs oft kritisch gegenüber, weil sie glauben, sich nur einer einzigen Person gegenüber öffnen zu können. Die Einordnung in ein Team ruft bei ihnen zunächst eine gewisse Eigensicherung und damit eine Zurückhaltung hervor. Der Blick auf das Ziel kann jedoch für die Gruppe zum »sinnstiftenden Motor« werden. Durch Übungen zu Nähe und Distanz lässt sich ein Gleichgewicht zwischen dem Bedürfnis, autonom zu handeln, und dem Wunsch, dazuzugehören, herstellen.

Während der Gruppenarbeit bekommen junge Erwachsene Themen und Konflikte anderer Patientinnen und Patienten mit. Sie können die Gruppe als Trainingsfeld für das Einüben wichtiger Skills nutzen. Die Gruppe wirkt dann wie ein Spiegel. Sie lernen, sich ihre Schwächen, Ängste und ihr bisheriges Scheitern einzugestehen und offen über ihre unerfüllten Sehnsüchte und Wünsche zu sprechen. Da sie sich innerhalb der Gruppe in einem geschützten Raum befinden, unternehmen sie erste Schritte in eine neue Welt des Miteinanders. Die zu besprechenden Inhalte können anhand der Fragen zur Selbstständigkeit (siehe S. 32) bestimmt werden.

Inzwischen gibt es eine Vielzahl von Gruppentrainings für psychisch erkrankte Menschen, wie STEPPS, die DBT oder das Training emotionaler Kompetenzen nach Matthias Berking (2008), das auf neurowissenschaftlichen Erkenntnissen beruht. Das ZERA-Programm von Irmgard Plössl und Matthias Hammer (2013) unterstützt Betroffene bei ihrer beruflichen Rehabilitation. Sie setzen sich mit ihren beruflichen Wünschen auseinander und werden in kleinen Schritten an ihre individuellen Fähigkeiten herangeführt. Ziel dieser Gruppenprogramme ist es, jungen Erwachsenen zu helfen, besser mit ihrer Erkrankung umzugehen und sich in der immer komplexer werdenden Welt zurechtzufinden. Indem sie sich mit anderen Personen austauschen, erwerben sie das notwendige Wissen, um die Welt durchschauen und die vielfältigen Anforderungen im Alltag, in der Ausbildung und im Arbeitsprozess bewältigen zu können.

Die Gruppe ist ein Ort, an dem junge Erwachsene ihr bisheriges »Lifestyle-Konzept« überdenken. Sie prüfen, ob sie mit diesem ihre Ziele für ein erfolgreiches Leben erreichen können, ob sie genügend Stärken und Fähigkeiten für die anstehenden Anforderungen entwickelt haben, wie sie mit widersprüchlichen Erfahrungen und Stresssituationen umgehen und auf Feedback der Gruppenmitglieder und des Behandlungsteams reagieren.

Die Gruppe dient aber auch als Ort, belastende Situationen in Ruhe zu reflektieren. Hier können junge Erwachsene kleine Risiken eingehen und über ihre bisherigen Misserfolge nachdenken. Sie überwinden ihre Ängste und üben, rechtzeitig um Hilfe zu bitten, wenn sie entmutigt sind. Junge Erwachsene entwickeln realistische Zukunftsperspektiven, erwerben neue Ressourcen und kommunikative Kompetenzen, bereiten Entscheidungen vor, bauen Vertrauen in sich und ihre Umwelt auf und setzen Schritte fest, die nötig sind, um selbstständig zu werden. Auch lernen sie, mit ihren Stimmungsschwankungen umzugehen und deren Wirkung auf andere Menschen abzusehen.

Wahrnehmungsübungen helfen ihnen, sich über ihr eigenes Verhalten und die daraus entstehenden Reaktionen anderer bewusst zu werden. Junge Erwachsene können so zukünftig leichter Grenzen akzeptieren und die Folgen einer Grenzüberschreitung abschätzen. Vorhandende Konflikte können durch Rollenspiele szenisch dargestellt und Lösungswege gemeinsam erarbeitet werden. Die jungen Erwachsenen üben, schwierige Situationen zu meistern, und tauschen sich über ihren individuellen Rückfallweg aus. Wie in der Einzeltherapie können individuelle Themen, aber auch solche, die für alle jungen Erwachsenen wichtig sind (z. B. die Ablösung von den Eltern), angesprochen werden. Gruppenarbeit ist sozusagen ein Labor, vieles zu erproben, ohne dass es schon alltagstauglich sein muss.

Zu Beginn der Behandlung können nur wenige junge Erwachsene ihre inneren Nöte in Worte fassen. Oft gelingt es ihnen aber, sie durch kreative Techniken auszudrücken – vor allem dann, wenn weder Leistungsdruck noch Bewertungen damit verknüpft sind. Dabei eignen sich Elemente der Kunst- oder Körpertherapie wie das Zeichnen oder Malen von Bildern, das Erstellen einer Lebenslinie, auf der sie markieren, wie es ihnen bei wichtigen Erlebnissen seit der Geburt an ergangen ist, oder eines Körperbilds. Hierbei gleichen junge Erwachsene Selbst- und Fremdbild ab: Wie sehen sie sich selbst? Wie werden sie von anderen wahrgenommen? Wie denken sie über die anderen Gruppenmitglieder?

Die Gruppentherapie sollte nicht starr an einzelnen Modulen ausgerichtet, sondern prozessorientiert sein. Je nach Gruppendynamik und vorliegenden Störungen müssen die Inhalte an die aktuellen Bedürfnisse der jungen Patientinnen und Patienten angepasst werden. Da die Verweildauer der Behandlung zeitlich begrenzt ist, können die Behandelnden mit strukturierten Programmen vermeiden, wesentliche Themen auszublenden. Wenn jedoch Konflikte das Gruppengeschehen ernsthaft gefährden, ist es ratsam, das Tagesprogramm »auszusetzen«, um zunächst mit Teamkolleginnen und -kollegen die aktuelle Situation zu besprechen. Dabei wird versucht, die entstandene Dynamik zu verstehen und konkrete Lösungswege zu finden.

Checkliste für eine erfolgreiche Gruppenarbeit (nach Wedekind, Georgi 2010)

- **Fühlen sich die Teilnehmenden einer Gruppe genügend gesichert, das heißt wahrgenommen, akzeptiert und keinesfalls bedroht oder entwertet, um an dem gemeinsamen Thema mitwirken zu können?**
- **Gibt es für sie eine zutreffende Fokussierung auf ihre Arbeitsanliegen und Ziele?**
- **Woran können die Patientinnen und Patienten und der Gruppenleiter den Nutzen der Gruppenarbeit überprüfen?**
- **Wie viel Abstand braucht jeder Teilnehmende, damit er sich ausreichend autonom bewegen kann?**
- **Wie viel Zusammenhalt hat sich in der Gruppe entwickelt?**

Umgang mit Medikamenten

Psychische Erkrankungen werden in der Erwachsenenpsychiatrie vorwiegend medikamentös behandelt. In der Kinder- und Jugendpsychiatrie werden Medikamente häufig mit einer Psychotherapie kombiniert. Bei einem schweren Krankheitsbild sind Psychopharmaka unverzichtbar. Sie können aber langfristige und schwerwiegende Nebenwirkungen haben, sodass bei jeder betroffenen Person individuell und mit Bedacht entschieden werden muss. Gerade bei jungen Patientinnen und Patienten sind Nutzen und Gefahren abzuwägen und die bisherige Vorgehensweise kritisch zu hinterfragen. Potenzielle Risiken, die eine Langzeitprognose negativ beeinflussen können, sollten möglichst rasch identifiziert und behoben werden.

Da die Therapieeffekte durch Medikamente in den ersten zwei Wochen größer sind als in den Folgewochen (Early Onset-Ansprechen), sind ein guter Zugang zu den Betroffenen sowie motivierende Interventionsstrategien sehr wichtig. Patientinnen und Patienten haben oft große Bedenken, Medikamente einzunehmen, sie sind unsicher und fühlen sich den Behandelnden hilflos ausgesetzt. Ihre Bedenken und Ängste sind in der Behandlung ernst zu nehmen. Professionell Tätige können ihr Vertrauen gewinnen, indem sie offen die Wirkungsweisen, Verbesserungen, aber auch die Risiken der Medikamente besprechen. Ebenso sollten alternative Behandlungsmöglichkeiten dargestellt werden. Betroffene sind eher dazu bereit, Medikamente auszuprobieren, wenn sie verstehen, wofür sie gut sind, sie sich nicht mehr so stark durch die Nebenwirkungen beeinträchtigt fühlen, sie Möglichkeiten gefunden haben, mit ihnen umzugehen, und sie bei dem Erreichen ihrer Ziele bestärkt werden. Die Zukunftswünsche können gemeinsam realistisch eingeschätzt werden.

Medikamentengruppen und mögliche Nebenwirkungen

Antidepressiva mit Wirkstoffen wie Mirtazapin, Venlafaxin, Citalopram, Fluoxetin und Sertralin beeinflussen den Stoffwechsel der Botenstoffe Noradrenalin und Serotonin. Serotonin löst Glücksgefühle und Wohlbefinden aus. Aufgrund ihrer stimmungsaufhellenden Wirkung werden Antidepressiva vermehrt bei Depressionen eingesetzt. Inzwischen sind verschiedene unerwünschte Wirkungen wie Mundtrockenheit, Kopfschmerzen, Übelkeit oder auch Herzrhythmusstörungen bekannt. Zudem besteht die Gefahr, in eine Manie oder Hypomanie, eine abgeschwächte Form der Manie, zu geraten.

Neuroleptika (Antipsychotika) mit Arzneistoffen wie Phenothiazin, Risperidon, Olanzapin, Quetiapin, Aripiprazol schirmen Reize ab und beeinträchtigen die gesamte Wahrnehmung. Betroffene erleben dies nicht selten als einengend. Antipsychotika können vor allem für die Behandlung von Psychosen und akuter wahnhafter Manien hilfreich sein. Es wird zwischen klassischen und atypischen Neuroleptika (Neuroleptika der zweiten Generation) unterschieden. Klassische Neuroleptika können Bewegungsstörungen wie das Parkinson-Syndrom verursachen, hingegen steigt bei atypischen Neuroleptika das Risiko für eine koronare Herzerkrankung durch Gewichtszunahme, Diabetes oder zu hohem Prolaktinspiegel im Blut (Hyperprolaktinämie). Letztere werden in der Regel jedoch besser vertragen. Neuroleptika mit Langzeitwirkung, sogenannte Depot-Neuroleptika mit Wirkstoffen wie Paliperidon, mindern das

Rückfallrisiko und werden in größeren Abständen (ein bis vier Wochen) in die Muskeln gespritzt. Dort entfalten sie kontinuierlich ihre Wirkung. Der Vorteil ist, dass Betroffene im Gegensatz zu der Einnahme von Tabletten nicht täglich an ihre Erkrankung erinnert werden.
Bei Hypnotika (Schlafmittel) mit Wirkstoffen wie Bromazepam, Flunitrazepam, Lorazepam und Zolpidem und bei Tranquilizer (Beruhigungsmittel) mit Wirkstoffen wie Lorazepam und Diazepam treten Nebenwirkungen deutlich seltener auf. Viele Substanzen der beiden Gruppen sind in niedriger Dosis frei in der Apotheke erhältlich und helfen bei Angst- und Panikstörungen. Hypnotika machen jedoch schnell abhängig und werden daher nur noch selten in der Psychiatrie eingesetzt.
Die medikamentöse Therapie Jugendlicher und junger Erwachsener unterscheidet sich bei Depression und Schizophrenie gegenüber der von Erwachsenen. So werden bei jungen Patientinnen und Patienten zunehmend Stimmungsstabilisierer (engl. mood stabilizer) mit Wirkstoffen wie Carbamazepin, Valproinsäure und Lamotrigin eingesetzt, auch wenn sie nicht die Kriterien einer bipolaren Störung erfüllen.

Gefahren von Neuroleptika

Über den Einsatz von Neuroleptika wird viel diskutiert. In der Forschungsliteratur finden sich widersprüchliche Hinweise zu Nutzen und Risiken. Volkmar Aderhold (2008) wirbt vor allem bei jungen Erwachsenen für eine minimale Anwendung. Neurobiologische Untersuchungen (Falkai u.a. 2001) zeigen, dass Patientinnen und Patienten mit der Diagnose Schizophrenie genauso viele Dopaminrezeptoren haben wie Menschen ohne eine psychische Erkrankung. Der Botenstoff Dopamin steuert körperliche Bewegungen und überträgt Empfindungen sowie Gefühle. Er regelt die Feinmotorik, ist aber auch für das Glücksgefühl und den Mut verantwortlich. Während einer akuten Psychose gibt es einen Überschuss an Dopamin.
Neuroleptika docken an den Rezeptoren an und blockieren sie vorübergehend. Sie besetzen sie aber auch noch nach der phasisch erhöhten Dopaminausschüttung. Dosierungen, die mehr als 65 Prozent der Rezeptoren blockieren, lösen häufig Nebenwirkungen wie Bewegungsstörungen und vermehrten Milchfluss (Negativsymptomatik) aus oder verstärken diese. Auch die positiv wirkende Erhöhung des Serotoninspiegels der atypischen Neuroleptika wird aufgehoben.

Sind Dopaminrezeptoren durch Neuroleptika besetzt, bilden sich bereits innerhalb weniger Wochen neue Rezeptoren und Nervenenden, und das dopaminerge Niveau steigt. Psychotische Symptome der zweiten behandelten Psychose sind daher meist intensiver. Behandelnde neigen dann dazu, mehrere Neuroleptika zu kombinieren oder die Dosierungen zu steigern. Nach längerer Einnahme haben Patientinnen und Patienten vielfach Probleme, diese abzusetzen. Es kommt zu Gegenreaktionen, und die Symptome, die gehemmt wurden, kehren verstärkt zurück (Rebound-Effekt).

Die vom National Institute of Mental Health (NIMH) durchgeführte CATIE-Studie (Lieberman u.a. 2005) untersuchte über einen Zeitraum von 18 Monaten die Wirkungsweise atypischer Neuroleptika. Während dieser Zeit brachen 75 Prozent der behandelten Patientinnen und Patienten aus unterschiedlichen Gründen die Therapie ab. Wegen der Symptome des metabolischen Syndroms wie Gewichtszunahme, Triglyceriderhöhung, HDL-Erniedrigung, Erhöhung des Nüchternblutzuckers, Diabetes und Hypertonus setzten 38 Prozent die Neuroleptika bereits innerhalb des ersten Monats nach der Entlassung ab (Tiihonen u.a. 2006).

Die andauernde Unterdrückung von Reizen (Dauersuppression) kann das neuronale Netz schädigen und z.B. zu Gedächtnisschwund führen (Lieberman u.a. 2005). Daher sollten Neuroleptika vor allem bei jungen Erwachsenen behutsam, individuell und möglichst niedrig dosiert als Monotherapie eingesetzt werden. Atypika haben in der CATIE-Studie keine besseren Behandlungseffekte als klassische Neuroleptika erzielt und wirkten sich nicht nachhaltig auf kognitive Störungen aus.

Zudem können Neuroleptika eine Depression, Dysphorie oder Akathisie auslösen. Eine Dysphorie ist eine Störung des emotionalen Erlebens, bei der Betroffene unzufrieden, gereizt, schlecht gelaunt und missmutig sind. Bei einer Akathisie besteht eine krankhafte Bewegungsunruhe. Auch wenn sich Betroffene körperlich betätigen, können sie dem Drang nur kurz entgegenwirken. Die Symptome sind für sie sehr belastend und können mitunter eine mögliche Erklärung für die erhöhte Suizidrate bei schizophren erkrankten jungen Erwachsenen sein.

Aber auch Therapien, die nicht an die Bedürfnisse der Patientinnen und Patienten angepasst sind oder aus unterschiedlichen Gründen unterbrochen werden, z.B. weil die Behandelnden für längere Zeit krankheitsbedingt ausfallen, steigern das Suizidrisiko. Gesellschaftliche Prozesse tragen ebenfalls dazu bei. Menschen mit einer Schizophrenie werden nach wie vor häufig ausgegrenzt und stigmatisiert, ziehen sich infolgedessen zurück und drohen zu vereinsamen. Die Anzahl der gleichzeitig eingesetzten Neuroleptika hat ebenfalls Einfluss auf die hohe Suizidrate.

Was es bei der Behandlung zu beachten gilt

Therapeutinnen und Ärzte beziehen Patientinnen und Patienten bislang zu wenig in Therapieentscheidungen ein. Menschen mit der Diagnose Schizophrenie werden heute standardmäßig mit Neuroleptika behandelt. Diese Vorgehensweise führt dazu, dass sich Betroffene oft nicht an den ärztlichen Rat halten. Aus Angst vor Nebenwirkungen lösen viele die Rezepte gar nicht erst ein. Behandlungen ohne Neuroleptika oder der Versuch, die Medikamente mit therapeutischer Begleitung abzusetzen, gibt es nur selten. Dabei ist es nicht ergiebig, Patientinnen und Patienten gegen ihren Willen Medikamente aufzuzwingen, denn diese werden sie höchstwahrscheinlich nach Therapieende wieder absetzen, ohne sich der Risiken bewusst zu sein.

Junge Erwachsene sollten daher vor Behandlungsbeginn darauf hingewiesen werden, dass eine einmal begonnene Therapie mit Neuroleptika nicht ohne enge therapeutische Begleitung und abrupt beendet werden darf. Es ist wichtig, dass die Medikamente regelmäßig eingenommen werden. Schlechte stationäre Bedingungen können den Therapieerfolg beeinträchtigen, z. B. viele Betten auf einer Akutstation, wenig Personal, räumliche Enge, geschlossene Türen oder ein krank machendes Klima.

Gemeinsam mit den Betroffenen sollte besprochen werden, inwieweit sie sich von ihren Symptomen beeinträchtigt fühlen. Um die subjektive Befindlichkeit erfassen zu können, gibt es inzwischen hilfreiche klinische Instrumente wie die Positive and Negative Syndrome Scale (PANSS; Kay u. a. 1987), bei der es sich um ein strukturiertes psychiatrisches Interview handelt. Mithilfe eines Fragebogens und siebenstufiger Skalen schätzen Betroffene ihre Symptome nach ihrem Empfinden ein (1 = nicht vorhanden, 7 = stark ausgeprägt). Es gibt die Positivskala (z. B. Halluzinationen, Erregung, Größenwahn), Negativskala (z. B. emotionale Isolation, zwischenmenschliche Defizite, stereotypes Denken) und Globalskala (z. B. Angst, Schuldgefühle, Depression). Auch werden Beurteilungen von Familienmitgliedern, Partnern oder Behandelnden berücksichtigt. Anhand dieses Systems wird der sogenannte PANSS-Wert ermittelt, der das Rückfallrisiko einer Schizophrenie bestimmt. Innerhalb der ersten zwei

Wochen kann der Wert um 20 Prozent vermindert werden (ebd.). Die subjektive Befindlichkeit der Patientinnen und Patienten kann ebenfalls mit der Subjective Well-Being Under Neuroleptic Treatment Scale (SWN) von Sylke Vothknecht und Kollegen (2013) gemessen werden. Darüber hinaus ist es wichtig, die jungen Erwachsenen zu Beginn einer Therapie über ihren Umgang mit Medikamenten und über ihre Einstellung zu befragen.

Fragen zur Einnahme von Psychopharmaka

- Welche verschreibungspflichtigen Medikamente müssen Sie zum gegenwärtigen Zeitpunkt einnehmen?
- Wer verschreibt Ihnen die Medikamente?
- Warum und seit wann wurden sie Ihnen verschrieben?
- Wie schätzen Sie Ihre Bereitschaft ein, antipsychotische Medikamente einzunehmen?
- Wie fühlen Sie sich auf die regelmäßige Einnahme vorbereitet?
- Erleben Sie die Medikamente als effizient?
- Wer besorgt Ihnen die Medikamente?
- Gibt es Probleme bei der Anschaffung der Medikamente? (Zum Beispiel lange Fahrtzeiten, Kosten, schriftliche Aufforderungen für die Rezepterstellung, nur mit Vereinbarung des Hausarztes.)
- Nehmen Sie Ihre Medikamente nach Vorschrift ein? (Detaillierter beschreiben lassen, wenn nicht.)
- Welche anderen Medikamente nehmen Sie momentan ein? (Zum Beispiel pflanzliche oder homöopathische Mittel.)
- Wie viel Alkohol trinken Sie für gewöhnlich in der Woche?
- Wie häufig nehmen Sie nicht verschriebene Arzneimittel/Drogen? (Wenn möglich: den Typ erfragen.)
- Welche aktuellen Nebenwirkungen spüren Sie durch die Psychopharmaka? (Zum Beispiel Muskelsteifheit, Zittern, verlangsamte Bewegungen, Unruhe, Mundtrockenheit, Verstopfung, verschwommener Blick, Menstruationsprobleme bei Frauen, verringerte Libido, Konzentrationsprobleme, Gefühllosigkeit, Müdigkeit, Gewichtszunahme.)
- Ordnen Sie bitte die Nebenwirkungen nach ihrem Belastungsgrad. Welche sind am stärksten und welche am wenigsten belastend?
- Welche Strategien wenden Sie an, um mit diesen Nebenwirkungen besser umgehen zu können?

- Wie wichtig ist Ihnen die Einnahme von Psychopharmaka?
- Wie zuversichtlich sind Sie, dass Sie Ihre Medikamente einnehmen werden/können?

Unterstützende Maßnahmen und Alternativkonzepte

Etwa ein Viertel bis die Hälfte aller schizophren erkrankten Patientinnen und Patienten hat trotz der Behandlung mit Psychopharmaka weiterhin Wahnvorstellungen (Harrow, Jobe 2013). Zudem leiden die Betroffenen unter erheblichen geistigen Beeinträchtigungen wie Antriebslosigkeit, gedämpftes Gefühlsempfinden, reduzierte Belastungsfähigkeit, Verlust der Vitalität und Lebensfreude, Störungen der Kommunikationsfähigkeit und der sozialen Interaktion. Diese verschlechtern die Chancen einer Wiedereingliederung in das familiäre und berufliche Umfeld. Auch für die Angehörigen sind die schwer behandelbaren Symptome sehr belastend. Durch Verfahren der kognitiven Remediation wie Aufmerksamkeits-, Gedächtnis-, Sprach- und Problemlösetrainings (Vauth u.a. 2000) kann die geistige Leistungsfähigkeit aber verbessert werden. Bewährt haben sich Übungen am Computer, bei denen die Betroffenen die Aufgaben in ihrem eigenen Tempo durchführen und den Schwierigkeitsgrad ihren Bedürfnissen anpassen können.

Die Übungen können mit geeigneten Therapieverfahren kombiniert werden. Familienmitglieder sollten dabei in die Behandlung einbezogen werden, denn sie sind eine wichtige Ressource im Genesungsprozess. Gemeinsam mit den Betroffenen werden sie über die Erkrankung informiert, lernen, besser mit ihr umzugehen und geeignete Rehabilitationsmaßnahmen zu finden. In Gruppengesprächen können sich Betroffene untereinander über ihre Erfahrungen austauschen.

In den letzten Jahren ist eine Reihe von alternativen stationären Behandlungsformen entstanden, die Psychopharmaka zurückhaltend einsetzt und auf gute Behandlungsergebnisse verweisen kann. Ein bekannter Ansatz ist das Soteria-Programm (siehe S. 112), das durch ein wohnlich eingerichtetes Setting und eine offene Atmosphäre gekennzeichnet ist. Das Metakognitive Training (siehe S. 44) erzielt ähnlich erfolgreiche Ergebnisse wie die Medikation. Die Mitarbeitenden des Klinikums München-Ost arbeiten derweil mit sehr niedrigen Dosierungen von

Psychopharmaka und haben in Einzelfällen Menschen ohne neuroleptische Medikation durch die Psychose begleitet.
Eine frühe psychosoziale Behandlung verbessert die Chancen auf eine Genesung. Der Zustand der Betroffenen bleibt stabil, wenn sie für die Dauer von fünf Jahren durchgeführt wird (SEIKKULA u.a. 2006; BOLA 2006). Während antipsychotische Medikamente innerhalb von 14 Tagen wirken und eine Psychotherapie länger braucht, um sichtbare Verbesserungen zu erreichen, ist Letztere nachhaltiger. Ist die Psychotherapie beendet, nehmen die jungen Erwachsenen das Wissen über sich und ihre psychische Störung dauerhaft mit in ihren Alltag. Nun können sie ihre Erkrankung kontrollieren, ihr Stressempfinden sinkt, und dies lindert wiederum ihre Symptome.
Der wichtigste Bestandteil einer Psychotherapie ist das Nachdenken über das Denken. Patientinnen und Patienten lernen, ihre bisherigen Interpretationen von Situationen infrage zu stellen. Wenn z. B. eine Person auf der anderen Straßenseite lacht, bedeutet dies nicht unbedingt, dass sie ausgelacht werden. Es geht um das Erkennen und Verstehen der Denkmuster von Wahn und Halluzinationen. Mithilfe der Therapie begreifen sie, dass jeder Mensch die Welt durch andere Augen sieht und die eigene Wahrheit trügen kann. Sie setzen sich mit ihren Denkfallen auseinander, die im schlimmsten Fall einen Wahn begünstigen. Bislang erhält jedoch nur ein Drittel aller an einer Psychose erkrankten Patientinnen und Patienten in Kliniken auch eine Psychotherapie (HAUSCHILD 2014). Eine ambulante Betreuung ist eine gute Alternative zu stationären Maßnahmen. In diesem Setting können Pflegefachpersonen Betroffene dabei begleiten, Medikamente langsam abzusetzen oder sich in ihrem Alltag wieder zurechtzufinden.
Depressive junge Erwachsene müssen hingegen lernen, Dinge wieder schätzen zu lernen und neue Lebensfreude zu schöpfen. Im Vordergrund der Therapie steht die Wiederherstellung einer positiven Wahrnehmungs- und Empfindungsfähigkeit. Gelingt dies bereits in der ersten Woche, wird die Chance deutlich erhöht, dass die Krankheitssymptome dauerhaft nachlassen. Positive Emotionen wie Lebensfreude und Begeisterungsfähigkeit, Interesse und Wissbegier, Energie und Motivation sind letztendlich unerlässliche Bedingungen, um im Alltag zurechtzukommen. Betroffene wünschen sich, wieder sie selbst zu sein und ein Leben wie vor ihrer Erkrankung führen zu können. Sie beschäftigen Lebensstilfragen wie die Einstellung der Peergruppe zur Arzneitherapie,

Ausbildungsfragen, Fragen der Führerscheintauglichkeit sowie junge Frauen ein Kinderwunsch. Durch eigene Internetrecherchen sind sie oft gut über die Wirkungen und vor allem über mögliche Nebenwirkungen und Langzeitfolgen von Psychopharmaka informiert.

Case- und Caremanagement

Um psychisch erkrankten jungen Menschen die Teilhabe am gesellschaftlichen Leben zu ermöglichen, bedarf es eines gut vernetzten Versorgungssystems. Die Begleitung, Betreuung und Behandlung junger Erwachsener erfordern eine hohe methodische Kompetenz. Casemanagement ist ein Handlungskonzept, das Menschen in komplexen Problemlagen passgenaue Hilfen zugänglich macht und sie dabei unterstützt, diese zu nutzen. Es ist an die Bedürfnisse einer einzelnen Person ausgerichtet. Der Übergang zum Caremanagement ist fließend. Gemeint sind gesundheits- und sozialpflegerische Dienstleister (z.B. Therapeutinnen, Ärzte, Behörden, ambulante und stationäre Einrichtungen), die die anschließende Versorgung sicherstellen. Casemanagerinnen und -manager treten mit den entsprechenden Hilfseinrichtungen in Kontakt und sorgen an den Schnittstellen für eine reibungslose Zusammenarbeit.

Ein lösungsbezogenes Case- und Caremanagement erfasst die individuellen Probleme und Ressourcen junger Erwachsener. Es bezieht wichtige Bezugspersonen wie die Eltern, die beste Freundin oder den Partner ebenso wie Mitarbeitende von Institutionen in den Behandlungsprozess ein. Im Austausch miteinander ergibt sich ein individueller Versorgungsplan. Die Behandlung steht und fällt aber mit der Motivation der psychisch erkrankten jungen Erwachsenen. Deshalb ist es wichtig, dass das Behandlungsteam über ausreichend Motivationsstrategien verfügt. Diese beeinflussen maßgeblich die Durchführung der therapeutischen wie pädagogischen Maßnahmen und den individuellen Behandlungsverlauf.

Oft stellt sich die Frage nach dem richtigen Setting, ob schnelle Alternativen möglich sind und wie ein Übergang von dem einen in das andere Setting begleitet werden kann. Im Verlauf der Behandlung ist es immer wieder erforderlich, die getroffenen Maßnahmen zu evaluieren, Übergänge in den Alltag und/oder in ein anderes Behandlungssetting vorzubereiten und zu begleiten. Die Nachsorge scheitert jedoch nicht selten an zu wenig Personal und fehlender Zeit.

Ein lokales wie regionales Casemanagement, im Sinne einer Zusammenarbeit verschiedener Helfersysteme, ist erst in Ansätzen gegeben. Im Kreis Gütersloh trifft sich alle drei Monate ein »Arbeitskreis junger

Erwachsener« zu Fallkonferenzen. In diesen besprechen Jugendhilfe, Jobcenter, Träger von Maßnahmen und Erwachsenenpsychiatrie die aktuelle Situation, um die anstehenden Hilfestellungen besser zu koordinieren. Zum anderen gibt es regelmäßige Gespräche mit dem Kinderschutzzentrum und der Institutsambulanz, die die Arbeit mit den Familien eines psychisch erkrankten Elternteils optimieren sollen. Durch die Vernetzung wird der Informationsaustausch über die Prozesse und aktuelle Behandlungsmöglichkeiten von jungen Erwachsenen innerhalb der jeweiligen Institutionen verbessert. So können schnelle und individuelle Absprachen getroffen werden.

Exkurs: Das multiprofessionelle Behandlungsteam

Die Behandlungsteams in der stationären Erwachsenenpsychiatrie bestehen aus den verschiedensten Berufsgruppen wie Ärztinnen, Psychologen, Sozialpädagogen und -arbeiter, Pflegefachpersonen, Ergo-, Kunst- und Musiktherapeuten. Die beschriebenen Entwicklungen machen deutlich, dass sich alle Teammitglieder auf die neuen Phänomene und Krankheitsbilder einstellen und dafür neues Handwerkszeug erwerben müssen. Inhaltlich ist ein »Shift« von »psychiatrischer Pflege« zur »psychiatrischen Pädagogik« zu leisten. Junge Erwachsene haben ihre Reifeentwicklung noch nicht abgeschlossenen und müssen »basale« Skills erwerben. Hierzu benötigen sie pädagogische Vorbilder, die ihnen im stationären Alltag Orientierung und Hilfestellungen geben. Professionell Tätige beschäftigen dabei vor allem zwei Fragen: Wie sieht ein effektives pädagogisches Angebot im Umgang mit psychisch erkrankten jungen Erwachsenen aus? Welche Elemente sollte ein nützliches Konzept enthalten?

Inhalte eines nützlichen pädagogischen Konzepts

- **Motivationsarbeit u.a. im Rahmen des Adherence-Konzepts**
- **Hilfen zur Entwicklung der Fähigkeit zu sozial verantwortlichem Verhalten**
- **Aneignung systemischer Sichtweisen mit Wahrnehmung kommunikativer Muster und Reinszenierungsversuchen**
- **Aneignung von Medienkompetenz und Netzsicherheit**
- **Wahrnehmung von Warnsignalen zur Früherkennung psychotischer Verläufe**

- **Adäquate Berufsvorbereitung**
- **Perspektivplanungen und Kooperation mit dem Jobcenter**
- **Hilfen zur Selbstbestimmung und Selbstorganisation**
- **Erwerb traumapädagogischer Kenntnisse**
- **Umgang mit Aggressionen und aggressiven Impulsdurchbrüchen**
- **Erwerb von Deeskalationsstrategien**
- **Angebote im Umgang mit Suchtmittelkonsum und Entwicklung von Alternativen**
- **Auseinandersetzung mit neuen Organisationsformen von Hilfen, z. B. Home Treatment**
- **Kooperation und Austausch mit den anderen Fachbereichen**

Um junge Erwachsene effektiv begleiten zu können, ist es wichtig, im Team folgende Aspekte zu überprüfen:

- Haben wir von den jungen Erwachsenen einen klaren Behandlungsauftrag?
- Welche Schwerpunktsetzungen beinhaltet dieser Auftrag?
- Wie können wir psychisch erkrankten jungen Erwachsenen in ihren Abgrenzungsversuchen gegenüber ihrer Familie helfen?
- Wie gehen wir mit Grenz- und Regelverletzungen um?
- Wie gehen wir mit Widerständen der jungen Erwachsenen um?
- Haben wir in der täglichen Arbeit genügend Zeit, Übertragungs- und Gegenübertragungsreaktionen zeitnah zu reflektieren?
- Sind wir bereit, unsere Interventionen und Beziehungsmuster zu reflektieren?
- Neigen wir zu »Vergewohltätigungen« und behindern dadurch die Autonomiebestrebungen der jungen Erwachsenen?
- Finden wir Zugang zu ihren Hass- und Rachegefühlen?
- Können wir sie für eine ambulante Behandlung motivieren?
- Wie groß ist die Bereitschaft im Team, die Methode des Reflecting Teams zu implementieren?
- Wie reagieren wir, wenn deutlich wird, dass der Patient einen Krankheitsgewinn hat? (Der Patient zieht gesellschaftliche Vorteile aus seiner Erkrankung.)

Ein bedeutsamer Bestandteil der therapeutischen Arbeit ist der Aufbau eines vertrauensvollen Verhältnisses zu den jungen Erwachsenen, denn der Anteil derjenigen, die sich freiwillig einer Therapie unterziehen, ist

gering. Meist sind es die Eltern, Betreuer oder Institutionen, von denen ein solches Treffen arrangiert wird, sodass man von einem Paradoxon einer erzwungen-freiwilligen Kontaktaufnahme sprechen kann.
In der Regel misstrauen junge Erwachsene zunächst den psychiatrischen, psychotherapeutischen und pädagogischen Bemühungen der Behandelnden und zeigen beim Erstkontakt weder Einsicht in ihre Erkrankung noch in die Notwendigkeit, sich helfen zu lassen. Dadurch haben es Therapeutinnen und Therapeuten gemeinsam mit dem Pflegefachpersonal oft schwer, Zugang zu den jungen Erwachsenen zu finden und die individuellen Probleme zu identifizieren. Manches Teammitglied resigniert dann und versucht, die jungen Erwachsenen an andere Therapeutinnen und Therapeuten, Pflegefachpersonen oder Institutionen abzuschieben. Diese Zusammenhänge sind in Fortbildungsveranstaltungen anzusprechen.
Insgesamt ist eine klare, von Sympathie getragene Grundhaltung der Behandelnden unerlässlich. Sie ist die Basis für eine gelungene Beziehung zwischen Patientin, Patient und Behandelndem. Dies drückt sich in dem Titel des Buches »Ohne Sympathie keine Heilung« von Sándor Ferenczi (1999) aus. Nur eine solche Haltung kann zur Genesung der Patientinnen und Patienten beitragen.

Faktoren, die den Zugang zu jungen Erwachsenen erschweren

- **Negative Bilder über die Psychiatrie**
- **Negative Vorerfahrungen in der Kinder- und Jugendpsychiatrie**
- **Ängste vor Etikettierung, Beschämung und erfahrenes Mobbing**
- **Erfahrungen von geschlossenen Unterbringungen**
- **Erfahrungen, ihre Geschichte zum wiederholten Male erzählen zu müssen**

Faktoren, die den Zugang erleichtern

- **Den jungen Erwachsenen in seiner Situation verständnisvoll wahrnehmen**
- **Ihre Probleme nicht moralisierend oder wertend ansprechen**
- **Im Gespräch aus den gegebenen Problemen Lösungsvorschläge entwickeln**
- **Mithilfe von Bildern ihre psychischen Probleme verständlich machen**
- **Anerkennung ihrer bisherigen Versuche zur Lebensbewältigung**
- **Neue Sichtweisen für erfolgreiche Lebensstrategien entwickeln**
- **Die vorgesehenen Behandlungsschritte offen darlegen**
- **Ihnen einen positiven Umgang mit Kritik vermitteln**
- **Wahrung ihrer Persönlichkeitsgrenzen durch vereinbarte Stopp-Signale**
- **Einholen ihrer Erlaubnis bei vorgesehenen Übungen**

Die Behandlung ist durch einen wechselseitigen Prozess zwischen den jungen Erwachsenen und ihren Therapeutinnen und Therapeuten gekennzeichnet. Im besten Fall entwickeln alle Beteiligten Empathie füreinander, es entsteht eine beiderseitige Bereitschaft zur Selbstreflexion, und sie nehmen Übertragungs- und Gegenübertragungsphänomene wahr. Bei der Übertragung richten Betroffene verdrängte Gefühle, Erwartungen und Wünsche auf neue soziale Kontakte. So kann beispielsweise der Therapeut für sie die Rolle des beschützenden Bruders einnehmen. Umgekehrt bezeichnet die Gegenübertragung den Prozess, bei dem Behandelnde ihre Gefühle auf ihre Patientinnen und Patienten abbilden, wenn sie ihnen gegenüber beispielsweise mütterliche oder väterliche Gefühle entwickeln.

Den Blick ausschließlich auf die vorliegende Symptomatik als »Spitze eines Eisbergs« zu richten, verhindert aber, dass die eigentliche Psychodynamik und die Verhaltensmuster erkannt werden. Ein typisches Beispiel für eine solche Dynamik ist die Weisheit: »Einer muss immer das letzte Wort haben.« Das führt erfahrungsgemäß zu einem unfruchtbaren Kreislauf von Argumenten. Die therapeutische und pädagogische Haltung ist somit immer zu hinterfragen:

- Kann sich der Behandelnde auf die Rolle eines Begleiters beschränken?
- Ist das Behandlungsteam bereit, seine Behandlungskonzepte zu hinterfragen?
- Sind sich die Behandelnden der Gefahr von Machtausübung bewusst?
- Kann das Behandlungsteam in den Berichten des Patienten Lösungsansätze erkennen?
- Hat das Behandlungsteam ausreichend Zeit, sich dem Patienten zu widmen?

Die Behandelnden finden nur dann Zugang zu den jungen Menschen, wenn sie ihre Einstellung zu ihnen und ihren Problemen reflektieren. Empfundene Widerstände und daraus folgende Abwehrhaltungen müssen identifiziert werden.

Der Grundstein für eine erfolgreiche Therapie wird schon in den ersten Minuten eines Erstgesprächs gelegt, wenn die Behandelnden ihre positive, empathische Grundhaltung vermitteln können. Nicht die fachliche Methodik ist das Entscheidende, sondern die Absicht, eine authentische Beziehung zu den jungen Erwachsenen aufzubauen. Im nächsten Schritt wird den Betroffenen erklärt, dass nicht sie allein das »Problem«

darstellen, sondern Personen in ihrer Umgebung an der Entstehung und Erhaltung beteiligt sind. Dieses Wissen ist für sie entlastend und lockert die Atmosphäre auf. So können sich die jungen Erwachsenen eher vertrauensvoll auf das therapeutische Gespräch einlassen.

Um jungen Erwachsenen die bestehenden Symptome und pathologischen Muster zu verdeutlichen, eignen sich Bildtechniken, die im Kapitel »Motivationsstrategien« (siehe S. 77) näher beschrieben sind. Behandelnde müssen ihnen das Gefühl geben, dass sie ihnen zuhören, sie verstehen wollen, ihnen aber auch über diese Bilder ihre Problematik verständlich zu machen versuchen. Es ist wichtig, dass die jungen Menschen die Dynamik ihrer Erkrankung erkennen, denn nur so können sie eine Veränderung herbeiführen oder Hilfsangeboten zustimmen.

Stigmatisierung ist dabei ein großes Problem, das dem Erfolg nicht selten im Wege steht. Nach einer Umfrage, die das Meinungsforschungsinstitut YouGovPsychonomics im Auftrag der Zeitschrift »Gehirn und Geist« (Schulze 2011) durchführte, fühlen sich viele psychisch auffällige junge Erwachsene mit einem Makel versehen, also stigmatisiert. Hinzu kommt, dass sich in der Bevölkerung trotz des gewachsenen Wissens über seelische Leiden hartnäckig negative Stereotype über die Institution Psychiatrie halten (Angermeyer, Dietrich 2006).

In der Fachliteratur wird zwischen einem öffentlichem Stigma und einem internalisierten Stigma unterschieden. Ersteres besteht gegenüber einer Person oder Gruppe, hingegen übernehmen die Betroffenen bei Letzterem die negativen Einstellungen und Stereotype über psychisch Erkrankte (Corrigan, Lundin 2001). Die Verinnerlichung (Selbststigmatisierung) wirkt sich negativ auf ihr Selbstwertgefühl, die Lebensqualität und den Krankheitsverlauf aus. Auch ein unreflektierter Umgang mit Begriffen und Etikettierungen wie »Der ist gefährlich!«, »Der ist unbehandelbar!« oder »Bei dem ist eine weitere Therapie sinnlos!« und der schnelle Ruf nach Sicherheitsverwahrung tragen zu einer Stigmatisierung bei. Die unterstellten negativen Eigenschaften dienen dann als Rechtfertigung, psychisch Erkrankte abzulehnen und auszugrenzen. Die schlimmste Form der Stigmatisierung erfahren junge Erwachsene jedoch in der eigenen Familie. Eltern, die selbst psychische Schwierigkeiten haben, können ihnen dabei vielfach keine Stütze sein – sie verfügen über wenig Kompetenz und fallen als Vorbilder aus.

In den Frühstadien psychotischer Erkrankungen bemühen sich junge Erwachsene nicht selten verzweifelt um Normalität. Sie verheimlichen ihre

Erkrankung oder bewegen sich überwiegend in einem sozialen Umfeld, in dem ihre Erkrankung keine Rolle spielt, wie im Volleyballverein. In der Behandlung üben sie, mit stigmatisierenden Menschen oder Situationen umzugehen. Wer danach über einen Stigma-Widerstand verfügt, lässt sich von dem negativen Bild über psychisch Erkrankte nicht beeindrucken, sondern steht über diesem. Die jungen Erwachsenen gehen aus belastenden Situationen unbeschadet und gestärkt hervor und wissen, wer sie als Person akzeptiert und ihnen guttut.
Wenn psychisch erkrankte junge Menschen von ihren Eltern oder Institutionen aufgefordert werden, eine Therapie aufzusuchen, befürchten sie meist, zu einem »psychiatrischen Fall« erklärt zu werden. Das hindert sie daran, offen über ihre Probleme zu sprechen. Oft haben sie bereits mit der Kinder- und Jugendpsychiatrie negative Erfahrungen gemacht. All das wird durch medial erzeugte Bilder und Vorurteile der Umwelt verfestigt, was insgesamt den Zugang zu ihnen erschwert. Die Vorerfahrungen sind im Erstgespräch daher unbedingt zu berücksichtigen.

BEISPIEL Der 22-jährige Malte berichtet in der psychiatrischen Ambulanz, dass er lange mit sich gerungen habe, psychiatrische Hilfe anzunehmen. Zu groß sei seine Sorge gewesen, für »verrückt« erklärt zu werden. Er habe sich nicht mehr in andere Personen hineinversetzen können und manchmal so etwas wie Halluzinationen erlebt. Dabei sei er regelrecht von äußeren Reizen überflutet worden. Malte begann, alltägliche Erlebnisse, Handlungen oder Aussagen anderer auf sich selbst zu beziehen. Immer öfter vergaß er wichtige Termine und Absprachen, war insgesamt weniger aufnahmefähig, sodass er zunehmend Selbstzweifel entwickelte. Diese behindern ihn erheblich in seiner Ausbildung zum Automobilkaufmann. ×

Erst nach einem längeren Kontakt wird deutlich, dass die jungen Erwachsenen Angst haben, allein zu sein und die schützende Geborgenheit, die sie im Elternhaus erfahren, aufzugeben. Nun können sie auch darüber reden, nicht genügend Sicherheit erhalten und die Zuneigung wichtiger Bezugspersonen verloren zu haben. In den Gesprächen wird dann oft eine »depressive Lähmung« sichtbar, die aus gescheiterten Ablösungsversuchen verbunden mit grundlegenden Konflikten entstanden ist. Viele Betroffene neigen zu Exit-Strategien wie Drogen- und Medienkonsum, um der psychischen Belastung zu entgehen.

Eine Therapie fruchtet nur dann, wenn sich die jungen Erwachsenen verpflichten, mit dem selbstschädigenden Verhalten aufzuhören, notwendige Bewältigungsstrategien zu erlernen und anzuwenden sowie bestimmte Regeln einzuhalten. Nur wenn sie genügend motiviert sind, können sie Hürden überwinden und bei längeren Durststrecken durchhalten. Hierzu ist eine Umgebung notwendig, die die Betroffenen fördert und fordert.

Insgesamt ist es in einer Behandlung wichtig, die inneren Widersprüche zu erkennen. Diese können sich aus einer noch nicht gelungenen Ablösung von den Eltern ergeben und prägen die Beziehungen zu diesen und anderen Personen. Nützlich ist es bisweilen auch, die zu beobachtenden Symptome umzudeuten, sozusagen zu reframen. Durch einen anderen Blickwinkel wird einer Situation oder einem Geschehen eine andere Bedeutung oder ein anderer Sinn zugewiesen. Der Begriff »Reframing« stammt aus der systemischen Familientherapie und wurde von Virginia Satir und Michele Baldwin (1991) eingeführt.

BEISPIEL Vor zehn Jahren wurde die 18-jährige Bettina von ihrem Onkel sexuell missbraucht. Seitdem leidet sie an einer komplexen Posttraumatischen Belastungsstörung und dissoziativen Störung. Sie wacht nachts schweißgebadet auf, ist ängstlich, schreckhaft, verfällt immer wieder in tranceartige Zustände und hat Schwierigkeiten, sich bei ihrer Ausbildung zu konzentrieren. Die Verbindung zum eigenen Selbst ist unterbrochen. So kann sie sich an den besagten Abend nicht mehr erinnern. Ihre Therapeutin erklärt ihr, dass sie normal auf eine unnormale Situation reagiert. Dies ermögliche ihr das Überleben. Ihre Symptome seien keine pathologischen Phänomene, sondern Schutzmechanismen. Bettina erkennt den Grund hinter ihrem Verhalten, schöpft neuen Mut und kann sich auf eine Therapie einlassen. ×

Probleme erkennen und Ressourcen schaffen

Schon im Erstkontakt sollten belastende Lebensereignisse ebenso wie die Stärken und Fähigkeiten der jungen Erwachsenen erfasst werden. Für die Anamnese eignen sich Fragebögen, die selbst empfundene Gedächtnislücken, Vorerkrankungen, aber auch eingenommene Medikamente zutage bringen. Meist werden die jungen Erwachsenen von ihren Eltern, Betreuenden, Freunden oder anderen wichtigen Bezugspersonen begleitet. Das bietet die Chance, andere Sichtweisen einzubeziehen.
Auf einer Lebenslinie können junge Erwachsene negative Ereignisse wie Kränkungen, Verletzungen, Gewalterfahrungen und Mobbing vermerken. Es erleichtert ihnen, über den Verlust von Beziehungen zu Menschen und Tieren, Ortswechsel, Krankheiten oder Tod zu sprechen. Lange Diagnostikphasen oder Befragungen sind dabei zu vermeiden. Während des Gesprächs werden erklärende Informationen eingestreut, um schon frühzeitig von den Problemen ausgehend Lösungen zu entwickeln.

Fragen zur Motivation

- Was hat Sie veranlasst, zu dem Gespräch zu kommen?
- Welche Einrichtungen und Personen haben Sie schon konsultiert?
- Was hat Ihnen geholfen, was empfanden Sie als unnütz?
- Was hat den Erfolg bisher verhindert?
- Was würden Sie als Erfolg der Behandlung ansehen?
- Wie können Sie dazu beitragen, dass die Behandlung möglichst schnell und erfolgreich beendet wird?

Mithilfe des Bilds eines »Ressourcenrucksacks« (Abb. 1) werden zunächst die Fähigkeiten und Stärken der jungen Menschen erarbeitet. Die Bezugspersonen sagen hierzu, was sie an der betroffenen Person schätzen, worin sie ihrer Meinung nach besonders gut ist und wofür sie sich begeistern kann. Nach Monaten des Streits sind dies oftmals die ersten positiven Worte, die die jungen Erwachsenen hören. Die erfahrene Zuwendung, das Lob und die Akzeptanz stärken sie, und das Gesprächsklima wird verbessert.

ABBILDUNG 1 Ressourcenrucksack

KANN GUT FUSSBALL SPIELEN
KANN KOCHEN
IST HILFSBEREIT
IST EIN GUTER KUMPEL
KANN GUT ZUHÖREN

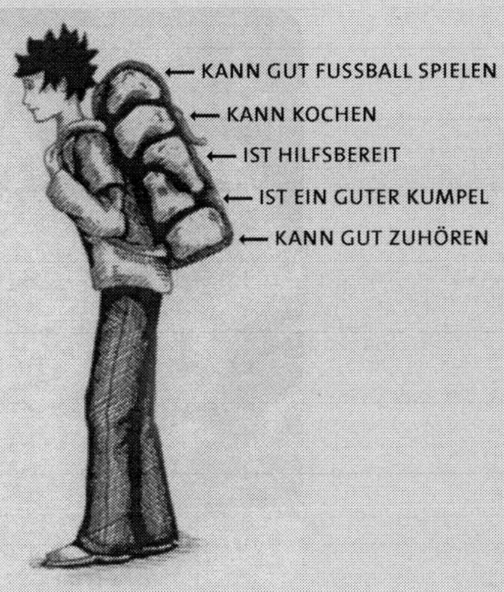

Anschließend wird der »Belastungsrucksack« (Abb. 2) herangezogen, um gegenwärtige und vergangene Situationen zu erfassen. Ihren Belastungen sollen die jungen Erwachsenen einen Wert zwischen 1 (geringe Belastung) und 10 (starke Belastung) zuordnen. Dieser Wert wird in der Fachsprache als SUD-Wert (engl. Subjective Unit of Discomfort) bezeichnet. Gemeinsam tauschen sich die jungen Erwachsenen mit ihren Begleitpersonen über den Rucksack aus. Nicht selten staunen alle Beteiligten, wie viele Probleme mit hohem Belastungsgrad bestehen, die ihnen bis zu diesem Zeitpunkt nicht bewusst waren. Auch erkennen sie, dass viele Probleme ungelöst blieben.

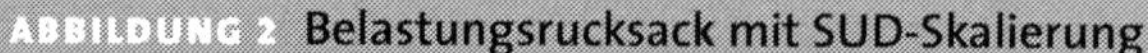

ABBILDUNG 2 Belastungsrucksack mit SUD-Skalierung

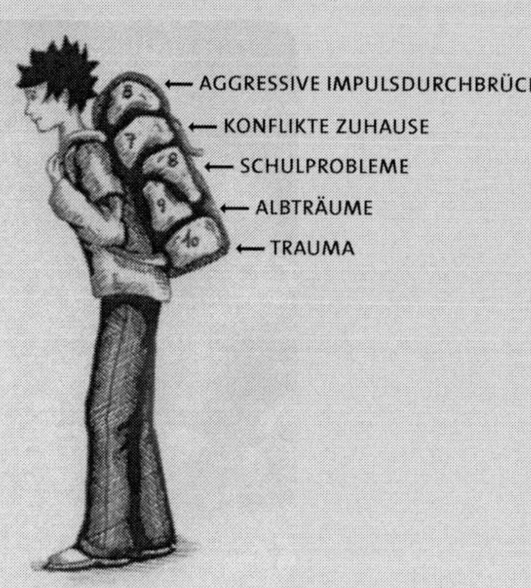

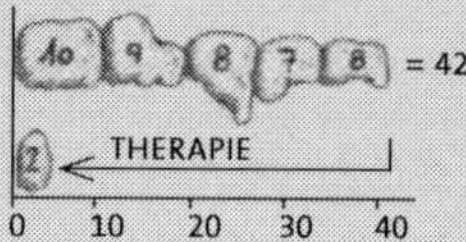

BEISPIEL Im Alter von neun Jahren wird Manuel über eine längere Zeit von seinem leiblichen Vater geschlagen. Nach der Trennung seiner Eltern werden auch seine Mutter und sein Bruder ihm gegenüber handgreiflich. Wenige Wochen nach seinem 18. Geburtstag werfen ihn seine Mutter und sein Stiefvater aus der gemeinsamen Wohnung. Seitdem lebt Manuel allein in einem kleinen Apartment. Seine Mutter zeigt ihn wegen Körperverletzung an, die Manuel aber bestreitet. Immer wieder leidet er unter suizidalen Gedanken. Eine stationäre Behandlung für junge Erwachsene droht zu scheitern, als es zu Konflikten mit dem Team kommt. Manuel fühlt sich vernachlässigt, im Stich gelassen und reagiert aggressiv. Diesem Gefühl weist er den SUD-Wert 10 zu. Auf Manuels Ausfälle reagieren sein Stiefvater und seine Mutter mit Strenge. Diese ordnet er bei 8 ein. Als eigene Stärken nannte er zuvor sein gutes Gedächtnis und seine Konzentrationsfähigkeit. Sie ermöglichen ihm, trotz aller Belastungen zum Abitur zugelassen zu werden. Seine Hobbys sind Fußball und Basketball. Der Therapeut erkennt den hohen Belastungsdruck, der hinter seinem Verhalten steckt. So hat Manuel bisher keinen Beistand erfahren, war mit seinen Problemen allein und hat große Zukunftsangst. In der Behandlung lernt er Wege kennen, wie er aus seinen Ressourcen schöpfen,

Lösungsmöglichkeiten entwickeln und seine Probleme überwinden kann. Er nutzt den Sport, um einen klaren Kopf zu behalten, neue Energie zu tanken und seine angestaute Wut umzulenken. All das hilft ihm, wieder eine Perspektive zu sehen und sich von seinen suizidalen Gedanken zu distanzieren. ×

Psychisch erkrankte junge Erwachsene können oft keine Auswege erkennen. Sie fühlen sich hilflos und schaffen es nicht, von allein etwas an ihrer misslichen Lage zu ändern. Professionell Tätige sollten ihnen daher Wege aufzeigen, wie sie aus ihren Problemen herausfinden können, um ihren Belastungsgrad zu verringern. Hierzu können sie ihnen zunächst die Frage stellen, wie sie sich fühlen würden, wenn der SUD-Wert durch die Therapie nur noch bei 2 liegen würde. Meist äußern die jungen Menschen, dass dies »cool« sei, sie sich dann wieder glücklich und entlastet fühlen würden. Beantwortet der junge Erwachsene diese Frage nicht, kann dies ein Hinweis auf eine depressive Verfassung sein, denn er kann offenbar keine positiven und hoffnungsvollen Bilder mehr entwickeln.

Mit der Frage »Wer von Ihrem Umfeld würde diese Veränderung zuerst bemerken?« wird herausgefunden, ob es Ansprechpartner gibt. Wenn die jungen Patientinnen und Patienten niemanden benennen können, scheinen sie auf sich allein gestellt zu sein und keine Unterstützung zu erhalten.

Die dritte Frage lautet, woran diese Bezugsperson erkennen würde, dass sich bei ihnen eine positive Wende eingestellt hat. Beschreiben junge Erwachsene eine Reihe positiver Merkmale, so kann direkt daran angeknüpft werden. Die Behandelnden können ihnen dann verdeutlichen, dass sie ihnen helfen und sie auf ihren Weg dorthin begleiten wollen, die jungen Erwachsenen aber letztlich selbst entscheiden müssen, ob sie eine Therapie beginnen wollen. In vielen Fällen beantworten die jungen Erwachsenen die anschließende Frage, ob sie dann stolz wären, ihre Ziele erreicht zu haben, mit einem deutlichen Ja. Auch die anwesenden Bezugspersonen versichern dies. Die jungen Erwachsenen werden gebeten, sich einige Tage Zeit zu lassen, bevor sie eine endgültige Entscheidung treffen. Bis dahin sollen sie sich auch überlegen, ob sie den Behandelnden als ihren Begleiter akzeptieren können.

Fragen zum Therapieziel

- Welche Ihrer Stärken möchten Sie wieder entwickeln?
- Was können Sie tun, um Ihre Fähigkeiten zu entwickeln?
- Wie würde Ihre Umgebung auf Ihre positive Entwicklung reagieren?
- Was müssten Sie tun, um nicht wieder in alte Schwierigkeiten zu geraten?

Behandlungs- und Begleitungsplan

Gemeinsam mit den jungen Erwachsenen und ihren Bezugspersonen werden in den Gesprächen Zielvorstellungen entwickelt. Mithilfe dieser wird ein Behandlungsauftrag formuliert, der verbindlich mit den Patientinnen und Patienten festgesetzt wird. In den Behandlungsplan fließen die Beobachtungen und Einschätzungen aller am Behandlungsprozess Beteiligten ein. Diese werden mit den jungen Erwachsenen besprochen und gemeinsam reflektiert. Daraus leiten sich wiederum notwendige Skilltrainings ab, und es werden individuelle oder gruppenspezifische Angebote zur Verfügung gestellt.

Im ambulanten Rahmen bietet es sich bereits in den ersten Gesprächen an, Hausaufgaben wie Beobachtungsübungen zu stellen. So sollen die jungen Erwachsenen beispielsweise eine Woche lang ein Symptomtagebuch führen, das in der Folgesitzung gemeinsam ausgewertet werden kann. Auf diese Weise sammeln sie wichtige Erkenntnisse. Die Bezugsperson erhält den Auftrag, sich mit anderen Kontaktpersonen über ihre Haltungen gegenüber der betroffenen Person auszutauschen. Können sich die Bezugspersonen untereinander nicht einigen, ist es hilfreich, einen Gesprächstermin ohne die jungen Erwachsenen zu vereinbaren. In diesem wird versucht, Regeln und Pflichten im Umgang miteinander auszuhandeln. Dabei geht es in erster Linie darum, wie das Zusammenleben in der Familie oder Wohngemeinschaft verbessert wird und was ein jeder dazu beitragen kann. Zu einem späteren Zeitpunkt kann den jungen Erwachsenen die Aufgabe gestellt werden, erlernte Denk- und Verhaltensmuster in Alltagssituationen einzusetzen, in denen vorher Probleme auftraten.

Der Qualitätsbericht der AOK Niedersachsen (2011) legt sein Augenmerk auf die Beziehungsarbeit zwischen der erkrankten Person und dem ambulanten Behandlungsteam, das aus einer Fachärztin oder einem Facharzt und einer Bezugspflegekraft besteht. Der von dieser Gruppe entwickelte Behandlungsplan enthält folgende Aspekte: aufsuchende Behandlung, Psychoedukation, Rückfallprophylaxe und Kontakte über ein Krisentelefon. Aber auch Angebote für Angehörige sind darin enthalten. Bei einem vorgesehenen Übergang zwischen verschiedenen Systemen bietet das Team den Betroffenen seine Begleitung an, um nach der stationären Behandlung die Kontinuität der Betreuung zu gewährleisten. So empfinden junge Erwachsene regelmäßige Kontakte zu ein und derselben Bezugspflegekraft als sehr hilfreich.

Motivationsstrategien

Professionell Tätige sind häufig mit der Situation konfrontiert, dass junge Patientinnen und Patienten nichts an ihrem Verhalten und den als unangenehm empfundenen Zuständen ändern wollen. Ihr Desinteresse ist vielfach bereits beim Betreten des Behandlungsraums an ihrer Mimik zu erkennen. Die Motivierende Gesprächsführung (Miller, Rollnick 2004; Kremer, Schulz 2012) ist ein Konzept, das vor allem in der Suchthilfe erfolgreich praktiziert wird, sich aber auch insgesamt für die Arbeit mit jungen Erwachsenen empfiehlt. Ziel ist es, mit den Betroffenen in einen partnerschaftlichen Dialog zu treten.

In einem ersten Schritt werden die jungen Erwachsenen gebeten, ihre Motivation auf einer Skala von 0 bis 10 einzustufen. Oft bestätigt sich ihr Desinteresse durch den Motivationsgrad 0. Hingegen sind die Bezugspersonen meist hoch motiviert, etwas zu ändern, und nennen den Wert 10. Ungeachtet dessen ist es wichtig, die Ehrlichkeit der jungen Erwachsenen zu würdigen. Gleichzeitig wird den Bezugspersonen angeboten, weitere Gespräche zu führen. Nach Phasen der Ohnmacht und Verzweiflung schätzen Familienmitglieder, Partner und Freunde dieses Angebot sehr. Sie fühlen sich ernst genommen, hoffen auf Entlastung und Informationen.

In eine festgefahrene Situation gilt es nun Bewegung zu bringen. Anhand eines Mobiles kann den Bezugspersonen dieser Prozess verdeutlicht werden. Wo immer das Mobile angestoßen wird, kommt es als Gesamtgebilde in Bewegung. Auf die Behandlungssituation übertragen bedeutet

das: Die jungen Erwachsenen werden – obzwar verzögert – aktiv, wenn die Bezugsperson das Gesprächsangebot annimmt.
Entscheiden sich die Bezugspersonen dafür, werden die jungen Erwachsenen gefragt, ob sie bei dem Gespräch anwesend sein wollen, wenngleich die Probleme der Angehörigen vorrangig sind. Meist siegt die Neugier, gelegentlich auch die Angst, und die jungen Patientinnen und Patienten bleiben im Raum, denn sie wollen hören, was über sie gesprochen wird, und sicherstellen, dass die Bezugspersonen sie nicht bloßstellen. Auf diese Weise nehmen sie doch noch an dem Gespräch teil. Die Not und Verzweiflung der Bezugspersonen werden ihnen dann häufig zum ersten Mal bewusst, und sie erkennen, dass hinter den Bemühungen der Bezugspersonen der Wunsch steckt, ihnen aus der misslichen Lage zu helfen. Das löst vielfach ein Umdenken bei ihnen aus. Sie geben ihren Widerstand gegen eine Veränderung ihrer Ansichten und Handlungsweisen auf und gestehen sich ein, Hilfe zu benötigen.
Im Folgenden werden wichtige Motivationsstrategien vorgestellt, auf die je nach Patientin oder Patient und gegebener Situation zurückgegriffen werden kann.

Paradoxe Interventionen Einige junge Erwachsene geben im Erstgespräch den Motivationsgrad 5 an und verschleiern so ihre eigentliche Haltung. Dann bietet sich folgendes Vorgehen an: Die professionell Tätigen fragen die jungen Erwachsenen, was sie tun müssen, damit der Wert auf 0 sinkt. Meist sind diese irritiert, dass die Motivation nicht gesteigert werden soll. Viele sprechen daraufhin über ihre Angst vor einer psychiatrischen Etikettierung. Ebenso sind sie besorgt, dass die Behandelnden ihnen empfehlen könnten, sich stationär aufnehmen zu lassen.
Marie-Luise Conen und Gianfranco Cecchin (2007) stellen jungen Erwachsenen oft die Frage, wie sie ihnen helfen können, sie (die Behandelnden) möglichst schnell wieder loszuwerden. Die jungen Erwachsenen nennen Ideen und Lösungswege und werden dazu angeregt, aktive Schritte zu unternehmen.

Externalisierung Bei der Externalisierung werden die Merkmale eines Problems getrennt von der betroffenen Person betrachtet. Diese Distanzierungstechnik wurde von Michael White und David Epston (2002) sowie Arnold Retzer (2002) entwickelt. Junge Erwachsene lernen, ihr Problem nach außen zu verlagern, und können sich so von ihm lösen.
In der Praxis werden die jungen Patientinnen und Patienten gebeten, ihr Problem zu benennen. Sie müssen begreifen, dass sie zwar ein Problem

haben, sie aber nicht selbst das Problem *sind*. Ist dieser Schritt geschafft, wird geschaut, wie sehr sie das Problem beeinträchtigt. Hierzu wird die Dynamik und Interaktion zwischen der betroffenen Person und ihrem Problem erfasst und mithilfe des IUD-Werts (engl. Intimidating Unit of Discomfort) skaliert. Dieser Wert beschreibt, in welchem Maße die betroffene Person auf ihr Problem einwirken kann. Die Werteskala reicht von 0 bis 10. Bis zu einem IUD-Wert von 5 hat eine Person noch selbst die Macht, Dinge in ihrem Sinne zu beeinflussen. Hingegen ist sie ab einem höheren IUD-Wert ihrem »Problemmacher« und »inneren Kritiker« ausgeliefert.

Fragen zur Beeinträchtigung durch das Problem

- Welches Problem beschäftigt Sie zurzeit am meisten?
- In welchem Maße beeinflusst Sie das Problem (IUD-Wert)?
- Wie hindert Sie Ihr »Problemmacher«, bestimmte Ziele zu erreichen?
- Wie schafft es Ihr »Problemmacher«, Sie von Ihren Zielen abzubringen?
- Woran merken Sie, dass Sie wieder »Chef im Ring« sind?
- Was würde es für Sie bedeuten, wenn Ihr Problem Oberhand bekäme?

Aussagen, die die Verhaltensweisen, Einstellungen und Empfindungen der betroffenen Person als krankhaft bewerten, gilt es in der Behandlung zu vermeiden. Im Gegenteil werden die jungen Erwachsenen darin bestärkt, sich nicht zu tadeln oder gar schuldig zu fühlen. Die Therapie fördert ihre Fähigkeit, aktiv Einfluss auf die Auswirkungen des Problems zu nehmen und den Umgang mit anderen Menschen zu verbessern, um so die Kontrolle über ihr Leben wiederzuerlangen.

Bisweilen kann es hilfreich sein, den Vorgang symbolisch auszudrücken. Hierzu basteln junge Erwachsene einen Käfig mit ihrem »Problemmacher«. Jeden Morgen entscheiden sie, ob sie die Käfigtüre öffnen und ihn herauslassen oder nicht. Allein oder mithilfe einer Bezugsperson kann abends darüber reflektiert werden, wie groß der Einfluss des »Problemmachers« an diesem Tag war und inwieweit sie ihr Problem kontrollieren konnten. Die betroffenen Personen geben dem Problem einen Namen und stellen es sich als ein Symbol, z. B. ein Monster, vor. Nach einigen Wochen untersuchen die professionell Tätigen, ob sich die Beziehung der Patientinnen und Patienten zu dem nach außen verlagerten Problem verändert hat.

Impact-Techniken Je eindrücklicher ein Vorgang oder Gedanke präsentiert wird, desto besser können wir uns an diesen erinnern (BEAULIEU 2011). Daher bietet es sich an, Bilder, Symbole und Metaphern einzusetzen, die gleich mehrere Sinne ansprechen und deutliche Spuren im Gehirn hinterlassen. Sie sorgen für bleibende Eindrücke, sogenannte Impacts, und zwingen gleichzeitig zu erhöhter Aufmerksamkeit.

BEISPIELE Der 19-jährige Benjamin sucht mit seiner Mutter einen Therapeuten auf, da er an sozialen Ängsten leidet, die sein Leben zunehmend bestimmen. Die Mutter macht Benjamin während der Sitzung schwere Vorwürfe, er hingegen hört ihr nicht zu. Um die Situation zu entspannen, schlägt der Therapeut eine Übung vor, die Tipps für eine bessere Kommunikation vermittelt. Der Therapeut bittet Benjamin, um den Tisch zu ihm zu kommen. Dann steht er auf und reicht Benjamin wie zur Begrüßung die Hand (taktiler Kanal). Die beiden schauen sich in die Augen (visueller Kanal), und es wird ein persönlicher Kontakt hergestellt. Anschließend bittet (akustischer Kanal) der Behandelnde Benjamin, ihm einen Gegenstand aus dem Zimmer zu holen, was dieser auf Anhieb tut. Die Mutter ist darüber sehr verwundert. Gemeinsam wird überlegt, wie die Gesprächskultur verbessert werden kann, um im zweiten Schritt Benjamins Ängste besprechen und Lösungen entwickeln zu können.
Die 17-jährige Martina kommt mit ihrer Mutter in die psychiatrische Ambulanz, da sie immer weniger isst und in eine Magersucht zu rutschen droht. Die Therapeutin bittet die Mutter, kleine Becher so weit mit Wasser zu füllen, wie ihr Energie für bestimmte Lebensbereiche zur Verfügung steht. Schnell wird ersichtlich, dass sie kaum noch Energiereserven besitzt. Die Mutter ist sich schlagartig ihrer prekären Situation bewusst und beginnt zu weinen. Martina erkennt, wie sehr ihre Essstörung die Mutter belastet. Um die Situation wieder zu entspannen, soll sich die Mutter vorstellen, wie sie sich fühlen würde, wenn sie wieder mehr Energie hätte. ×

Anregung zu gedanklichen Suchvorgängen Gezielte Fragen können die jungen Patientinnen und Patienten dazu anregen, über Möglichkeiten nachzudenken, wie sie neue Hoffnung schöpfen und zukünftige Belastungssituationen erfolgreich bewältigen können.

Fragen zu Bewältigungsstrategien

- Wie gehen Sie vor, um sich selbst zu beruhigen?
- Wie schaffen Sie es, mit Frustrationserlebnissen besser umzugehen?
- Was gibt Ihnen Mut, in Zukunft mit schwierigen Situationen umzugehen?

Die dadurch gewonnenen neuen Einstellungen können während der stationären Behandlung in der Gruppentherapie aufgegriffen und vertieft werden. Sie helfen ihnen, nicht in alte Verhaltensmuster und Gewohnheiten zurückzufallen. Die Patientinnen und Patienten lernen, selbst oder durch Feedback anderer zu erkennen, wenn ihre Motivation nachlässt. Professionell Tätige leiten die jungen Erwachsenen an, in solchen Situationen ein motivierendes inneres Bild zu aktivieren oder sich einen ermutigenden Satz in Erinnerung zu rufen. Gleichzeitig sollen sie auf ihr Körpergefühl achten, um psychisch wieder stabil zu werden.

Hilfreich ist es auch, sich Teilziele zu setzen, die sie anspornen, ihren Weg weiterzuverfolgen. Die Bezugspersonen und professionell Tätigen können die jungen Erwachsenen dabei unterstützen, indem sie ihnen schwierige Phasen aufzeigen, die sie bereits bewältigt haben. Im Falle eines Rückschlags können sie ihnen helfen, sich von abwertenden Selbstbezichtigungen zu distanzieren und mit sich selbst gnädig und nicht strafend umzugehen.

Videokonfrontation Eine weitere motivationsfördernde Intervention ist die direkte oder indirekte Videokonfrontation. Bei ersterem Vorgehen bekommen die jungen Erwachsenen eine Videoaufzeichnung ihrer Person zu sehen, in der ihr Problemverhalten deutlich wird. Das Verfahren eignet sich beispielsweise bei jungen Frauen, die an einer Essstörung leiden. Sie werden mit ihrem Körperbild konfrontiert, was sie in der Regel zu vermeiden versuchen. Aktuelle Videoaufzeichnungen nach einigen Wochen machen ihnen die Veränderungen und Fortschritte bewusst und zeigen ihnen, dass sich die Anstrengung lohnt.

Bei der indirekten Videotechnik fordern die professionell Tätigen die Gesprächsteilnehmer auf, sich die letzten Minuten des Gesprächs in Erinnerung zu rufen. Alle Beteiligten tun so, als ob sie die vorhergehende Situation auf einem Monitor sehen würden. Gemeinsam wird darüber reflektiert, wie sie die Worte und Handlungsweisen der einzelnen Personen wahrgenommen haben, ohne sie jedoch zu bewerten. Die Beteiligten haben häufig keine deutlichen Erinnerungen mehr an das soeben Erlebte.

Weil sie zu sehr in ihren »problemhypnotischen Schleifen« gefangen sind, nehmen sie ihr Gegenüber nur teilweise und durch Vorurteile verfälscht wahr. Damit sie diesen Zustand erkennen und schließlich auch überwinden können, werden die positiven Szenen des Videos beziehungsweise Gesprächs unter Anleitung der Behandelnden als »Standbilder« festgehalten. Die Beteiligten tauschen sich über die neu erkannten positiven Interaktionsmuster aus und stellen ihre Bedeutung für einen neuartigen Umgang miteinander heraus.

Narrative Elemente Die Schilderung von erlebten und ausgedachten Geschichten dient im Motivationsprozess dazu, alte Bilder zu verarbeiten, aber auch neue zu entwickeln. Junge Erwachsene überdenken ihre Einstellung zu vergangenen Situationen sowie wichtigen Personen in ihrem Leben. Auch legen ihnen die Geschichten dar, dass es noch Hoffnung und Hilfe gibt und sie ihre Probleme aktiv angehen können.

Fragen zur Lebensgeschichte

- Welche Überschriften geben Sie den Kapiteln Ihrer Lebensgeschichte?
- Können Sie in einer Geschichte beschreiben, wie sie Ihren »Problemmacher« besiegen?
- Was packen Sie in Ihren Rucksack, um eine neue Lebensreise zu beginnen?
- Welche Personen sollen Sie auf Ihrer Lebensreise begleiten?

Verwendung von Bildern Bei der therapeutischen Arbeit ist es mitunter nützlich, geistige Bilder entstehen zu lassen. Die jungen Erwachsenen erarbeiten hierzu mithilfe der professionell Helfenden bildhafte Merksätze und Lösungswege (Storch 2011). Die Strategie basiert auf der Annahme, dass Bildern und Metaphern eine Kraft und eigene Logik innewohnen (Hüther 2011). Sie entspricht einem im Menschen tief verankerten Bedürfnis, Ziele zu visualisieren.

Anhand von Bildern oder Figuren können im gemeinsamen Gespräch neue Sichtweisen auf vorhandene Probleme eröffnet werden, und es kann an bisherige Konfliktsituationen, Belastungen, Kränkungen und traumatische Lebensereignisse angeknüpft werden. Junge Erwachsene können so besser verstehen, wie sich ihr Problem auf ihr Leben auswirkt. In der Praxis haben sich folgende Bildmotive als hilfreich erwiesen, die unter www.psychiatrie-verlag.de/buecher/detail/book-detail/wahnsinnig-jung.html heruntergeladen werden können:

Rapid Cycling und Multitasking zu den Auswirkungen eines extremen Lebensstils, erhöhter Risikobereitschaft und einer nicht gelungenen Ablösung. Unter Rapid Cycling versteht man den schnellen Wechsel von manischen und depressiven Episoden. Ein Rapid Cycling-Verhalten ist auch bei Drogenkonsumentinnen und -konsumenten zu beobachten. Das Bild (Abb. 3) verdeutlicht jungen Erwachsenen ihr aktuelles »Lifestyle-Programm«. Es hilft ihnen, Grenzsituationen wahrzunehmen, deren Auswirkungen auf sich und ihre Umwelt zu erkennen und rechtzeitig Unterstützung anzunehmen.

ABBILDUNG 3 Rapid Cycling und Multitasking

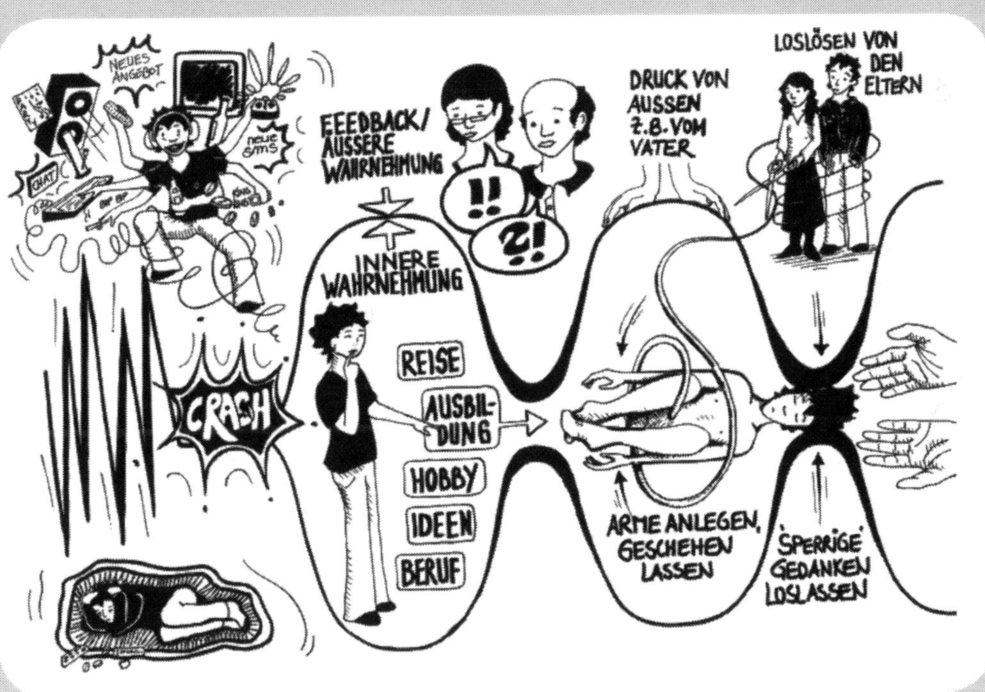

Leiter-Bild zum Thema Dissoziation. Unter Dissoziation werden Wahrnehmungsphänomene verstanden, bei denen die Verbindung zum Selbst unterbrochen ist. Die Umwelt, der eigene Körper oder das innere Erleben werden als verändert oder fremd wahrgenommen. Die eigenen Emotionen werden aus dem Erleben ausgeklammert. Eine Dissoziation kann ein wichtiger Schutzmechanismus sein, der vor Reizüberflutung und Unaushaltbarem schützt. Um einer unerträglichen Situation zu entgehen, klettern die jungen Erwachsenen bildlich gesprochen über eine Leiter in eine andere Wahrnehmungswelt und driften mit ihren Gedanken ab. Dies kann sich beispielsweise durch Unbeteiligtsein äußern.

Das dreiteilige Gehirn zum Verständnis der Dynamik von Traumata und der Wirkung von Desensibilisierung und Verarbeitung durch Augenbewegung (engl. Eye Movement Desensitization and Reprocessing). Die EMDR ist ein psychotherapeutisches Verfahren, das mit der Stimulation beider Gehirnhälften arbeitet. Die jungen Erwachsenen werden aufgefordert, an eine besonders belastende Situation zu denken. Gleichzeitig folgen sie den rhythmischen Fingerbewegungen der Behandelnden mit den Augen, wodurch der Verarbeitungsprozess im Gehirn angeregt wird. Die Augenbewegungen der jungen Erwachsenen können mit den Augenbewegungen im REM-Schlaf verglichen werden. Das Bild eines menschlichen Gehirns hilft ihnen, den Vorgang zu verstehen und sich auf die Behandlung einzulassen.

Flashback-Bild zu Auswirkungen auf den Schlaf. Bestimmte Schlüsselreize wie Klänge oder Düfte (sogenannte Trigger) können Flashbacks auslösen, bei denen die betroffene Person vergangene belastende Situationen und Gefühle erneut durchlebt. Diese können wiederum Albträume hervorrufen und sich auf den Schlaf auswirken. Es ist wichtig, dass junge Erwachsene lernen, Trigger und ihre Reaktion auf diese zu erkennen, um so weitere Schritte unternehmen zu können.

ABBILDUNG 4 Flashback-Bild

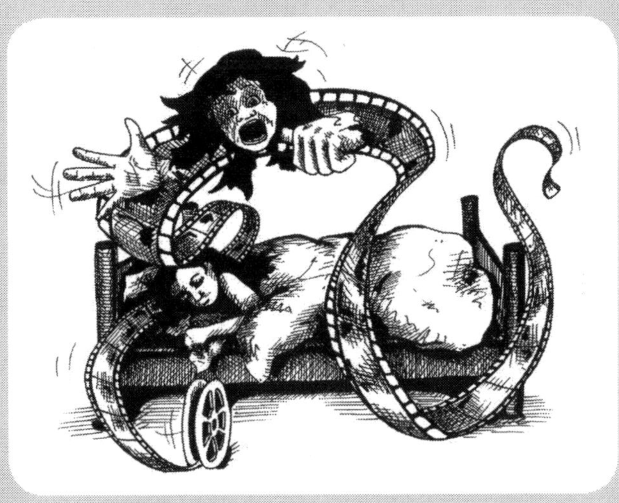

Skizze des therapeutischen Prozesses Gemeinsam mit den Behandelnden entwickeln die jungen Patientinnen und Patienten einen Weg, wie sie die Oberhand über ihr Problem gewinnen können. Die wichtigsten Entwicklungsschritte und damit verbundenen notwendigen Entscheidungen werden besprochen und bildhaft skizziert. So können sie die einzelnen Schritte verfolgen und verlieren das Ziel nicht aus den Augen. Der erste und schwerste Schritt ist, die eigene Situation anzuerkennen und sich einzugestehen, dass man Hilfe braucht. Im zweiten Schritt müssen sie die Bereitschaft entwickeln, ihr Problemverhalten aufzugeben und etwas an ihrer Situation zu verändern. Im dritten Schritt erwerben sie aktiv Konfliktmanagementfähigkeiten.

Wenn-dann-Bild zu den Kreisläufen und ihren Folgen. Psychisch erkrankte Menschen geraten häufig in redundante »Schleifen« von Angst-, Scham- und Schuldgefühlen, die immer bedrängender und einengender werden. Bei der sozialen Phobie richten Betroffene beispielsweise in Angstsituationen, wie beim Vortragen eines Referats, ihre Aufmerksamkeit übermäßig stark auf sich selbst und versuchen, körperliche Angstsignale wie Schwitzen vor anderen Personen zu verstecken. Die Betroffenen werden immer unsicherer, sodass das Risiko für tatsächliche Versprecher steigt. Dies empfinden sie wiederum als Bestätigung ihres Versagens (»Ich bin ein Versager«). Nachträglich bewerten sie die Situation übermäßig kritisch. Zukünftig werden sie sich noch mehr anstrengen oder solche Situationen vermeiden. Langfristig führt dies dazu, dass die Ängste verstärkt und aufrechterhalten werden (BEUSHAUSEN 2004).

Topf mit Deckel zu den Folgen des impulsiven Kontrollverlusts. Die Patientinnen und Patienten versuchen, insbesondere Gefühle wie Zorn, Wut, Hass oder Rache unter Kontrolle zu halten, bis schließlich ein Trigger das »Fass« zum Explodieren bringt (Abb. 5).

ABBILDUNG 5 Fass mit Deckel

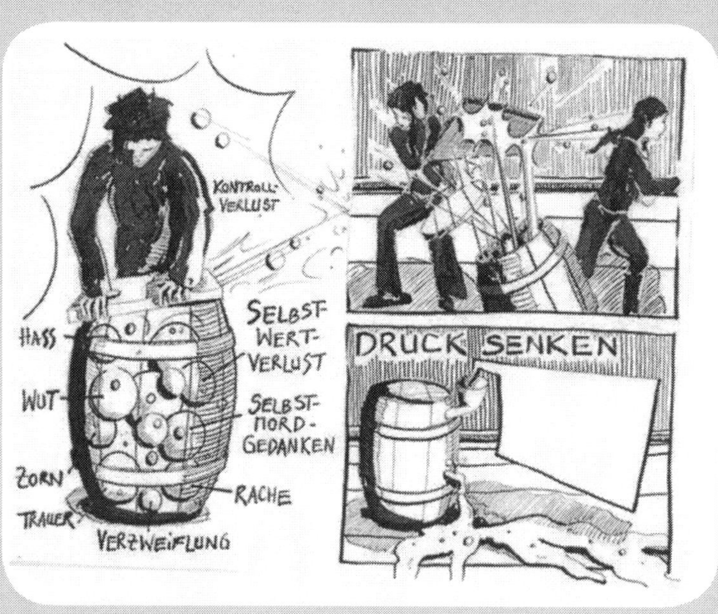

Rahmenbild zur Bedeutung des äußeren und inneren Rahmens, Entwicklung einer »zweiten Haut«. An der Entstehung und Aufrechterhaltung einer psychischen Erkrankung sind viele Faktoren beteiligt. In der Behandlung lernen junge Erwachsene, einen inneren und äußeren »Schutzmantel« aufzubauen (Abb. 6).

ABBILDUNG 6 Rahmenbild

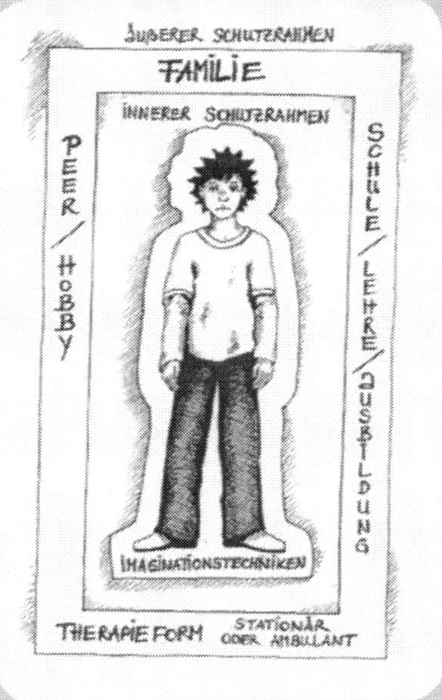

Tierfiguren zur Darstellung von Ego States. Die Ego-State-Therapie ist ein psychotherapeutischer Ansatz, der auf der Annahme beruht, dass ein Mensch verschiedene Persönlichkeitsanteile (Ego States) besitzt, die üblicherweise im Einklang miteinander stehen. Menschen mit traumatischen Erfahrungen entwickeln zum Schutz gegeneinander wirkende Persönlichkeitsanteile. Ziel der Therapie ist es, die Ego States wieder zu einer ganzheitlichen Persönlichkeit miteinander zu verbinden. Jungen Erwachsenen kann dieser Prozess anhand von Tierfiguren verdeutlicht werden. Jede Tierfigur repräsentiert einen Ego State.

Selbstmotivation Junge Erwachsene können positiv auf ihr Leben einwirken, indem sie sich mit der eigenen Unzufriedenheit auseinandersetzen und Verantwortung für ihr Handeln entwickeln. Sie können sich persönliche Ziele als Motivation überlegen, sie verfolgen und erreichte Fortschritte »erleben«. Die jungen Erwachsenen müssen lernen, mit Rückschlägen und Misserfolgen zu rechnen und – falls sie einmal eintreten sollten – sich nicht von ihnen entmutigen zu lassen. Hilfreich ist es auch, sich für erfolgreich zu Ende gebrachte Vorhaben zu belohnen (Martens, Kuhl 2005).

Ermutigungsstrategie Zu Beginn einer Therapie ist es wichtig, dass die Behandelnden die jungen Erwachsenen immer wieder ermutigen, sich mit ihren Problemen auseinanderzusetzen. Gleichzeitig sollen die Betroffenen aber auch darauf achten, sich nicht durch ein überhöhtes Tempo zu überfordern. Kleine überlegte Schritte minimieren das Risiko, zu scheitern und in alte Verhaltensmuster zurückzufallen. Die Behandelnden reden den jungen Patientinnen und Patienten gut zu, ihr Feedback positiv und nicht als vernichtende Kritik wahrzunehmen. Durch die Hinweise der professionell Tätigen erfahren die jungen Erwachsenen Fürsorglichkeit, die für sie nicht selten neu ist.

Auflösung fixierter Grundhaltungen In der Regel sind bei psychisch auffälligen jungen Erwachsenen negative Grundhaltungen zu beobachten, die die Betroffenen unterschiedlich stark belasten. Mithilfe des Belastungsgrads werden sie zunächst skaliert und während der Therapie nach und nach aufgelöst. Es können vier negative Grundhaltungen unterschieden werden (nach Martens, Kuhl 2005):

- Junge Menschen mit einer Opfergrundhaltung.
- Junge Menschen, die sich überschätzen und sich selbst betrügen.
- Junge Menschen, die Veränderungen scheuen.
- Junge Menschen, die stets einen Neuanfang wagen.

Opferhaltung Einige junge Menschen sehen sich als Opfer der Umstände an: »Ich bin dem Schicksal ausgeliefert. Ich kann nichts dagegen machen.« (Ebd., S. 57) Als Opfer sind sie darauf spezialisiert, Entschuldigungen und Ausreden zu finden, um an bestimmten Vorkommnissen keine Schuld zu haben und Misserfolge nicht verantworten zu müssen. Sie finden auch immer jemanden, der stellvertretend für sie die Verantwortung übernehmen soll.

Fragen an junge Opfer

- Kennen Sie Situationen, in denen Sie sich als Opfer gefühlt haben?
- Was hat Ihnen geholfen sich aus einer Opferrolle zu befreien?
- In welche Position gerät Ihre Umgebung, wenn Sie sich als Opfer ansehen?

Illusionistenhaltung Andere junge Erwachsene neigen zur Selbstüberschätzung und zum Selbstbetrug. Ihre Messlatte für zu Erreichendes liegt grundsätzlich zu hoch. Der Selbstbetrug besteht bildlich gesprochen darin, unter der Messlatte herzulaufen und zu behaupten, die gestellte Aufgabe mit Bravour gelöst zu haben. Solche jungen Erwachsenen gehören zur Gruppe der Illusionisten und stehen stets in der Gefahr, ihren kognitiven Verzerrungen zu unterliegen. Den Behandelnden kommt daher die Aufgabe zu, ihnen diese Einstellung bewusst zu machen, um Verhaltensänderungen zu erreichen.

Fragen an junge Illusionisten

- Haben Sie den Eindruck, dass Ihre Messlatte oft sehr hoch aufgehängt ist?
- Hat Ihre Umgebung Ihnen mitgeteilt, dass Ihre Ansprüche zu hoch sind?
- Geraten Sie oft mit Ihrer Umgebung in Widersprüche?

Vermeiderhaltung Die Vermeider unter den jungen Erwachsenen scheuen jede Veränderung in ihrem Leben. Sie zögern lange, bis sie sich zu einer Umstellung ihrer Lebenssituation entschließen. Meist geschieht dies durch einen von außen kommenden Druck.

Fragen an junge Vermeider

- Zögern Sie lange, um Ihre momentane Lage zu verändern?
- Fällt es Ihnen schwer, klar zu handeln, wenn Sie unter Stress geraten?
- Akzeptieren Sie vorschnell negative Bedingungen?

Gestalterhaltung Die Gestaltergrundhaltung ist durch den Satz »Ich habe mein Leben in meiner Hand« (MARTENS, KUHL 2005, S. 21) gekennzeichnet. Junge Erwachsene dieses Typs können neue Situationen und Anforderungen bewältigen und zögern nicht, Veränderungen vorzunehmen. Sie gehen mit ihren wechselnden Stimmungen gut um und regulieren ihre Affekte und Emotionen. Ihre grundsätzliche Lebenseinstellung ist optimistisch gestimmt. Bei Misserfolgen können sich diese jungen Erwachsenen leicht von negativen Gedanken befreien. Auch gelingt es ihnen, sich Fehler einzugestehen und konstruktiv zu verarbeiten.

Fragen an junge Optimisten

- Was hat Sie dazu gebracht, sich auf einen neuen Weg zu begeben?
- Auf welche Fähigkeiten und Stärken können Sie sich verlassen?
- Haben Sie aus Ihrer Umgebung Unterstützung und Ermutigung erfahren?

Der Gestaltertyp nutzt schwierige Situationen konstruktiv für seine Entwicklung. So ist bei Personen dieses Typs häufig Folgendes zu beobachten:

- Sie akzeptieren ihre Krise und die damit verbundenen Gefühle. Das Schmerzhafte an der Erfahrung wird angeschaut.
- Sie suchen nach Lösungen.
- Sie lösen ihre Probleme nicht allein. Die persönliche Beziehung zu einem anderen Menschen ist von zentraler Bedeutung.
- Sie fühlen sich nicht als Opfer.
- Sie bleiben optimistisch.
- Sie geben sich nicht selbst die Schuld.
- Sie übernehmen für sich selbst Verantwortung.
- Sie planen voraus.

Entscheidungsfindung Menschen, die verstanden haben, wie das Gehirn und die Psyche funktionieren, sind eher in der Lage, eigenständige Entscheidungen zu treffen (Storch, Riedener 2011; Storch 2011). In einem ersten Schritt gilt es herauszufinden, inwieweit junge Erwachsene hinter ihren Entscheidungen stehen.

Fragen zum Entscheidungsprozess

- Haben Sie sich die nötige Zeit für Ihre Entscheidung gelassen?
- Identifizieren Sie sich mit Ihrer Entscheidung voll und ganz?
- Fühlen Sie sich frei von irgendwelchen äußeren Zwängen (z.B. von Erwartungen oder Wünschen anderer)?
- Spüren Sie die notwendige Energie und Kraft, Ihren Entschluss umzusetzen?
- Sind Sie sicher, dass Sie diese Entscheidung später nicht bereuen werden?

Die meisten psychisch erkrankten jungen Erwachsenen haben Schwierigkeiten, sich klar zu entscheiden. Sie weichen solange einer Entscheidung aus, bis diese von außen getroffen werden muss – vor allem, wenn es zu krisenhaften Zuspitzungen gekommen ist oder eine akute Suizidgefahr besteht. Oft ist dann eine Unterbringung in der Justizvollzugsanstalt, in psychiatrischen oder forensischen Einrichtungen oder nach einer schweren Vergiftung (z.B. durch Drogen, Medikamente) die Aufnahme auf einer Intensivstation erforderlich. Die selbstzerstörenden Muster scheinen sich generationsübergreifend fortsetzen zu können.

BEISPIEL Die Mutter eines Sohnes, welcher gleich von mehreren Medikamenten abhängig ist (Polytoxikomanie), gesteht, dass sie sich bisweilen in ihrer tiefen Verzweiflung und Ohnmacht wünsche, ihr Sohn würde sterben. Sie hoffe, dann endlich zur Ruhe zu finden und ihr Leben geordnet weiterführen zu können. Bei genauerem Nachfragen gibt sie zu bedenken, dass sie diesen schwerwiegenden Verlust aufgrund ihrer Schuldgefühle nicht verkraften würde. Sie würde depressiv werden und könne nicht dafür garantieren, sich dann nicht selbst umzubringen. So wären die Mutter und der Sohn wieder im Tod vereint. Auf die Frage, was dann käme, wird ihr bewusst, dass insbesondere ihre noch junge Tochter mit der Familientragödie schwer zu kämpfen hätte, sie sich mit dieser weiter auseinandersetzen müsste, sich die Muster vermutlich fixieren und an die nächste Generation weitergereicht würden. ×

Behandlungsvorgehen Professionell Tätige, Betroffene und Angehörige entscheiden im Erstkontakt gemeinsam, ob eine ambulante, tagesklinische oder vollstationäre Behandlung infrage kommt und wie lange diese mindestens dauern sollte. Dabei gilt es zu berücksichtigen, wie schwerwiegend die Probleme sind, wie tragfähig das gegebene soziale Netz ist und in welchem Maße eine Auszeit für die Beteiligten erforderlich ist. Dieses Vorgehen verschafft den jungen Erwachsenen die nötige Distanz zu ihrem bisherigen Umfeld. Es hält sie von negativen Einflüssen fern, damit sie sich voll und ganz ihrer Therapie widmen können. Wird eine Lösung gefunden, mit der alle Beteiligten einverstanden sind, so wird ein Kontrakt geschlossen, der jederzeit reflektiert und modifiziert werden kann.

Adherecene Adherence steht für das Einhalten von gemeinsam festgesetzten Therapiezielen. Ein hohes Maß an Adherence zeigt sich in der Übereinstimmung zwischen den Empfehlungen der Behandelnden und dem tatsächlichen Verhalten der Betroffenen, z. B. in Bezug auf die Einnahme von Medikamenten, das Einhalten einer Diät oder die Änderung des destruktiven Lebensstils. Adherence beinhaltet auch den Umgang mit den individuellen Ambilvalenzkonflikten und therapeutischen Absprachen. Das Konzept löst zunehmend das der Compliance ab, das stärker paternalistisch geprägt ist: Die betroffene Person tut, was der Behandelnde anordnet.

Die tägliche Motivation junger Erwachsener ist ein wichtiger Bestandteil des Adherence-Konzepts. Die jungen Erwachsenen stehen im engen

Kontakt mit einem Bezugsbetreuer, der sie zu einer genauen Einhaltung der verordneten Maßnahmen motiviert. Die individuellen Bedürfnisse der Betroffenen und diejenigen Faktoren, die den Behandlungszielen entgegenstehen, sind bei der Motivationsarbeit zu berücksichtigen.
Die Adherence-Therapie umfasst neben mehreren Einzelgesprächen, die im Rahmen der Bezugspflege während des Klinikaufenthalts stattfinden, auch ambulante Hausbesuche. Junge Erwachsene werden in das Therapieschema einbezogen. Sie übernehmen gemeinsam mit den Therapeutinnen, Ärzten und Pflegefachpersonen die Verantwortung für die Behandlung. Die Einbindung in den Behandlungsprozess ist wichtig, da insbesondere hinsichtlich einer psychopharmakologischen Behandlung ein großes Misstrauen besteht. Mögliche Nebenwirkungen von Medikamenten sollten besprochen und Alternativen berücksichtigt werden.
Der Begriff »Persistence« beschreibt die Zeitspanne, in der eine betroffene Person compliant ist, also die Anordnungen der Behandelnden befolgt. Ziel der Adherence-Therapie ist es, die Eigenverantwortung der Patientinnen und Patienten zu stärken, um einen vorzeitigen Abbruch der Behandlung zu verhindern und das Behandlungsergebnis langfristig zu stabilisieren.

Faktoren, die die Adherence wesentlich beeinflussen

- **Sozioökonomische Faktoren wie niedriger sozioökonomischer Status (z. B. Schulabschluss, Ausbildung und Studium, Beruf und Einkommen), Armut, Analphabetismus**
- **Gesundheitssystembezogene Faktoren wie mangelhafte kontinuierliche Betreuung**
- **Krankheitsbezogene Faktoren wie Art und Schwere der Symptome und des Krankheitsverlaufs**
- **Therapiebezogene Faktoren wie kein schneller Behandlungserfolg, Nebenwirkungen der Medikamente, bisherige erfolglose Therapien**
- **Patientenbezogene Faktoren wie mangelhafte Motivation, fehlende Akzeptanz der Erkrankung, Angst vor Abhängigkeiten, Angst vor Stigmatisierung**

Exkurs: Der richtige Einsatz von Sanktionen und Belohnungen

Massive Regelverstöße, aggressive Impulsdurchbrüche sowie daraus resultierende Verletzungen anderer Personen, Verweigerung der Mitarbeit, Sabotage des Behandlungsprogramms, andauerndes respektloses Verhalten und Diebstähle führen in der Regel zu einem Ausschluss von der Therapie.
Doch gerade bei Patientinnen und Patienten mit destruktiven Verhaltensmustern ist es wichtig, in emotionsgeladenen Situationen die Ruhe zu bewahren, nicht unnötig zu bestrafen und sich in keine Machtspiele verwickeln zu lassen. Alle Probleme sollten offen und transparent benannt werden können. Die Sichtweise der Betroffenen ist dabei ernst zu nehmen. Damit das Zusammenleben auf einer stationären Einrichtung funktioniert, sind eindeutige Regeln festzulegen. Nur in solch einem Arbeitsklima können Lösungswege entwickelt werden. Wie dies in der Praxis aussehen kann, zeigt folgende Situationsbeschreibung.

BEISPIEL Eine Pflegefachkraft teilt dem Leiter der Drogenabteilung einer jugendpsychiatrischen Entgiftungs-, Doppeldiagnosen- und Rehabilitationsstation mit, dass auf einer der Stationen der »Mob« tobe. Die jungen Patientinnen und Patienten halten sich an keine Regeln mehr und beschimpfen die Teamkollegen als »Schließer« und »Kontrollettis«. Der Abteilungsleiter fordert die Mitarbeiter und Patienten auf, sich im Therapieraum zu versammeln. Mithilfe einer Toilettenpapierrolle teilt er den Raum in zwei Hälften auf und bittet die Mitarbeiter links und die Patienten rechts von der Trennlinie Platz zu nehmen. Bei der Anhörung beider Seiten wird deutlich, dass nur eine Patientin gewillt ist, sich auf die Therapie einzulassen. Der Abteilungsleiter unterbricht daraufhin das Therapieprogramm und bietet den jungen Patientinnen und Patienten an, eine Woche lang mit ihnen an ihren Problemen zu arbeiten, um dann gemeinsam zu entscheiden, ob eine weitere Zusammenarbeit möglich und sinnvoll sei. Er stellt ein Reflecting Team zusammen, das den Prozess begleiten soll. Auch wird ein modifizierter Tagesablauf erstellt, in dem die Aufgaben der Mitarbeiter und Patienten notiert sind. Hinter diesem Vorgehen steckt folgende Überlegung: Eine Entlassung von neun Patientinnen und Patienten wäre für das Behandlungsteam mit viel Stress verbunden, da die Plätze neu belegt werden müssten, sodass sich die gleiche Situation wieder einstellen könnte. Andererseits versucht der Abteilungsleiter durch sein Verhalten zu vermeiden, einzelne Patientinnen und Patienten wahllos zu bestrafen. Stattdessen gibt er ihnen die Chance, sich mit dem Therapieanliegen und -auftrag, ihrer Motivation und den Regeln eines vernünftigen und stressfreien Zusammenlebens auseinanderzusetzen. Am Ende der Woche wollen neun der zehn Patientinnen und Patienten die Therapie mit einem klaren Auftrag und Zielvorstellungen fortsetzen. Der Patient, der sich gegen die Therapie entschieden hat, bittet seine Eltern zu einem Gespräch in die Klinik. Die Mutter zeigt sich über seine Entscheidung sehr enttäuscht. Im Beisein des Abteilungsleiters soll der Patient seine Gründe darlegen. Auf diese Weise wird verhindert, dass die Eltern das Behandlungsteam für den Abbruch verantwortlich machen. Zugleich wird ihnen und dem Patienten mitgeteilt, dass dieser bei ausreichender Motivation die Therapie jederzeit wieder fortsetzen dürfe. ×

Die Zahl sogenannter Drehtürpatientinnen und -patienten ist in den letzten Jahren in der psychiatrischen Versorgung deutlich gestiegen. Damit sind Personen gemeint, die die Klinik verlassen, bevor sie ausreichend therapiert worden sind. Meist treten bei ihnen bereits nach kurzer Zeit wieder Probleme und Krankheitsschübe auf, sodass sie erneut in eine Klinik eingewiesen werden müssen. Drehtürpatientinnen und -patienten stoßen bei professionell Tätigen oft auf Unverständnis und Ärger.

BEISPIEL Der 22-jährige Paul greift regelmäßig zu Alkohol, um seine Sorgen zu übertönen. Als er eines Abends zum wiederholten Male alkoholisiert nach Hause kommt, eskaliert die Situation. Seine Eltern machen ihm schwere Vorwürfe und können ihre Wut nicht länger im Zaum halten. Paul kommt für ein paar Stunden in eine Klinik. Zunächst ist er froh, der familiären Drucksituation »entflohen« zu sein. Nach wenigen Stunden gibt er an, dass sich sein Problem in nichts aufgelöst habe. Er beharrt darauf, schnell wieder entlassen zu werden. Die Fachkräfte, die die letzten Stunden engagiert Motivationsarbeit geleistet haben, reagieren sehr verärgert und enttäuscht, müssen sich seinem Willen aber fügen. ×

Zur eigenen Psychohygiene ist es wichtig, unbefriedigende Verläufe im Team rückblickend zu besprechen. Die Nachbetrachtung hilft, eine innere Distanz zu dem Geschehen aufzubauen. Die Teammitglieder überlegen, was die Patientinnen und Patienten dazu bewegt haben könnte, sich so zu verhalten. Ebenso empfiehlt es sich, die jungen Erwachsenen zu einem

Gespräch in die Ambulanz einzuladen. In diesem können Behandelnde wichtige Fragen stellen, ohne sich der Illusion hinzugeben, eine Kehrtwende bei den jungen Menschen zu bewirken.

Fragen an Drehtürpatienten

- Was ist passiert, dass Sie so schnell wieder Ihre Not »abstreifen« konnten?
- Könnten wir nach Ihrer Entlassung in einem ambulanten Gespräch herausfinden, was Sie bewegt hat, so schnell wieder die Station zu verlassen?
- Würden Sie uns helfen wollen, in Zukunft mehr Aufmerksamkeit auf bestimmte Themen zu richten?
- Waren möglicherweise zu viele Patienten auf der Station, was bei Ihnen Stress ausgelöst hat?
- Hatten Sie Angst vor einer Stigmatisierung?
- Hat der Anblick von Patienten in einem pathologischen Rausch bei Ihnen die Befürchtung ausgelöst, dass Ihnen Ähnliches widerfahren könnte? (Je nach Erkrankung ist die Frage umzuformulieren.)
- Fühlten Sie sich auf der Station bedroht, sodass für Sie die Rückkehr in Ihr belastetes Familiensystem das kleinere Übel ist?
- In einigen Situationen kann eine »Flucht in die Psychiatrie« richtig sein. Auf Dauer ist sie sicherlich keine Lösung, wenn man die damit verbundene Dynamik nicht versteht. Können Sie sich vorstellen, gemeinsam neue Lösungswege zu erarbeiten?

Offen bleibt, wann und wie man junge Erwachsene belohnen sollte. Im Rahmen der Verhaltenstherapie werden in der kinder- und jugendpsychiatrischen Behandlung häufig sogenannte Token-Programme als Motivationsverstärker angewandt. In diesen wird ein Belohnungsplan aufgestellt (FLIEGEL u. a. 1998). Die Behandelnden überlegen sich natürliche Anreize wie die Lieblings-CDs der erkrankten Personen. Diese erhalten die Betroffenen, sobald sie genügend Tokens, z. B. Smileys, Murmeln oder Münzen, für erwünschtes Verhalten gesammelt haben. Die jungen Erwachsenen werden angeregt, selbst neue Belohnungsvarianten zu finden und auszuprobieren.

Die Einbindung von Bezugspersonen

Im Sinne von Multiprofessionalität sollte das Behandlungsteam künftig intensiver mit Familienangehörigen, Bezugspersonen, aber auch mit Versorgungseinrichtungen zusammenarbeiten und Aspekte verschiedener Lebensbereiche wie Freizeitangebote, berufliche Entwicklung und familiäre Probleme besprechen. Nur so können junge Erwachsene nach Therapieende ein eigenes Lebenskonzept aufbauen.

Eine systemische Sichtweise bemüht sich dabei um eine ganzheitliche Betrachtung von Menschen und ihren Beziehungen untereinander. Gestörte Verhaltensweisen werden als Anpassung an gegebene Umstände gesehen, haben einen Sinn und eine Funktion. So können sich in Familien bestimmte Verhaltensmuster wie rigide Glaubenssätze, Double Binds (widersprüchliche Botschaften) und Don't-be-Botschaften (»Du hast keine Existenzberechtigung«) über mehrere Generationen halten und verfestigen. Bei den daraus entstehenden Kommunikationsmustern scheinen Konflikte und Themen wie Offenheit, Verschwiegenheit, Verbergen und Tabuisieren eine wichtige Bedeutung zu haben. Meist entsteht bei den jungen Erwachsenen ein erheblicher Autonomie-Abhängigkeitskonflikt, bei dem die Grundbedürfnisse nach Zugehörigkeit und Selbstbestimmung in einem Widerspruch stehen. Aus diesem Konflikt resultieren nicht selten seelische Spannungen, die Angst-, Zwangs-, Ess- und Persönlichkeitsstörungen, Depressionen, Suchterkrankungen und Psychosen auslösen können.

Die systemische Therapie entstand in den 1970er-Jahren. Seitdem wurden verschiedene Wege zu einem kontextorientierten Krankheitsverständnis entwickelt. Umso erstaunlicher ist es, dass diese Ansätze im allgemeinen Wissenschaftsdiskurs kaum noch diskutiert werden. Nach Jochen Schweitzer und Bernd Schumacher (1995, S. 15) ermöglicht die systemische Therapie, psychische Erkrankungen als »ein differenziertes Bündel von Verhaltensweisen zu sehen, welche durch gemeinsames Handeln und durch gemeinsame Ideen aufrechterhalten« werden. Durch diese Sichtweise ergeben sich neue Interventionsmöglichkeiten.

Der Schlüssel zum Verständnis und zur Veränderung von Problemen liegt demnach im sozialen Umfeld. Krankheitserzeugende oder -aufrechterhaltende Muster müssen unterbrochen und neue, förderliche Handlungs- und Interaktionsabläufe gefunden werden. Dass die systemische Therapie gute Behandlungsergebnisse erzielt, zeigen die Untersuchungen von Arnold RETZER (1994) sowie Jochen SCHWEITZER und Kollegen (1995). Eine wesentliche Rolle spielen dabei die Beobachtung immer wiederkehrender Kommunikationsmuster und Double Binds, die Integration lösungsorientierter Ansätze und die Funktion des Symptomträgers für das Gesamtsystem.

Systemisches Verständnis von Psychosen In Familien mit einem psychotisch erkrankten Mitglied wird die betroffene Person insgesamt sehr früh und übermäßig in Konflikte zwischen den Eltern einbezogen.

Kommunikationsmuster bei Familien mit einem psychotisch erkrankten Mitglied (nach SELVINI PALAZZOLI u.a. 2011)

- **Die jungen Patienten werden früh in einen Konflikt zwischen den Eltern einbezogen.**
- **Die beiden Parteien befinden sich in einer Pattsituation.**
- **Die jungen Patienten werden zum »Dreieckspartner« dieser Pattsituation, die als Triangulation beschrieben wird.**
- **Die jungen Patienten werden zum Koalitionspartner eines der beiden Elternteile.**
- **Die jungen Patienten werden dafür unterschwellig oder offen als Koalitionspartner privilegiert und sollen zum positiven Gegenbeispiel der abgelehnten Seite werden.**
- **Die jungen Patienten erhalten den heimlichen Auftrag, den anderen Elternteil abzuwerten.**

Eine wichtige Rolle kommt auch dem Ablösungsprozess von der Familie zu. Die Lebensphase, in der sich Jugendliche und junge Erwachsene schrittweise von ihren Eltern trennen, ist oft durch zahlreiche Krisensituationen geprägt. In extremen Fällen empfinden die Jugendlichen eine archaische Wut auf ihre Eltern, die sich über die Jahre hinweg angestaut hat und auf der Erfahrung beruht, dass auch die Eltern unzulänglich sind. Die jungen Menschen kämpfen um Anerkennung, fordern von ihren Eltern aber, sich ihre Fehler bei der Erziehung einzugestehen. Diese können es nicht ertragen, als schlechte Erzieher zu gelten. In dieser Auseinandersetzung entwickeln alle Beteiligten starke Schuldgefühle.

Die Jugendlichen drohen, das Elternhaus zu verlassen, sind innerlich aber noch nicht zu diesem Schritt bereit. Ihr geäußerter Wunsch widerspricht den Erwartungen ihrer Eltern. Diese haben bei einem tatsächlichen Auszug das Gefühl, versagt zu haben. Sie bedauern, dass sie auf die ihnen zustehende Anerkennung verzichten müssen, und sind davon überzeugt, dass ihr Kind doch noch einsichtig wird. Die Erfahrung, dass ihr Kind darauf verzichtet, von ihnen versorgt zu werden, kann ein Gefühl der Wertlosigkeit erzeugen.

Einerseits wollen sich die psychisch erkrankten jungen Erwachsenen nicht länger von ihrer Familie versorgen lassen, andererseits spüren sie jedoch ihre Unselbstständigkeit – sie schwanken zwischen dem Gefühl von Grandiosität und Minderwertigkeit. Dieser Konflikt wird narzisstischer Grundkonflikt genannt. Sie vermeiden, sich klar zu positionieren, und fliehen mit zunehmender Verwirrung (Konfusionstrance) in eine Fantasiewelt, um so der Entscheidungssituation zu entgehen, die sie als gefährlich einstufen. Die damit verbundenen Denkstörungen können als aktive Leistung der erkrankten Person verstanden werden. Ihr Verhalten ist ein Beitrag zur Beziehungsgestaltung.

Fritz B. SIMON (1990, S. 213) beschreibt das psychotische Verhalten als »eine von den Spielregeln des Konsenses abweichende Form der Individuation«. Der junge Mensch sitzt gewissermaßen in einer Falle. Die Eltern wollen, dass er nach ihren Spielregeln selbstständig wird. Ihr Versuch der Einflussnahme dient ihnen aber in Wirklichkeit dazu, die Beziehung zu kontrollieren und ihre Macht aufrechtzuerhalten. Diese einseitige Kommunikation schränkt die jungen Erwachsenen und möglicherweise auch andere Familienmitglieder so stark ein, dass ihnen kaum noch Wahlmöglichkeiten bleiben.

Bei diesem Muster der Kommunikation scheint es um die Frage zu gehen, was wahr und richtig ist. Jeder kämpft sozusagen gegen jeden, jedoch wird keine Übereinstimmung erzielt (ebd.). Denn käme es zu einer Festlegung, hätte das zur Folge, dass sich einer der Beteiligten mächtig und die anderen ohnmächtig fühlen würden. Die Sorge, die eigene Selbstständigkeit zu verlieren, verhindert eine Einigung. Dieses »Schweben zwischen den Welten« kann viele Jahre andauern und die Ablösung verzögern.

BEISPIEL Die 21-jährige Ceyda wird wegen einer psychotischen Episode innerhalb eines Monats zweimal für kurze Zeit stationär aufgenommen. Im ambulanten Erstgespräch berichtet Ceyda ihrem Therapeuten, dass ihre Eltern aus einer ländlichen Gegend in der Türkei (Anatolien) stammen, aber schon lange in Deutschland leben. Ihr Vater habe keine Schule besucht, ihre Mutter vier Jahre die Grundschule. Ceyda selbst studiert Medizin, weiß aber noch nicht, welche Fachrichtung sie dauerhaft einschlagen will. Sie wolle immer vieles tun, mache dann aber in Wirklichkeit nichts. Es wird deutlich, dass Ceyda noch erheblich an ihre Familie gebunden ist, aber gern einen eigenen Weg finden möchte. Aus Sorge, sie könne sich außerhalb der Familie nicht zurechtfinden, verbieten ihr die Eltern auszuziehen. Ohnehin könne sie mit den Eltern nur wenig reden, da es kaum gemeinsame Themen gäbe. Der vier Jahre ältere Bruder hat eine Ausbildung begonnen und wohnt ebenfalls noch bei den Eltern. Die ersten psychotischen Anzeichen erlebte Ceyda eines Nachts in ihrem Bett. Sie habe vor sich ein Licht gesehen und das Gefühl gehabt, verrückt zu werden. Es sei so gewesen, als ob jemand ihren Körper berühre und kontrolliere. Dies habe in ihr große Ängste hervorgerufen. Der Therapeut deutet das Licht als das Licht der Freiheit, dem Ceyda eigentlich zustrebt. Der Griff an den Rücken sei der Versuch, sie davon abzuhalten. Ceyda erkennt, dass sie sich in einer Falle befindet und ihre Schritte in Richtung Selbstständigkeit und Autonomie erkämpfen muss, um nicht zwischen den zwei Welten gefangen zu bleiben. Ihre Mutter würde sie gehen lassen, ist aber der »Deckmantel« für den Vater, der dies mit allen Mitteln zu verhindern versuche. Als »Aufpasser« habe er ihr den Bruder zur Seite gestellt. Ceyda spürt, wie dies Wut in ihr auslöst. So hat sie schon alles Erdenkliche versucht, um den Eltern ihre Selbstständigkeit zu beweisen, wie kochen gelernt. Sie beschließt, ihre Eltern in der nächsten Sitzung zu fragen, was sie daran hindere, sie loszulassen. ×

Wenn psychisch erkrankte junge Erwachsene in Familien aufwachsen, in denen keine »Fehler« geduldet oder sofort »beseitigt« werden sollen, können sie sich nicht nach ihren eigenen Vorstellungen entwickeln. Sie werden nicht mehr nach ihrer Meinung gefragt und sozusagen exkommuniziert. In der Behandlung gilt es, den jungen Erwachsenen wieder eine gleichwertige Stimme zu verschaffen. Den Weg dorthin bezeichnet Arnold RETZER (2002, S. 269) als »Wiedereinführung des Exkommunizierten in die Kommunikation«. Die Patientinnen und Patienten gestalten den Prozess der Exkommunikation aktiv mit. Nur wenn die Behandelnden das bedenken, können sie in den psychopathischen Symptomen der jungen Erwachsenen sinnvolle Handlungen erkennen.

Verhaltensweisen im Exkommunikationsvorgang (nach Retzer 2002)

- **Schweigen und Verschweigen** Familienangehörige teilen dem Heranwachsenden nicht mehr alles mit.
- **Ignorieren von Verhalten** Familienangehörige übersehen absichtlich Verhaltensweisen des Heranwachsenden.
- **Stellvertretendes Handeln** Familienangehörige übernehmen das Handeln für den Heranwachsenden, ohne ihn zu fragen.
- **Das Phänomen des Pseudoverstehens** Familienangehörige tun so, als ob sie den Heranwachsenden verstanden haben, obwohl es nicht der Fall ist.
- **Pseudokommunikatives Konfusionsklima** Alles kann nichts und nichts kann alles bedeuten.

Durch Exkommunikationsstrategien haben junge Erwachsene nicht selten die Fähigkeit verloren, offen und angstfrei mit ihrer Umwelt zu kommunizieren. Auch die therapeutischen Versuche, ihre Situation aufzudecken, um ihr Verhalten zu ändern, können für sie bedrohlich sein und Ängste auslösen. Je stärker in der Therapie auf ihr Verhalten fokussiert wird, desto mehr versuchen sie, von den belastenden Themen, den Ursprungskonflikten und den Tabus in der Familie abzulenken. Sie malen sich aus, was passieren könnte, wenn die zwischenmenschlichen Beziehungsmuster in ihrer Familie ans Licht kommen.
In der Therapie müssen die jungen Menschen ein zielgerichtetes Verhalten entwickeln, indem sie lernen, wieder selbst zu entscheiden, was für sie sinnvoll ist und was sie tun wollen.

Strategien zur Wiedereinführung in die Kommunikation (nach Retzer 2002)

- **Mit dem Patienten möglichst frühzeitig und ausgiebig sprechen.**
- **Im Patienten einen Kommunikationspartner sehen.**
- **Zwischen Therapeut und Patient eine prinzipielle Gleichwertigkeit herstellen.**
- **Den Patienten über seine Gesprächsbereitschaft selbst entscheiden lassen.**

Übergangsriten wie der Schritt zum Erwachsensein sind mit einem »Kontextwechsel in der Kommunikation« (Simon 1990, S. 210) verbunden. Dabei beginnen junge Erwachsene, die Wirklichkeit in neuer Weise wahrzunehmen und sich von ihren Eltern fremdbestimmt leiten zu lassen. Das hilft ihnen, sich von eigenen überholten Identitätsmustern und der Familie abzulösen.

Für den Erfolg einer Behandlung ist es wichtig, das Gespräch mit den Bezugspersonen zu suchen und ihre Einstellung in diesem Sinne zu verändern. Im Beispiel von Ceyda kann der Behandelnde die Eltern daran erinnern, dass sie selbst einst ihr Heimatland, eine arme Region in der Türkei, verlassen und es trotz aller Widrigkeiten geschafft haben, sich ein neues Leben in Deutschland aufzubauen. Auch sie werden ihrer Tochter den Abschied von der Familie leicht machen wollen. Doch ebenso wie sie es gemusst haben, muss ihre Tochter die »Stolpersteine« eigens aus dem Weg räumen. Dabei können sie sie unterstützen, indem sie ihr weiterhin ihren Rat anbieten. Anhand eines Schuldkreislaufbilds kann ihnen ihre Pattsituation dargestellt werden. Gezielte Fragen helfen Eltern mit einem Migrationshintergrund, sich über ihre Gedanken und Gefühle klar zu werden.

Fragen an Eltern mit einem Migrationshintergrund

- Was hat Ihnen zu Beginn Ihres Aufenthalts in Deutschland geholfen, sich zurechtzufinden?
- Hat Sie damals jemand unterstützt?
- Glauben Sie, alle Schwierigkeiten von Ihrem Kind fernhalten zu können?
- Was brauchen Sie, um den Schmerz und die Trauer der Ablösung zu bewältigen?
- Wie sollte Ihre Zuneigung und Ihr Einsatz vom Kind gewürdigt werden?
- Empfinden Sie Eifersucht gegenüber Kontaktpersonen oder dem Partner Ihres Kindes?
- Können Sie den Auszug des Kindes »feiern«?
- Können Sie ihm alles Gute für den neuen Lebensabschnitt wünschen?
- Wie viel Nähe möchten Sie anschließend noch zu Ihrem Kind haben?

Systemisches Verständnis von bipolaren Störungen In Familien junger Erwachsener mit manisch-depressivem Verhalten ist oft ein »Entweder-oder-Verhalten« beziehungsweise ein »Alles-oder-nichts-Muster« zu beobachten (Weber u.a. 1987). Die Familienmitglieder sind sich einig, dass die Welt statisch und eindeutig ist. Daher fehlen ihnen Wahlmöglichkeiten und eine »Sowohl-als-auch-Denkweise«. Gegensätzliche Prämissen sowie ambivalente Erlebens- und Verhaltensweisen können sie nicht in ihr Weltbild einordnen, sodass sie auch keine Veränderungen in den Ansichten und Lebensverhältnissen dulden. Die Familienmitglieder müssen lernen, dass es einen alternativen dritten Weg gibt, der es ermöglicht, auch gegensätzliche Positionen zuzulassen.

ÜBUNG »Sowohl-als-auch-Denkweise« entwickeln

Fordern Sie die Familienmitglieder auf, alle »Entweder-oder-Sätze«, die ihnen zu einer konkret erlebten Situation der letzten Tage einfallen, aufzuschreiben und diese in »Sowohl-als-auch-Sätze« umzuwandeln. Dabei sollen sie darauf achten, wie die umgeformten Sätze auf sie wirken. Als Beispiel können Sie die Umwandlung von »Du räumst in unserem gemeinsamen Zimmer auf, oder ich stelle dich vor den anderen Gruppenmitgliedern bloß« in »Ich möchte, dass du mir beim Aufräumen hilfst und wir uns in unserem Zimmer gemeinsam wohlfühlen können« nennen. ×

Im stationären Bereich kann es vorkommen, dass junge Patientinnen und Patienten ihre familiären Denk- und Verhaltensmuster reproduzieren. In Supervisionen können folgende Fragen besprochen werden, um festzustellen, ob es zu Übertragungsreaktionen gekommen ist:

- Gibt es im Team Machtkämpfe, Spaltungen und Blockaden?
- Bestehen im Team Koalitionen?
- Gibt es im Team gegensätzliche Ansichten?
- Trägt das Team Konflikte über die Behandlung von Patienten aus?
- Werden Entscheidungsprozesse im Team verhindert?
- Werden Patienten von den Teammitgliedern bevorzugt oder benachteiligt?

In der Phase der Entlassung können bei den Patientinnen und Patienten frühere Muster wie Denkstörungen erneut auftreten, wenn sie sich nicht aus der schützenden Umgebung der Station verabschieden wollen. Einige junge Erwachsene leben dann ihre Enttäuschung oder Wut gegenüber den Behandelnden aus. Diese empfinden Schuldgefühle oder haben den Eindruck, nicht genug getan zu haben.

Exkurs: Ablauf von Familiengesprächen

Die Familientherapie nach Jochen Schweitzer und Kollegen (2005) gehört zu den Ansätzen, die zwar in der psychiatrischen Landschaft als wichtig, aber eher alltagsuntauglich gelten. Im wöchentlichen Behandlungsplan auf Stationen mit jungen Erwachsenen findet sie nur wenig Raum, da die therapeutischen Berufsgruppen bereits zu viele Aufgaben koordinieren müssen. Die jungen Patientinnen und Patienten selbst würden mehr familientherapeutische Angebote begrüßen, denn sie befinden sich in einer Ablösungs- und Verselbstständigungsphase von ihrer Herkunftsfamilie, die oft durch massive Konflikte gekennzeichnet ist. Grundsätzlich ist bei dem momentanen zeitlichen Budget eher von Familien*beratung* zu sprechen. Gemeinsam mit den Familienmitgliedern wird überlegt, wie sie für sich und für den jungen Menschen das Leben künftig angenehmer gestalten und psychiatrische Aufenthalte verringern können. Dies schließt nicht aus, auch über die Ursachen der aktuellen Probleme zu reden, wenn dies lösungsförderlich ist und sich alle Beteiligten auf diesen Prozess einlassen. Oft können nicht alle Familienangehörige, sondern lediglich die Eltern oder einzelne Geschwister zu den Gesprächen kommen. Diejenigen Geschwister, die sich schon von der Familie erfolgreich gelöst haben, können eine Vorbildfunktion für die jungen Patientinnen und Patienten übernehmen und sie in ihrer Übergangsphase mit Rat und Tat unterstützen.

BEISPIEL Die zwanzigjährige Katharina wird nach einem Suizidversuch stationär eingewiesen. Nur zögerlich öffnet sie sich ihrem Behandlungsteam. Im Verlauf der Behandlung wird deutlich, dass sich Katharina wegen ihrer familiären Situation schämt und schuldig fühlt. Erst zu Ende der Therapie erzählt sie, dass ihre Mutter ein Alkoholproblem habe und sie sie wegen ihrer Schwäche verachte. Sie sei aber auch traurig und zugleich wütend, dass ihre Mutter nicht für sie da war. Ihrem Vater wirft sie vor, dass er sich nicht frühzeitig von der Mutter getrennt, sondern sich in seine Arbeit geflüchtet und sie mit dem Problem allein gelassen habe. Ihr acht Jahre älterer Bruder hat die Familie schon früh verlassen, um seinen eigenen Weg, losgelöst von den familiären Konflikten, gehen zu können. Die Familienbeziehungen, -konstellationen und -biografie werden in einem Genogramm festgehalten. Darin zeigt sich, dass es bereits bei den Großeltern mütterlicherseits zu Alkoholproblemen und Gewalt kam. Katharina erkennt, dass die Situation für ihre Mutter ebenfalls sehr belastend und traumatisch gewesen sein muss. Sie versteht, dass sie ihr daher nicht die emotionale Stütze sein konnte, die sie sich erhofft hatte. In einer Familiensitzung spricht sie ihre Mutter auf die Situation an. Sie sagt ihren Eltern, dass sie immer noch ausziehen möchte, aber keinen Groll mehr gegenüber ihnen hege. Es sei für sie wichtig, ihre Altlasten mit ihnen zu besprechen, um sie nicht weiter mit sich herumzutragen. Dem

Vater wird bewusst, dass er Katharina vernachlässigt hat, und er ist – zwar noch skeptisch – bereit, an weiteren Gesprächen teilzunehmen. Die Mutter zeigt sich sehr erleichtert, dass die ungelösten Konflikte endlich zur Sprache kommen, ohne dass sie dabei beschämt wird. Sie gesteht, dass sie im Falle eines Auszugs erhebliche Verlustängste entwickeln und Gefahr laufen würde, weiterhin Trost im Alkohol zu suchen, denn sie fühle sich von ihrem Partner nicht wirklich unterstützt. Nach und nach gelingt es ihr, über die negativen und belastenden Erfahrungen zu sprechen, die sie selbst in ihrer Kindheit machen musste. So hat ihr Vater sie regelmäßig verprügelt, auch ihre Mutter konnte sich nicht gegen ihn zur Wehr setzen. Schließlich schafft sie es, einen Zusammenhang zwischen den Belastungen und ihrer Unfähigkeit, Katharina die notwendige Zuwendung zu geben, herzustellen. Sie ringt sichtlich um Fassung und beginnt zu weinen, was Katharina tief berührt. Der Mann und der Sohn legen der Mutter vorsichtig die Hände auf die Schultern – ein erster Schritt der Versöhnung. In einer separaten Sitzung, an der Katharina und ihr Bruder teilnehmen, nähern sich die beiden wieder an. Katharina möchte mit ihm besprechen, wie er es geschafft hat, eine klare Grenze zu der Familie zu ziehen und seinen eigenen Weg zu gehen. Sie vereinbaren einen Termin, um sich über die Entwicklungen der letzten Jahre, aber auch über die Ablösungsschwierigkeiten auszutauschen. ×

Das Beispiel beschreibt einen gelungenen Familienprozess und zeigt, wie wichtig es ist, Eltern und Geschwister in die Behandlung einzubeziehen. Es stellt die Chance dar, ohne Altlasten, falsche Illoyalität, Schuld- und Schamgefühle einen Neubeginn wagen zu können. Auch die Eltern können ihr Leben neu ausrichten, ohne auf ihre Kinder zurückzugreifen, sie zu bevormunden oder zu instrumentalisieren, indem sie sie beispielsweise dazu benutzen, dem Partner zu schaden, um so ihren Hass gegenüber diesem auszuleben. Ein neues Lebenskonzept kann nur dann entwickelt werden, wenn sich die Beteiligten ihrer negativen Muster entledigen, die sie immer noch unbewältigt mit sich herumtragen.

Am Ende eines jeden Familiengesprächs ist es wichtig, das Engagement aller Teilnehmenden zu würdigen und noch einmal zusammenzufassen, was sie bisher erreicht haben. Auf diese Weise werden die Veränderungen hervorgehoben. Als Hausaufgabe zur nächsten Sitzung empfehlen sich Beobachtungsaufgaben, z. B.: »Wie erklären Sie sich die Veränderung, das Verschwinden des Problems beziehungsweise der Symptome?«. Auch eignen sich hypothetische Fragen zur Rückfallprophylaxe: »Wenn Sie die Krankheitssymptome ab und an einladen würden, wie könnten Sie dies am besten machen?«, »Was müssten Sie tun, dass sie wieder auftreten?« oder »Wo, wann und wem gegenüber wird das Problem weniger, nicht mehr oder immer noch gezeigt?«.

Durchführung der Maßnahmen

Der Schritt von der Jugend- in die Erwachsenenpsychiatrie kann für Jugendliche und junge Erwachsene mit einer Krise verbunden sein. Sie haben Angst, wichtige Bezugspersonen zu verlieren und sich auf neue Situationen einstellen zu müssen. Jugendliche und junge Erwachsene brauchen fließende Übergänge. Behandelnde sollten den Wechsel zwischen den beiden Behandlungssystemen daher möglichst behutsam und gemeinsam mit den Patientinnen und Patienten gestalten. Es ist wichtig, das Selbstbewusstsein und die Selbstwirksamkeit junger Erwachsener zu stärken, damit sie das, was sie tun wollen, auch wirklich tun können. Diese neuen Fähigkeiten können bei zukünftigen Übergangsphasen hilfreich sein.

Die Behandlungssituation wird durch einen engen Austausch, eine gelungene Kooperation, eine strukturierte Übergabe und die Einbindung von Bezugspersonen deutlich verbessert. Die jungen Erwachsenen müssen die Institution Psychiatrie als hilfreich erleben und lernen, ihrer Angst vor Stigmatisierung entgegenzuwirken. Der Wandel von Krankheitsbildern ist in den Behandlungskonzepten zu berücksichtigen. Dabei stellt sich die Frage, welche Sichtweisen und Konzepte für das Verständnis neuer Phänomene und Krankheitsbilder nützlich sind, um Stigmatisierungen zu vermeiden.

Für ein effektives pädagogisches und therapeutisches Angebot haben sich verschiedene Skilltrainings hervorgetan. Behandelnde können ihre Fachkenntnisse vertiefen, indem sie sich intensiv mit den verschiedenen Trainingsmethoden auseinandersetzen und Fortbildungsmaßnahmen besuchen. Dies wirkt sich positiv auf die Balance von Autonomie und Abhängigkeit im Stationsalltag aus. Wichtig ist, dass die Ressourcen der jungen Erwachsenen stärker mobilisiert werden und ihre Identitätsentwicklung unterstützt wird. Hierzu ist eine intensive Beziehungsarbeit zwischen Betroffenen und Behandelnden wesentlich. Neue Konzepte müssen sich insbesondere in akuten Krisensituationen bewähren.

Maßnahmen zur Verbesserung der Behandlung

- **Regional verstärkte Entwicklung von Früherkennungszentren**
- **Verstärkte Nutzung von Screeningbögen durch Haus- und Jugendärzte**
- **Stärkere Vernetzung durch eine sektorenübergreifende Integrierte Versorgung**
- **Genauere Analysen von Ressourcen, Resilienz und stressbedingten Faktoren**
- **Einbeziehung der sozialen Ebene wie Familie, Schule und Arbeitsplatz**
- **Verabreichung von Depot-Neuroleptika bei schizophrenen Psychosen zur Minderung des Rückfallrisikos und Verhinderung von Rezidiven**
- **Minimalisierung von Medikamentennebenwirkungen**
- **Verbesserung der Krankheitseinsicht und Adherence**

Umgang mit Krisen

Krisen, so schmerzhaft sie sind, können neue Entwicklungen in Gang setzen, denn sie sind nicht selten eine Reaktion auf unerträgliche Lebenszusammenhänge. Letztlich weisen sie auf die Notwendigkeit hin, sich im Leben neu einzurichten.
Die Ablösung eines Kindes von seiner Familie ist für beide Seiten ein krisenbehafteter Prozess. Für die jungen Menschen beginnt das Abenteuer Leben, mit neuen Herausforderungen und Problemen. Erwachsene müssen derweil ihre Rolle als Eltern, aber auch ihr Leben mit der Partnerin oder dem Partner neu gestalten. Alte Bindungs- und Haltekräfte lösen dann oftmals eine Krise aus. Vielfach müssen die Elternteile erst wieder lernen, miteinander zu kommunizieren, und gemeinsame Interessen finden.

Selbstverletzendes Verhalten und suizidale Krisen

Selbstverletzendes Verhalten wie das Zufügen von Schnitt-, Kratz- oder Brandwunden und suizidale Krisen sind bei Jugendlichen und jungen Erwachsenen verhältnismäßig häufig zu beobachten und bedürfen dringend einer Therapie (Brunner, Resch 2008). Nicht selten deuten sie auf eine erheblich gestörte und verzögerte Identitätsentwicklung hin. Daneben zeigen viele suizidgefährdete junge Erwachsene typische Symptome einer emotional-instabilen Persönlichkeitsstörung (Borderline-Typ). Sie haben Schwierigkeiten, ihre Impulse und Gefühle zu kontrollieren, gelten als launisch, aggressiv und unberechenbar. Ein starker Wunsch nach Nähe, Grenzüberschreitungen und häufig wechselnde oder instabile Beziehungen sind weitere Merkmale und schränken die Betroffenen erheblich in ihrem Leben ein.

Inzwischen gibt es zur Behandlung suizidaler und selbstverletzender Symptome einige evaluierte Programme für Jugendliche und junge Erwachsene. Die DBT-A basiert auf der Dialektisch-Behavioralen Therapie, die von Christian FLEISCHHAKER und Kollegen (2011) auf die Bedürfnisse der jungen Patientengruppe angepasst wurde. Die Therapie zeigt neue Denkstrukturen auf und hilft, dysfunktionale Verhaltensweisen zu verändern. In der Jugendhilfe, z. B. in der Evangelischen Jugendhilfe Schweicheln, wird das Programm unterdessen ebenfalls eingesetzt.

Die DBT-A besteht aus einer Einzeltherapie, regelmäßigen Familiengesprächen und einem Fertigkeitentraining in der Gruppe, an dem nahe Bezugspersonen der Patientinnen und Patienten teilnehmen. Inhalte der Gruppensitzungen sind: Achtsamkeit, Emotionsregulation, Stresstoleranz, zwischenmenschliche Fertigkeiten und goldener Mittelweg (engl. Walking the Middle Path). In den Sitzungen zum goldenen Mittelweg werden typische Konfliktsituationen zwischen den Heranwachsenden und ihren Eltern aufgezeigt. Zusätzlich werden die erlernten Fertigkeiten in den Einzelsitzungen auf den Alltag der Betroffenen übertragen. Die Behandelnden beraten ihre Klientinnen und Klienten sowie deren Bezugspersonen auch telefonisch und per E-Mail. Das Trainingsprogramm ist eng umgrenzt und lässt sich gut in den Alltag der behandelnden Institutionen integrieren.

Funktionen von selbstverletzendem Verhalten

Selbstverletzendes Verhalten kann viele Motive haben. Vereinzelt verbirgt sich dahinter ein Hilferuf oder der Wunsch nach Zuwendung. Meist dient es dazu, Spannung abzubauen, den eigenen Körper wieder kontrollieren zu können oder sich selbst zu bestrafen. Letztlich versuchen die jungen Erwachsenen vorhandene dissoziative Zustände wie Depersonalisation oder Derealisation zu beenden. Bei der Depersonalisation nehmen sie die

eigene Person oder Personen aus ihrem sozialen Umfeld als fremdartig oder unwirklich wahr. Sie denken, dass ihr Körper nicht mehr zu ihnen gehört, ihnen ist ihre Stimme fremd, und sie fühlen sich wie eine Marionette, die fremdgesteuert wird. In Zuständen der Derealisation kommt ihnen ihre Umgebung unvertraut, fern oder künstlich vor, obgleich sie einzelne Details erkennen und zuordnen können.
Dissoziationen entstehen reflexhaft in extremen Stress- und Drucksituationen, wenn z. B. vergangene traumatische Erlebnisse angetriggert werden. Gerade Patientinnen und Patienten mit einer Borderline-Persönlichkeitsstörung erleben in Phasen extremen Stresses keine Affekte und Emotionen mehr, doch sie spüren einen diffusen Druck. Selbstverletzendes Verhalten nützt ihnen dann als Druckventil. Eine Dissoziation geschieht sozusagen aus Selbstschutz und ist eine Art Selbstmedikation des Gehirns. Der reizarme Zustand kann seinerseits in kürzester Zeit eine starke Ablehnung hervorrufen. Er knüpft an Deprivationserfahrungen der Kindheit an, in denen Gefühle und Bedürfnisse unterdrückt wurden. Im Zustand sozialer Isolation und innerer Reizarmut wirkt selbstverletzendes Verhalten dann belebend.
Einige Betroffene fügen sich Verletzungen absichtlich zu, um beispielsweise ihre Mitpatientinnen oder Therapeuten zu provozieren. Unter Umständen gewinnen sie auf diese Weise sogar die Kontrolle über die Station und das einengende Setting. Auch pushen sich Betroffene bisweilen gegenseitig. Andere hingegen sind von den Symptomen ihrer Erkrankung oder den Erinnerungen an traumatische Erlebnisse so aufgewühlt, dass sie ihren Zustand nicht in Worte fassen können. Stattdessen drücken sie ihre Befindlichkeit diffus aus. Der Grund wird mehrfach darin gesehen, dass die Zustände aus einer Lebensphase resultieren, die vor dem Spracherwerb liegt. Solche junge Erwachsene benötigen ein strukturiertes und wenig regressionsförderndes Therapieangebot, das sie langsam mit den verdrängten Konflikten in Kontakt bringt.
Selbstverletzendes Verhalten löst in der Regel intensive Gegenübertragungsreaktionen aus und hat nach Ulrich Sachsse (2013, S. 143) eine »hohe interaktionelle Potenz«. Besonders gefährlich ist es, wenn das soziale Umfeld der Betroffenen die Bedeutung ihres Tuns nicht versteht und starke Gegenübertragungsgefühle ausgelöst werden.
Gut wirksame, störungsspezifische Therapiemethoden wie die DBT-A ermöglichen es heute jedoch, selbstverletzendes Verhalten zu behandeln. Wichtig ist, dass das Team mit den speziellen Behandlungsmethoden

vertraut ist und ein gemeinsames Fallverständnis entwickelt, um Gefühlen der Hilflosigkeit und Ohnmacht vorzubeugen. Betroffene und Angehörige sollten den Behandlungsprozess aktiv mitgestalten, denn sie wissen meist am besten, wie die betroffene Person in die Krise geraten ist und was ihr wieder heraushelfen könnte.

Checkliste für den Umgang mit selbstverletzendem Verhalten

- **Hat das Team ein klares Konzept zum Umgang mit selbstverletzendem Verhalten?**
- **Kann das Team seine Gedanken und Gefühle beschreiben, die der Anblick des Patienten bei ihnen auslöst?**
- **Bemüht sich jedes Teammitglied darum, destruktive Bemerkungen über die Motive für selbstverletzendes Verhalten zu vermeiden?**
- **Kann das Team Alternativen zum selbstverletzenden Verhalten anbieten?**
- **Kann das Team »Ansteckungseffekte« unter den Patienten verhindern?**
- **Hat das Team für jeden Patienten einen Notfallplan?**
- **Weiß das Team, was den Patienten an der Kontaktaufnahme hindert?**
- **Kann das Team die Kontaktaufnahme unterstützen?**
- **Haben die Mitarbeiter Sicherheit bei der Gesprächsführung akut belasteter Patienten?**
- **Werden die dem selbstverletzenden Verhalten vorausgehenden Bedürfnisse erkannt und aufgegriffen?**
- **Kann das Team den Patienten unterstützen, seine Bedürfnisse besser wahrzunehmen?**

Suizidalität erkennen und einschätzen

In einem ersten Behandlungsschritt gilt es zu untersuchen, wodurch die suizidalen Gedanken ausgelöst und begünstigt werden (BRONISCH 2012). Das können biologische, familiäre oder gesellschaftliche Einflüsse sein. Wichtige Risikoindikatoren sind frühere Suizidversuche im näheren sozialen Umfeld, Gefühle von Hoffnungslosigkeit und Verzweiflung, traumatische Erlebnisse wie Missbrauchserfahrungen, Arbeitslosigkeit, aber auch Umbruch- und Übergangssituationen wie das Erwachsenwerden. Erst danach können alternative Strategien entwickelt werden, wie eine aktuelle Krise bewältigt und neuen Krisen vorgebeugt werden kann. Psychopharmaka wie Antidepressiva können die Angst lösen, beruhigend wirken und Betroffenen helfen, wieder durchzuschlafen.

Behandelnde machen jedoch nicht selten Fehler im Umgang mit suizidgefährdeten Patientinnen und Patienten. Sie merken nicht, dass junge Erwachsene ihre Suizidversuche bagatellisieren, oder lehnen sie – meist unbewusst – von vornherein ab (ebd.).

Fehler im Umgang mit suizidgefährdeten Patienten (nach BRONISCH 2012)

- **Fehleinschätzung der sogenannten »Ruhe vor dem Sturm« und Nichterkennen von Bagatellisierungstendenzen des Patienten**
- **Nicht hinreichende Würdigung fremdanamnestischer Hinweise, die eine hohe Gefährdung anzeigen**
- **Nichtansprechen von Suizidgedanken aus Sorge, solche zu provozieren**
- **Statt Diskussionen mit dem Patienten über eine stationäre Aufnahme Erörterung der zum Suizidversuch führenden Motive**
- **Keine Begleitung bis zum Abklingen suizidaler Tendenzen**
- **Unverbindliche Therapieempfehlung statt fester Absprachen bei Entlassung**
- **Einseitige Betonung medikamentöser oder psychotherapeutischer Maßnahmen**

Nach einem Suizidversuch ist es wichtig, junge Erwachsene nicht nur somatisch zu versorgen und ihnen Medikamente zu verabreichen, sondern ebenfalls den seelischen Konflikt (z. B. den narzisstischen Grundkonflikt), der dem Suizidversuch zugrunde liegt, zu erfassen und zu behandeln. Gegenübertragungsreaktionen sind vor allem dann zu untersuchen, wenn Patientinnen und Patienten eine vorwurfsvolle Haltung einnehmen. Widersprüchliche Handlungsweisen im Team können die Situation nur verschlimmern. Ein Krisengespräch muss daher gut vorbereitet werden.

Ziele eines Krisengesprächs (nach DORRMANN 2003)

- **Rapport bekommen** das Herstellen und die Intensivierung der therapeutischen Beziehung zum Patienten
- **Risikoabschätzung** das Sammeln von genügend relevanten Informationen zur Einschätzung der aktuellen Suizidgefährdung
- **Zeit gewinnen** Motivation des Patienten, seine Entscheidung noch eine bestimmte Zeit zurückzustellen
- **Selbstkontrolle** Befähigung des Patienten, seine Suizidimpulse für diese bestimmte Zeit zu kontrollieren
- **Kognitive Dissonanz** Verunsicherung des Patienten im Hinblick auf die Folgerichtigkeit seiner Entscheidung

- **Fokussierung auf vermiedene Emotionen**
- **Freiwillige stationäre Unterbringung** Gewinnung des Patienten für die Vorstellung oder die Überzeugung, dass ein vorübergehender stationärer Aufenthalt im Sinne einer Auszeit für ihn sinnvoll sein könnte ▬

Umgang mit Suizidideen und Handlungen

Bei der Arbeit mit suizidgefährdeten jungen Erwachsenen hat sich herauskristallisiert, dass weniger die Suizidideen untersucht werden sollten, als vielmehr die Tatsache, dass der Suizid nicht stattgefunden hat. So stellt Arnold RETZER (2002, S. 266) fest: »Jemand, der sich suizidieren will, lebt, denn Tote können sich nicht suizidieren« und »Jemand, der sich suizidieren will, hat positive Lebensziele«.

Suizidalität erfordert einen sensiblen Umgang. Es versteht sich von selbst, dass die Worte an Patientinnen und Patienten mit Bedacht zu wählen sind. Die Betroffenen dürfen nicht das Gefühl bekommen, für krank erklärt und nicht wertgeschätzt zu werden. Die Technik des Reframings hilft professionell Tätigen, die jungen Erwachsenen nicht länger zu exkommunizieren.

Mit der Frage »Warum leben Sie noch?« können Behandelnde die Idee des (Weiter-)Lebens neben die Idee des Sterbens stellen. Die Patientinnen und Patienten brauchen sich nicht für ihre Suizidideen zu rechtfertigen oder diese zu begründen. Stattdessen würdigt die Formulierung den wichtigen Schritt, den sie bereits gegangen sind, indem sie sich für das Leben entschieden haben. Weitere nützliche Umdeutungen sind: »Warum denken Sie, dass es für Sie sinnvoller ist zu leben, statt zu sterben?« oder »Seit wann können Sie sich schon auf Ihre Fähigkeit verlassen, Angst zu empfinden und Feigheit klug in wichtigen Lebensfragen einzusetzen?« (ebd.).

Anschließend erkundigen sich die Behandelnden, welche Absichten die jungen Erwachsenen verfolgt haben, was sie also mit ihrem »Anschlag« auf sich selbst erreichen wollten. Ihr Handeln wird als sinnvoll und intentional eingestuft. Auf diese Weise werden Freiräume geschaffen, die ihnen ein zielorientiertes Handeln ermöglichen. Der Suiziddiskurs sollte möglichst lösungsorientiert gestaltet sein. Negative Zieldefinitionen gilt es, zu vermeiden und vielmehr positive Wege aufzuzeigen.

Fragen zu einem lösungsorientierten Suiziddiskurs

- Wenn Ihr Ziel, wieder leben zu wollen, erreicht ist, werden Sie dann Unterschiede an sich selbst bemerken?
- Was werden Sie dann tun oder unterlassen, was Sie vorher getan haben?
- Was werden Sie anders machen, wenn Sie Ihr Ziel erreicht haben?
- Angenommen, am Tag, nachdem Sie Ihr Ziel erreicht haben, wird ein Film über Sie gedreht, woran werden Sie erkennen, dass Sie Ihr Ziel erreicht haben?
- Wer von Ihrem Umfeld wird am meisten überrascht sein, wenn Sie Ihr Ziel erreichen?
- Was wird diese Person sehen, was Sie anders machen?

Anstelle des Versuchs, eine Distanzierung vom Suizidversuch zu erreichen, können den Patientinnen und Patienten Aufgaben gegeben werden, die sie an ihre zieldienlichen Suizidvisionen erinnern. Bewährt hat es sich, ein Suizidtagebuch zu führen, in dem genau notiert wird, was die Suizidvisionen waren, um sich vor Augen zu führen, welchen Zielen man schon näher gekommen ist (ebd.).

Soteria – ein alternativer Ansatz

Soteria (griech. Wohlergehen, Rettung, Bewahrung, Heil; Ciompi u.a. 2001) ist ein alternatives Behandlungsprojekt, das in den 1970er-Jahren in Kalifornien entstanden ist. In einer Art Wohngemeinschaft begleiten professionell Tätige psychisch erkrankte Menschen durch eine akute psychotische oder suizidale Krise. In Deutschland finden sich in wenigen Städten wie Zwiefalten, München, Konstanz und Berlin Soteria-Einrichtungen. An anderen Krankenhäusern wie Gütersloh wurden Elemente des Ansatzes erfolgreich in bestehende Behandlungskonzepte integriert.
Um Zwangsmaßnahmen wie Zwangsmedikationen möglichst zu vermeiden, setzt das Konzept auf ein familiäres Klima, das von Respekt und Transparenz geprägt ist. Die Gemeinschaftsräume haben große Fenster und sind in warmen, kräftigen Farben gehalten, um Patientinnen und Patienten in der Entlassungsphase zu aktivieren. Die Türen bleiben dabei weitgehend offen. Sogenannte weiche Zimmer, in denen es nur wenig Reize und Möbel gibt, helfen derweil in akuten, angstbesetzten psychotischen Krisen, sich zu beruhigen und emotional zu entspannen.

Den Schlüssel für die stationäre Arbeit stellen die Beziehungen dar, die die gesamte Atmosphäre einer Station prägen. Es gilt, eine Vertrauensbasis zu schaffen, die Orientierung und Sicherheit bietet. Hierzu wird jeder erkrankten Person eine professionelle Bezugsperson zur Seite gestellt, an die sie sich in einer Krise – tagsüber wie nachts – wenden kann. Entscheidend ist, dass professionell Tätige die Betroffenen über alle Schritte informieren und ihnen einfühlsam begegnen. Im Mittelpunkt steht nicht die Einordnung in diagnostische Kriterien, sondern das subjektive Erleben der Betroffenen. Im Gegensatz hierzu gibt es auf Akutstationen meist häufig wechselnde Bezugspersonen und Behandlungsvorstellungen.
Gemeinsam mit den Erkrankten erarbeiten die professionell Tätigen Ziele, die an den Vorstellungen der Betroffenen orientiert sind, aber auch klassische Risikofaktoren berücksichtigen. Das wichtigste Anliegen ist es, für alle Behandlungsschritte ein grundsätzliches Einverständnis der Patientinnen und Patienten zu erreichen, um ihnen so die Hemmschwelle zu nehmen, sich auf die Behandlung einzulassen. Sobald die Krise überwunden ist, werden die erkrankten Personen darin bestärkt, sich mit ihren gemachten Erfahrungen, suizidalen Gedanken und Handlungen, Frühwarnzeichen, Vorsorgestrategien und schützenden Handlungsmustern auseinanderzusetzen.
Eine Begleitstudie ergab (Hutterer-Krisch 1996): 8,4 Prozent der Patientinnen und Patienten waren bis zu 20 Jahre und 40 Prozent zwischen 21 und 30 Jahre alt. Die durchschnittliche Behandlungsdauer betrug 55,5 Tage. 91,2 Prozent der Patientinnen und Patienten wurden mit einer Neuroleptika-Verordnung entlassen. Von ihnen haben 52,6 Prozent nach der Entlassung das verordnete Medikament regelmäßig weiter eingenommen – was eine beachtliche Compliance darstellt.

Das richtige Setting

In Fortbildungsveranstaltungen kommt vielfach die Frage auf, ob diagnosenübergreifende Gruppenangebote sinnvoll sind oder junge Erwachsene mit einer Borderline- und/oder dissozialen Persönlichkeitsstörung einzeln therapiert werden sollten. Dahinter steckt die Sorge, dass die beiden Patientengruppen eine Gemeinschaft spalten und die Therapie gefährden könnten. Der Behandlungserfolg wird durch äußere Faktoren wie frühere Missbrauchserfahrungen beeinträchtigt, die Schutzmechanismen auslösen und den Umgang mit den Betroffenen verkomplizieren.

Faktoren, die eine Behandlung erschweren (nach Brunner, Resch 2008)
- **Frühes Alter bei erstem psychiatrischen Behandlungskontakt**
- **Vorgeschichte an sexuellen Missbrauchserfahrungen**
- **Ausmaß der affektiven Instabilität, mangelnde Aggressionskontrolle und eingeschränkte Wahrnehmung des eigenen Affekts**
- **Große Anzahl von Krankenhausaufenthalten**
- **Vorliegen komorbider psychiatrischer Störungen wie Substanzmissbrauch beim Patienten und in der Herkunftsfamilie**
- **Promiskuität**
- **Intellektuelle Beeinträchtigung**

Die Versorgung beider Patientengruppen ist nach wie vor unzureichend. An nur wenigen Kliniken gibt es speziell für sie ausgerichtete stationäre Einrichtungen, auch mangelt es an der Fachkompetenz der Behandelnden. Diese sind meist zu wenig erfahren und mit den Erlebens- und Verhaltensweisen der Betroffenen überfordert.

Viele junge Erwachsene mit einer Borderline-Persönlichkeitsstörung sind mit chaotischen und instabilen familiären Beziehungsmustern aufgewachsen, die nicht selten traumatisierend waren. Infolgedessen teilen sie ihre Umgebung in die Kategorien gut und böse ein. Eigene Werte, Gedanken und Gefühle, die sie als bedrohlich einstufen, bilden sie unbewusst auf andere Personen ab, nehmen sie bei diesen wahr und bekämpfen sie in ihnen (projektive Identifizierung). In einer Therapie werden dann meist folgende Ängste sichtbar (nach Hoffmann 1998):

- Angst vor Kontrollverlust
- Angst vor struktureller Regression und Angst, den erreichten Status wieder zu verlieren
- Angst vor Alleinsein mit einer unbewussten Gleichsetzung von Alleinsein und Verlassensein
- Angst vor Selbstverlust und übergroßer Nähe
- Angst vor einem fantasierten Verschlungenwerden

Nicht selten stellt sich bei den Betroffenen völlige Affektlosigkeit ein. Die innere Leere empfinden sie in angstbesetzen Situationen als entlastend. Andererseits ist ein unkontrolliertes Agieren zu beobachten, unter das Risikoverhalten, Selbstverletzungen oder Drogenkonsum fallen.

In diesen Phasen können Patientinnen und Patienten ganze Stationen aufmischen.
Viele junge Erwachsene mit der Diagnose Borderline wurden in der Vergangenheit sexuell missbraucht und drohen erneut in eine Opferrolle zu fallen. Sie suchen sich z. B. aggressive Partnerinnen oder Partner und unterwerfen sich ihnen. Auf diese Weise stellen sie unbewusst frühere Erfahrungen nach (Reinszenierung), in denen die traumatische Situation erneut erlebt wird (Retraumatisierung). Andere Betroffene sexualisieren ihr Verhalten. Sie zeigen geringe Scham- und Tabugrenzen und hohe Experimentierfreudigkeit, benutzen zahlreiche sexuelle Begriffe oder kleiden sich sehr offenherzig, um ihr Gegenüber an sie zu binden oder die bestehende Bindung zu verstärken. Ihr Verhalten ist folglich Ausdruck ihrer Beziehungssuche.
Sexualisierung kann aber auch ein Abwehrmechanismus sein (Damman, Benecke 2010). Betroffene fühlen sich mit ihren Behandelnden eng verbunden und empfinden eine immer größer werdende Nähe, aber auch Abhängigkeit. Zunehmend verunsichert versuchen sie, die sich vertiefende emotionale Beziehung zu durchbrechen und so neuen Demütigungen und Identitätsverlust vorzubeugen. Dadurch können unerträgliche Spannungszustände entstehen, die sie meist nicht zu bewältigen wissen. Im selbstverletzenden Verhalten scheinen die Betroffenen dann eine Möglichkeit zu sehen, den Druck zu lindern. Es löst aber wiederum Gefühle von Schuld, Scham und Ekel aus. Nur wenn Behandelnde diesen sich wiederholenden Spannungskreislauf und die Hintergründe kennen und verstehen, können sie den Patientinnen und Patienten zu einer besseren Emotionsregulation verhelfen.

Beispiel Die zwanzigjährige Viola leidet seit mehreren Jahren unter einer Borderline-Persönlichkeitsstörung und Posttraumatischen Belastungsstörung. Neben kurzen stationären Kriseninterventionen gab es bereits längere Phasen im ambulanten Kontext. Dennoch hat Viola nach wie vor große Probleme, mit ihren starken Emotionen umzugehen, und fügt sich immer tiefere Wunden zu. Um diesen Teufelskreis zu durchbrechen, soll sie eine stationäre Traumatherapie besuchen. Die Einweisung in die Klinik scheitert jedoch zweimal. Die Therapeutin erkennt, dass es mit den Mobbingerfahrungen aus Violas Kindheit zusammenhängt. So wurde Viola während ihrer Schulzeit von ihren Mitschülern massiv herabgesetzt, beleidigt und entwertet. Nun befürchtet sie, auch von ihren Mitpatienten abgelehnt und gedemütigt zu werden. Sie hat Angst, dass andere ihre Aggressionen erneut an ihr auslassen und sie wieder in eine Opferrolle zwingen. Eine tagesklinische Behandlung scheint aber auch nicht sinnvoll, da dort eine Abgrenzung zum Wohnumfeld nicht gegeben ist und sie eine intensivere Betreuung und Struktur benötigt. Mithilfe der engen Begleitung ihrer Therapeutin schafft es Viola schließlich, ihre Ängste zu überwinden und sich in der Spezialklinik anzumelden. ×

Junge Erwachsene mit einer dissozialen Persönlichkeitsstörung neigen zum Ausagieren von Konflikten. Sie sind leicht reizbar, reagieren impulsiv und aggressiv. Dabei missachten sie nicht nur ihre eigene Sicherheit, sondern auch die anderer Personen. Sie haben Probleme, vorausschauend zu planen und Normen, Werte und Gesetze einzuhalten, weshalb sie nicht selten in forensischen Einrichtungen vorzufinden sind.
Im klinischen Alltag befinden sich die Betroffenen meist in konfliktbehafteten Situationen. Sie suchen unverbindliche Beziehungen, verhalten sich verantwortungslos und zeigen wenig Einsicht, Regeln zu befolgen. Durch Kritik und Infragestellen ihrer Grandiositätsvorstellungen fühlen sie sich stark gekränkt. Sie können sich nicht in ihr Gegenüber hineinversetzen und sind sich ihrer Schuld nicht bewusst. Zu ihren Eltern haben sie keine innige und fördernde Beziehung, neigen aber dazu, von ihren Peers übermäßig abhängig zu sein. Da sie keine Zukunftsperspektiven entwickeln können, sind sie in ihrer unmittelbaren Gegenwart gefangen.
Eigene, nicht akzeptierte Gefühle werden auch bei dieser Patientengruppe auf andere Personen abgebildet und in diesen bekämpft. Oft kommt es zu Entwertungen, die die Interaktion zwischen Behandelnden und Patienten erheblich belasten. Aufseiten der Behandelnden führt das häufig zu Gegenübertragungsreaktionen und Ablehnung. Professionell Tätige müssen erkennen, dass das Verhalten ihrer Betreuten mit vielfältigen Ängsten in Verbindung steht, die aus frühen Bindungsstörungen und Gewalterfahrungen resultieren:

- Angst vor dem Aufreißen alter Beziehungsverletzungen
- Angst vor einer Aktivierung aggressiver Impulse in der Behandlung
- Sehnsuchts-Angst-Dilemma: Wünsche nach Zuwendung und Nähe und gleichzeitiger Abwehr
- Angst, den Erwartungen der Behandelnden nicht entsprechen zu können

Bei der Frage nach dem richtigen Setting sollte untersucht werden, inwieweit das ambulante, tagesklinische oder stationäre Setting die Autonomieentwicklung behindert und zu neuen Abhängigkeiten führt. In Erwägung zu ziehen ist auch, ob Auszeiten eine Entlastung darstellen können. Grundsätzlich ist es wichtig, langfristig zu denken. Hierzu sollten sich die Behandlungssysteme untereinander abstimmen und die Behandlungsziele, -anliegen und -aufträge für die jeweilige Phase festsetzen. Unrealistische Erwartungen auf eine Heilung müssen geklärt und realistische Schritte besprochen werden.

In der Praxis hat es sich bewährt, nur wenige Patientinnen und Patienten mit einer dissozialen Störung aufzunehmen, um zu vermeiden, dass sie die Abläufe in einer Gruppe bestimmen. Professionell Tätige müssen das notwendige Handwerkszeug besitzen, das sie befähigt, die Patientinnen und Patienten in die Gruppe zu integrieren und eine schädliche Gruppendynamik positiv zu beeinflussen. Dazu gehört ein hohes Maß an Selbsterfahrung und Selbstreflexion. In Supervisionen können sich professionell Tätige hierzu regelmäßig im Team besprechen.

Die eigenen Fähigkeiten dürfen dabei nicht überschätzt werden. Ansonsten besteht schnell die Gefahr, in eine Burn-out-Situation zu geraten. Hilfreichen Input bietet das Buch »Herausforderung Alltag« von Martin Baierl (2014), in dem störungsspezifische pädagogische Umgangsweisen vorgestellt werden.

Maßnahmen kontrollieren

Eine Psychotherapie soll eine Veränderung im Erleben und Verhalten bewirken. In regelmäßigen Abständen sollten daher die festgesetzten Maßnahmen im Behandlungsprozess kontrolliert und dokumentiert werden. Dafür gibt es je nach Klinik unterschiedliche Dokumentationssysteme und Evaluationsmethoden. Wichtig ist es, sowohl das Team als auch die Patientinnen und Patienten einzubeziehen. Hierzu können junge Erwachsene in eine Teamrunde eingeladen werden, in der ihre aktuelle Situation, ihre Fortschritte ebenso wie Blockaden reflektiert werden. Wesentliche Voraussetzung ist eine wertschätzende Atmosphäre, die nicht einem Tribunal gleicht.

Bei Patientinnen und Patienten mit Angststörungen und Phobien empfiehlt sich ein gemeinsames Gespräch mit einer Ärztin, einem Therapeuten und einer Bezugsperson, in dem eine Zwischenbilanz gezogen und der Behandlungsauftrag gegebenenfalls umformuliert wird.

TABELLE 1 Dokumentationsschema

Name der Therapeutin, des Therapeuten:			
Name der Patientin, des Patienten:			
Datum der Sitzung	**Welches Element wurde durchgeführt?**	**Dauer der Sitzung in Minuten**	**Besonderheiten**
	Skilltraining (Gruppensetting)		
	Reflexion des Sozialverhaltens und Kooperation		
	Einstellung zur Behandlung: Motivation		
	Ambivalenzen		
	Umgang mit Kritik und Lob		
	Umgang mit Aggressionen, depressiven Verstimmungszuständen, Ängsten		
	Umsetzung von Hausaufgaben und Übungen		
	Evaluation des bisherigen Behandlungsprozesses		

Aus der Dokumentation ist ersichtlich, inwieweit Betroffene ein soziales Verhalten erwerben konnten, wie hoch ihre Motivation zur Therapie und Mitarbeit ist, ob sie aufmerksam sind, Empathie-, Kommunikations- und Kooperationsfähigkeit besitzen und mit Misserfolgen, Gefühlen, Kritik und Lob umgehen können. Zugleich sind Anzeichen von Aggressivität, Initiativ- und Hilflosigkeit, Pessimismus, Unsicherheit und Zurückgezogenheit notiert.
Anhand der gesammelten Informationen kann die Therapie unter Berücksichtigung des angestrebten Ziels angepasst werden. Gegen Ende der Behandlung ist es wichtig, Perspektiven zu entwickeln, Gespräche mit nachfolgenden Einrichtungen wie dem Jobcenter zu vereinbaren und ambulante Therapiemöglichkeiten zu besprechen. Feedback relevanter Bezugspersonen und Versorgungseinrichtungen sind ebenso zu berücksichtigen wie spezifische Konfliktsituationen und Lösungsversuche, Rückkehr ins Elternhaus oder Verselbstständigungsmöglichkeiten (eigene Wohnung, Wohngemeinschaft).

Die Beendigung der Behandlung und Nachsorge

In der letzten Sitzung bietet es sich an, eine Patientenbefragung durchzuführen, die Aufschluss über diejenigen pädagogischen und therapeutischen Elemente gibt, die die jungen Patientinnen und Patienten als wirksam erlebt haben.
Reflektiert wird, welche persönlichen Ziele erreicht wurden, was dabei nützlich gewesen ist, wie verständlich und transparent die Regeln waren und die Abläufe strukturiert wurden, ob die jungen Erwachsenen die Atmosphäre der Station als unterstützend und das Miteinander als respektvoll empfunden haben. Abschließend werden die entwickelten Perspektiven für die Zeit nach der stationären Behandlung sowie weiterführende Maßnahmen wiederholt. Ein selbst entwickelter Fragebogen ermöglicht ein strukturiertes Vorgehen.

Fragen für das Abschlussgespräch

- Wie haben Sie die Atmosphäre auf der Station erlebt?
- Was hat das Zusammenleben erschwert, was erleichtert?
- Welche therapeutischen Angebote waren für Sie am nützlichsten, welche nicht?
- Welche Angebote hätten häufiger stattfinden können? Welche kamen zu kurz?
- Kamen Sie mit den Regeln der Station klar? Waren sie verständlich, oder erlebten Sie sie als willkürlich?
- Waren die Therapeuten und Bezugsbetreuer in belastenden Situationen für Sie da oder nach Absprache verlässlich und ansprechbar?
- Falls Sie in eine Krise geraten sind, haben Sie schnelle und ausreichende Hilfe erfahren?
- Was hat Ihnen bei der Bewältigung einer schwierigen Situation am meisten geholfen?
- Konnten Sie sich ausreichend zurückziehen und zur Ruhe finden?
- Fiel es Ihnen schwer, zeitweise auf Ihr Handy zu verzichten, um sich ganz auf sich selbst zu konzentrieren?
- Haben Sie Ihre am Anfang der Behandlung formulierten Ziele erreicht?
- Haben Sie klare Perspektiven für die Zeit nach der stationären Behandlung entwickeln können?
- Waren Ihre Familienmitglieder in den Behandlungsprozess einbezogen?
- Werden Sie eine ambulante Therapie anschließen? Haben Sie schon Kontakte geknüpft? (Eventuell auch zur Jugendhilfe, zu Trägern des Betreuten Wohnens, Jobcentern oder Schulen.)
- Fanden Sie die Abschlussrunde mit Ihren Mitpatienten und Mitgliedern des Behandlungsteams nützlich? Gab es für Sie wichtige Hinweise und Ratschläge für die Zukunft?
- Wenn Sie auf einer Skala von 0 bis 10 Ihre Fortschritte am Ende der Behandlung dokumentieren würden, welchen Wert würden Sie ihnen selbst geben?
- Was könnten Sie tun, um nach der stationären Behandlung diesen Wert noch zu steigern?

Zentrale Themen in dieser Behandlungsphase sind die Berufswahl und Berufsvorbereitung. Junge Menschen wünschen sich, dass ihnen ihre Bezugsbetreuerinnen und Bezugsbetreuer bei den Vorbereitungen auf die Gespräche mit den Jobcentern helfen und sie begleiten.

Nach einem Suizidversuch werden junge Erwachsene in der Regel in eine Klinik eingewiesen. Anstelle einer intensiven Behandlung steht heute jedoch die Stabilisierung ihres Zustands im Vordergrund (DIAMOND, LEVY 2012). Nur wenige besuchen freiwillig eine ambulante Nachsorge – und wenn, dann eher unzuverlässig. Die Studie von Guy S. DIAMOND und Suzanne LEVY (2012) zeigt, wie die ambulante Nachsorge von depressiven und suizidalen jungen Erwachsenen durch die Bindungsorientierte Familientherapie (engl. Attachment Based Family Therapy, ABFT) verbessert werden kann. Ein Plan mit Sicherheitsmaßnahmen, in den die Familie eng eingebunden ist, verringert das Risiko für künftige Suizidversuche.
In einem ersten Schritt werden mit den Patientinnen und Patienten diejenigen Faktoren besprochen, die zur Suizidgefährdung beigetragen haben. Ein Arbeitsblatt zum Sicherheitsplan enthält wichtige Äußerungen der jungen Erwachsenen und ihrer Familien. Nicht nur die suizidalen Gedanken, die die Betroffenen in der Vergangenheit hatten, sondern auch Gegengedanken oder Aktivitäten, die ihnen bei der Überwindung ihrer Suizidideen geholfen haben und sie zukünftig schützen können, werden berücksichtigt.
Ein Stufenplan legt fest, was zu tun ist, wenn junge Erwachsene erneut an Suizid denken, wie z. B. die Notaufnahme einer Klinik anrufen oder direkt aufsuchen. Zusätzlich wird sichergestellt, dass die jungen Erwachsenen keinen Zugang zu Schusswaffen oder anderen tödlichen Waffen haben. Der Sicherheitsplan wird im Verlauf der Behandlung ständig überdacht und wenn nötig modifiziert.

Exkurs: Rückfallmanagement

In der Einzel- wie in der Gruppentherapie wird mit den jungen Erwachsenen ein individueller Rückfallweg erarbeitet. Hierzu werden die jungen Patientinnen und Patienten aufgefordert, sich die sieben Phasen des Rückfallwegs immer wieder selbstkritisch zu vergegenwärtigen.

Die sieben Phasen des Rückfallwegs

1. **Phase** Wie entstand der Gedanke, meinem Bedürfnis nachzugeben?
2. **Phase** Welche inneren Bilder bedrängten mich, mein Bedürfnis zu befriedigen und dem Drang nachzugeben?
3. **Phase** Wann fällte ich die Entscheidung, mein Bedürfnis zu befriedigen?
4. **Phase** Wann ging ich an dem Ort, wo ich mein Bedürfnis befriedigen konnte?
5. **Phase** Worin bestand die Bedürfnisbefriedigung?
6. **Phase** Wodurch kam ich dazu, mir den Kontrollverlust einzugestehen?
7. **Phase** Welche Folgen kamen durch diesen Rückfall auf mich zu?

BEISPIEL Der 24-jährige Hannes ist alkoholabhängig und hat bereits drei erfolglose Entzugsversuche hinter sich. Mithilfe seines Therapeuten und einem großen Bogen Papier geht er die verschiedenen Phasen des Rückfallwegs durch. Der Behandelnde fordert ihn auf, innezuhalten und sich den Tag in Erinnerung zu rufen, an dem er rückfällig geworden ist. Er skizziert einen Kopf mit einer Sprechblase, in die Hannes vermerken soll, woran er als Erstes denkt, wenn er das Verlangen hat, Alkohol zu trinken (engl. Craving). Hannes malt Bilder von einer Gaststätte und einem Kiosk. Seine gegensätzlichen Gedanken und Gefühle notiert er in einer zweiten Sprechblase und schichtet diese stichwortartig auf eine Pendelwaage. Einerseits möchte er trinken, ärgert sich zugleich aber auch, nicht stark genug zu sein, dem Verlangen zu widerstehen. Der Ausschlag der Waage kennzeichnet seine innere Entscheidung. In eine zusätzliche Blase schreibt er die Menge an konsumierten Alkohol hinein. Hannes erkennt, dass er die Kontrolle verloren hat, entwickelt Schuldgefühle und sucht nach neuen Vorsätzen. Der Therapeut bittet ihn, sich in den kritischen Abendstunden das Prozessbild anzuschauen und seine Gedanken und Gefühle mit einer anderen Farbe zu ergänzen. ×

Ein Notfallkoffer hilft jungen Erwachsenen in schwierigen Zeiten und Krisen, auf nützliche und selbst erarbeitete Strategien zurückzugreifen. Im Koffer befindet sich das Bild ihres individuellen Rückfallwegs (Schema Abb. 7), mit dem sie sich immer wieder auseinandersetzen können. Es besteht aus zwei Teilen: Der erste Teil stellt dar, wie die Betroffenen die Kontrolle über sich haben und jederzeit wieder an den Ausgangspunkt zurückkehren können. Der zweite Teil zeigt den Kontrollverlust, der mit totaler Verzweiflung und Resignation einhergehen kann. Mithilfe des Bilds erstellen die Betroffenen ihre eigene »innere Landkarte« (Huber 2006, S. 121), in der sie ihre Persönlichkeitsanteile, Ressourcen und Schwächen einzeichnen.

ABBILDUNG 7 Schema Rückfallweg-Bild

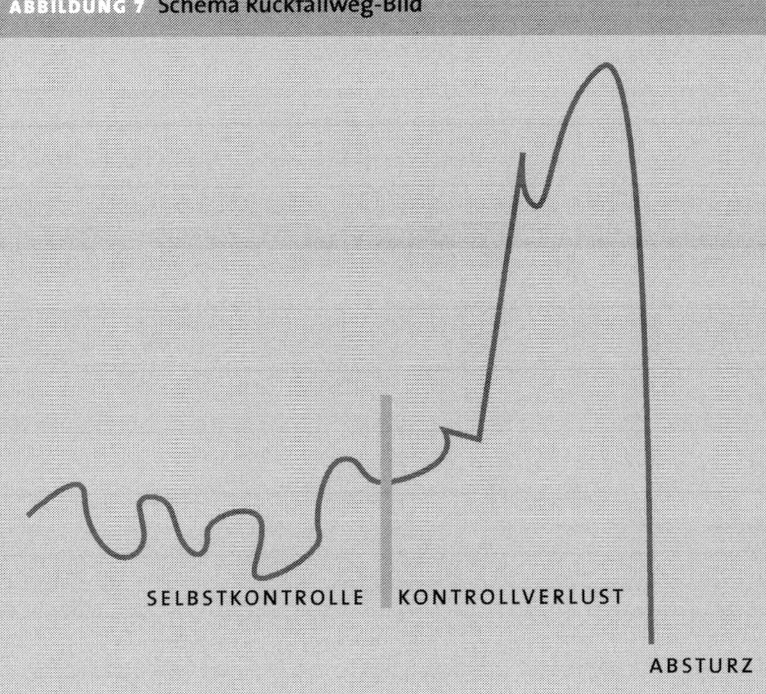

Außerdem befinden sich in dem Notfallkoffer eine CD mit Entspannungsmusik, eine Liste mit Übungen für Stress- und Emotionsregulation sowie Möglichkeiten zur Selbstbelohnung. Von diesen kann Gebrauch gemacht werden, sobald eine Krise erfolgreich überstanden ist. Beim Packen des Koffers helfen den jungen Erwachsenen die beiden Fragen: Welche nützlichen Elemente möchten Sie in Ihrem Notfallkoffer haben, wenn die Behandlung abgeschlossen ist? Wie schätzen Sie dann Ihre Fähigkeit ein, sich selbst zu beruhigen, Ihre negativen Gefühle herunterzuregeln?

Das oberste Ziel einer Behandlung ist es, Rückfällen vorzubeugen und so eine erneute Einweisung in eine Klinik zu verhindern. Dies gilt insbesondere bei der Behandlung von Schizophrenien. Moderne Depot-Neuroleptika können stabilisierend wirken und dazu beitragen, die Therapiekontinuität zu verbessern. Ohne angemessene psychotherapeutische und medikamentöse Nachbehandlung (Erhaltungstherapie) erleidet die Mehrzahl der betroffenen Personen innerhalb eines Jahres einen psychotischen Rückfall. Bereits kurze Therapiepausen scheinen das Risiko deutlich zu erhöhen und die Chance auf ein dauerhaftes Nachlassen der Symptome zu verschlechtern. Junge Erwachsene mit einer ersten psychotischen Episode sollten Neuroleptika mindestens ein Jahr lang präventiv einnehmen.

Die Achtsamkeitsbasierte Kognitive Therapie (Heidenreich, Michalak 2003; Michalak u. a. 2012) ist für die Rückfallprophylaxe junger Erwachsener gut geeignet. Das achtwöchige Programm richtet sich insbesondere an depressive junge Erwachsene, die sich aktuell in keiner akuten Phase befinden. Die Therapie findet in Gruppen statt, erfordert aber auch eine regelmäßige Übung zu Hause, z. B. von Atemmeditationen. Aufgrund ihrer Erkrankung sind die Betroffenen in ihren Alltagsfunktionen stark beeinträchtigt. Die Körperpflege, das An- und Auskleiden oder auch das Essen sind in Krankheitsepisoden nur mit erheblicher Anstrengung möglich. Indem junge Erwachsene lernen, ungünstige Denkschleifen zu erkennen und aufzulösen, können sie den Behinderungen entgegenwirken.

Übung **Denkschleifen auflösen**

Fordern Sie die jungen Erwachsenen auf, sich ein Blatt Papier zu nehmen und alle spontanen Gedanken aufzuschreiben. Nach zehn Minuten sollen sie innehalten und die Gedanken unterstreichen, die sich mehrfach wiederholen. In einer anderen Farbe sollen sie die dabei auftauchenden Gefühle und inneren Bilder notieren. Wiederholen Sie die Übung nochmals. Die jungen Erwachsenen sollen nun versuchen herauszufinden, ob es einen Unterschied gibt, welche Gedanken z. B. nicht mehr aufgetaucht sind und wie sie sich jetzt fühlen. Falls die Patientinnen und Patienten einen Unterschied bemerken, kommentieren Sie diesen und sagen Sie, dass es ein erster Schritt sei, die Gedankenwelt selbst verändern zu können. ×

Auch im Bereich der Psychoedukation sollte das Rückfallmanagement ein wichtiges Element sein. Mit dem Begriff »Psychoedukation« bezeichnet man die Schulung von Menschen, die an einer psychischen Störung leiden. Ihnen und ihren Bezugspersonen werden Informationen zum Krankheitsbild und Einsicht in die Dynamik der jeweiligen Symptomatik gegeben. Nur dadurch können sie eine effektive Veränderung ihrer Situation herbeiführen und lernen, Rückfälle in alte Verhaltensmuster zu verstehen.

Inhalte einer Psychoedukation mit jungen Erwachsenen

- Erwerb von Kenntnissen über neurobiologische, psychotherapeutische, systemische und integrative Krankheitsmodelle
- Verständnis für das eigene Krankheitsbild und dessen Dynamik erzeugen
- Erkenntnisse über Stigmatisierung, Entwertung und Ausgrenzung vermitteln
- Möglichkeiten, die eigenen Ressourcen zu entdecken
- Vermittlung von Grundlagen der Pharmakotherapie
- Entwicklung von Kriterien des eigenen Wohlbefindens
- Gespräch über die Nützlichkeit neuropsychologischer Trainingsprogramme
- Informationen über die Nützlichkeit des Skilltrainings sozialer Fertigkeiten
- Durchführung eines Problemlösetrainings
- Einübung von Entspannungsverfahren und Stressreduktionsverfahren
- Betrachtungen zur Nützlichkeit von Notfall- und Krisenplänen
- Bedeutung der Einbeziehung relevanter Bezugspersonen
- Die Nützlichkeit des Führens eines Therapietagebuchs

Besondere Phänomene und Krankheitsbilder bei jungen Erwachsenen

In den letzten dreißig Jahren sind neue Phänomene und Krankheitsbilder entstanden, die mit veränderten gesellschaftlichen Prozessen wie der Digitalisierung der Welt einhergehen. Cybermobbing und -stalking nehmen besorgniserregend zu, ebenso wie die Zahl mediensüchtiger junger Erwachsener. Darüber hinaus haben sich neue Drogenstoffe, Alkoholkonsummuster und Suchtformen entwickelt, die besonderer Hilfe, Beratung und Zuwendung bedürfen.
In der Erwachsenenpsychiatrie ist der Anteil an ADHS-Patientinnen und -Patienten stark gestiegen. Vereinzelt suchen psychisch hoch belastete junge Eltern eine Klinik auf, ebenso wie junge Menschen mit einer komplexen Posttraumatischen Belastungsstörung, Binge-Eating-Störung, sexuellen Präferenzstörung und Transsexualität, Autismus-Spektrum-Störung, chronischen Erkrankungen und depressiven Verstimmungen. Durch den Zustrom von jungen Asylantinnen und Asylanten sind Helfende zudem mit migrationsspezifischen Problemen und asylrechtlichen Fragestellungen konfrontiert.
Das folgende Kapitel liefert einen Überblick über die wichtigsten Krankheitsbilder bei jungen Erwachsenen und stellt gleichzeitig Interventionsmöglichkeiten dar. Besondere Beachtung wird frühen Bindungsstörungen geschenkt, die nicht selten die Ursache von psychischen Erkrankungen sind.

Bindungsstörungen

Nach Karl Heinz Brisch (2009) entwickeln Kinder unter normalen Umständen innerhalb des ersten Lebensjahrs eine starke emotionale Beziehung zu einer Bezugsperson. Sie entsteht, wenn diese die Bedürfnisse des Kleinkinds wahrnimmt, richtig deutet und ihm körperliche, aber auch emotionale Sicherheit bietet. Die gemachten Interaktionserfahrungen prägen das ganze Leben. Sie bestimmen, ob Menschen eher optimistisch, zuversichtlich und selbstbewusst oder pessimistisch, depressiv und destruktiv sind. In der Adoleszenz und im jungen Erwachsenenalter werden solche Bindungen neu ausgerichtet und auf Gleichaltrige, aber auch auf Erwachsene wie Lehrerinnen oder Arbeitgeber ausgedehnt.

Sicheres Bindungsverhalten Bei sicher gebundenen jungen Erwachsenen ist eine hohe Autonomie zu beobachten. Als Jugendliche haben sie sich schrittweise von ihren Eltern gelöst, besitzen aber immer noch ein großes Vertrauen zu ihnen. Konflikte können sie konstruktiv bewältigen, ihre Gefühle angemessen ausdrücken und jederzeit ein Gleichgewicht zwischen Bindung und Erkundung ihrer Umwelt herstellen. Sie sind innerlich ruhig und lassen sich nicht so leicht aus der Bahn werfen.

Desorganisiertes Bindungsverhalten Für den Säugling wird der eigentlich schützende Ort zur Quelle der Angst, wenn die Eltern ein vernachlässigendes, hilfloses oder feindseliges und daher beängstigendes Verhalten zeigen. Die Kleinkinder weisen dann schon im frühen Kindesalter ein desorganisiertes Bindungsverhalten mit sehr auffälligen, in sich widersprüchlichen Verhaltensmustern auf. Sie suchen die Nähe zu ihrer Bezugsperson, wenden sich aber wieder von ihr ab und laufen verunsichert umher. Diese Muster verfestigen sich nicht selten in der Adoleszenz und im jungen Erwachsenenalter zu einer schweren Persönlichkeitsstörung.

Junge Erwachsene mit Bindungsstörungen stammen meist aus Familien mit psychisch erkrankten Elternteilen, die an Traumata, Depressionen, Borderline-Persönlichkeitsstörungen oder Schizophrenien leiden und daher keine verlässlichen Beziehungen zu ihren Kindern aufbauen können. Die Eltern haben erfahrungsgemäß so mit ihren eigenen Problemen zu kämpfen, dass sie sich ihrem Kind kaum zuwenden und abweisend reagieren. Bei diesen jungen Erwachsenen treten Bindungsstörungen nicht nur situativ auf, sondern bleiben über einen längeren Zeitraum bestehen. Auch bei bindungsgestörten jungen Menschen, die als Kinder in Heimen oder in Pflegestellen aufwuchsen, stellt sich im Laufe der Behandlung häufig heraus, dass sie zahlreichen Beziehungsabbrüchen und Beziehungswechseln ausgesetzt waren. Patientinnen und Patienten mit Anteilen des desorganisierten Bindungsmusters kommen in der klinischen Praxis sehr häufig vor. Dies gilt insbesondere bei dissoziativen Erkrankungen, multipler Persönlichkeitsstörung und Borderline-Persönlichkeitsstörung.

Übersteigertes Bindungsverhalten Ein übersteigertes Bindungsverhalten drückt sich in einem nicht adäquatem, exzessivem »Klammern« aus. Die jungen Erwachsenen wirken überängstlich, angespannt sowie misstrauisch und geraten schnell in Panik. Oft haben sie Mütter, die unter einer Angststörung mit extremen Verlustängsten leiden. Nur wenn sie in der Nähe ihrer Bezugspersonen sind, beruhigen sie sich und sind ausgeglichen.

BESPIEL Die 18-jährige Beate kommt mit ihrer Mutter in die Ambulanz zum Erstgespräch. Sie wirkt völlig verängstigt. Die Therapeutin erfährt von Beates Mutter, dass Beates Vater vor sechs Jahren bei einem Autounfall gestorben sei. Seitdem ziehe sich Beate immer mehr zurück und habe keine Freunde mehr. Zwischen Mutter und Tochter entwickelte sich ein sehr enges Verhältnis. Vor einigen Monaten verliebte sich Beates Mutter in einen Kollegen. Ihre Tochter ist sehr eifersüchtig und versucht seitdem, einen Keil zwischen das frisch verliebte Paar zu treiben. Die Therapeutin deutet Beates Verhalten als Angst, erneut eine wichtige Bezugsperson zu verlieren. Sie gibt den beiden folgende Hausaufgabe: An einem von ihnen gewählten Tag sollen Mutter und Tochter alles zusammen machen und sich gegenseitig beobachten. In ein Heft schreiben sie auf, wie sie sich verhalten und gefühlt haben. Sie dürfen sich dabei nicht über ihre Erfahrungen austauschen, sondern sollen dies erst in der nächsten Sitzung tun. In dieser wirkt Beate nicht verängstigt, sondern eher gereizt und leicht aggressiv. Sie berichtet, wie beengend sie diesen Tag empfunden habe. Um sich Luft zu verschaffen, sei sie allein spazieren gegangen. ×

Gehemmtes Bindungsverhalten Ein gehemmtes Bindungsverhalten zeigt sich bei jungen Erwachsenen mit übermäßiger Anpassungstendenz. Aufforderungen und Befehle der Bezugspersonen erfüllen sie meist umgehend und ohne Protest. Eine eigene Persönlichkeit können sie nur bedingt entwickeln. Das Muster zeigt sich insbesondere bei Personen, die geschlagen oder misshandelt wurden.

Aggressives Bindungsverhalten Junge Erwachsene mit einem aggressiven Bindungsverhalten drücken ihre Wünsche nach Nähe und Schutz durch körperliche und verbale Aggressionen aus. Daher haben sie Angst, keine verlässliche Beziehung zu anderen Personen aufbauen zu können oder eine sich entwickelnde Bindung schnell wieder zu verlieren. Sie sind in Familien aufgewachsen, in denen das Klima durch aggressives Verhalten geprägt ist, ein rauer Umgangston herrscht und Beschimpfungen, Beleidigungen und Prügel an der Tagesordnung sind. Ihre Bindungswünsche wurden immer wieder zurückgewiesen, was ihre Frustrationen und aggressiven Verhaltensweisen erklärt.

Bindungsverhalten mit Rollenumkehr Bei diesem Bindungsmuster besteht schon seit der Kindheit eine Umkehrung der Eltern-Kind-Rollen (Parentifizierung). Indem Betroffene weiterhin Verantwortung für ein Elternteil übernehmen, setzt sich dieses Verhalten im jungen Erwachsenenalter fort. Nach Suiziddrohungen oder Suizidversuchen eines Elternteils haben sie im späteren Leben große Angst, ihre Bindungspersonen zu verlieren.

Bindungsstörungen mit Suchtverhalten Bindungsstörungen können Suchtverhalten auslösen, wenn die Wünsche nach Nähe in der Vergangenheit kaum mit Körperkontakt, sondern eher durch Essensangebote beantwortet wurden. Dadurch wurden die Missempfindungen zwar reduziert, aber das eigentliche Bedürfnis nicht befriedigt. Das Suchtverhalten kann sich langfristig auf Ersatzstoffe verlagern, wie Alkohol, Drogen oder Medien. Oft haben die jungen Erwachsenen Angst, sich emotional auf einen Menschen einzulassen, sie klammern oder geraten schnell in Abhängigkeiten.

Die klassische Bindungstheorie nach John Bowlby (Holmes 2002) orientiert sich nicht nur an beobachtbaren Verhaltensweisen, sondern bezieht soziale Belastungsfaktoren wie innerfamiliäre Strukturen und Konflikte ein. In den Diagnosesystemen ICD-10 und DSM-5 werden ihre Erkenntnisse für das Erwachsenenalter bisher kaum berücksichtigt, da sie sich auf Untersuchungen mit Kindern beziehen. Dennoch gehört die Bindungstheorie nach wie vor zu den wichtigsten Erklärungsansätzen über die psychische Entwicklung des Menschen. Sie wurde von Karl Heinz Brisch (2009) weiterentwickelt und durch verschiedene Testverfahren wie das Erwachsenen-Bindungsinterview (engl. Adult Attachment Interview, AAI; Gloger-Tippelt, Hofmann 1997) untermauert, das Erwachsene über ihre frühen Bindungserlebnisse befragt.

Professionell Tätige aus Heilerziehungsberufen müssen Verständnis für Bindungsstörungen entwickeln und junge Erwachsene unterstützen, schädigende Bindungsmuster nicht an ihre Kinder weiterzugeben. Sie haben häufig mit jungen Eltern zu tun, die in ihren ersten Lebensjahren wiederholt Misshandlungen, sexuellem Missbrauch oder böswilliger Vernachlässigung ausgesetzt waren. Die Betroffenen wuchsen unter Bedingungen auf, die es ihnen unmöglich machten, eine sichere emotionale Bindung zu entwickeln, und stehen in der Gefahr, ihre innere Befindlichkeit auf ihre Kinder zu übertragen.

Egon Garstick (2013) stellt hierzu in seinem Buch »Junge Väter in seelischen Krisen« das hilfreiche Triemli-Interventionskonzept bei Kleinkindern mit Schreiproblematik (TIKKS) dar. Wenn junge erwachsene Männer mit einer schwierigen familiären Vergangenheit Väter werden, kann das bisherige seelische Gleichgewicht ins Wanken geraten. Die Partnerin ist nun auch Mutter, und sie selbst müssen eine neue Verantwortung gegenüber dem Kind tragen. Aus einer Zweierbeziehung ist eine Dreierbeziehung geworden. Junge Väter können durch die ständigen nächtlichen Schreiattacken ihres Säuglings an den Rand der Belastung kommen. Sie reagieren zunehmend gereizt bis aggressiv. Die Mütter erleben sich als Versagerinnen und entwickeln Schuldgefühle. Um ihnen in dieser Situation zu helfen, haben sich im Zürcher Stadtspital Triemli Pflegefachfrauen, Ärzte, Physiotherapeuten und Psychotherapeuten als Team zusammengeschlossen. In der therapeutischen Arbeit spielt das Thema des »vernachlässigten Sohnes im Vater« (ebd., S. 81) eine bedeutsame Rolle.

Nur wenn professionell Tätige die verschiedenen Bindungsmuster kennen und wissen, wie diese entstehen, können sie vertrauensvolle und tragfähige Beziehungen zu ihren Patientinnen und Patienten aufbauen, die wesentlich zum Behandlungserfolg beitragen. Welch dramatische Folgen ein Bindungsentzug nach sich ziehen kann, zeigt nachfolgendes Beispiel.

Beispiel Susanne wurde als Kind von ihrer Mutter und ihrem Lebensgefährten stark vernachlässigt und misshandelt. Mit 18 Jahren entschließt sie sich zu einer Anzeige. Es kommt zu einem Gerichtsverfahren, in dem Susanne über das entsetzliche Ausmaß ihrer Kindheitsgeschichte berichtet: Die Mutter habe sie schon als Säugling wegen Nichtigkeiten bestraft, so habe sie Schläge mit der flachen Hand, dem Gürtel, Hausschuh oder Kochlöffel bekommen. Einmal habe ihr die Mutter einen heißen Kochtopf an den Unterleib geworfen. Zeitweilig habe sie nackt ohne eine Decke in der Dusche schlafen müssen oder wurde im Keller eingesperrt. Der Kinderarzt hatte von Susanne einen sehr eingeschüchterten Eindruck, äußere Verletzungen seien aber nicht sichtbar oder verdeckt gewesen. Susanne habe schon damals mit unbewegtem Gesicht eine »gefrorene Aufmerksamkeit« gezeigt. Immer die Situation beobachtend, habe sie in sich gekehrt gewirkt und still auf ihrem Platz gesessen. Bei jedem Fehlverhalten wurde ihr Böswilligkeit unterstellt, sogar bei ihren Asthmaanfällen. Zwei Tage nach ihrer Aussage erleidet Susanne infolge ihres Asthma bronchiale ein Organversagen. Am Tag darauf verstirbt sie. Das psychiatrische Gutachten ergibt, dass sie sich in einem hochgradigen Loyalitätskonflikt befunden und trotz ihrer Anzeige noch auf eine Entschuldigung der Mutter gehofft habe. Diese ist sich jedoch nach wie vor keiner Schuld bewusst und leugnet weiterhin alles ab. Der aus der Gerichtsverhandlung resultierende Stress endete für Susanne tödlich. ×

Ein Bindungstrauma wird besonders intensiv erlebt, wenn der Bindungsentzug vorsätzlich herbeigeführt wird, wie im Beispiel von Susanne. Betroffene können dann kaum die Beziehung zu ihrer Bezugsperson lockern oder verändern. Bindungsprobleme können schwerer gelöst werden, wenn die schädlichen Bindungsmuster chronisch sind.
Michaela HUBER (2006) setzt sich insbesondere mit den destruktiven Auswirkungen eines Täter-Introjekts auseinander. Darunter wird ein Ego State verstanden, der dem Angreifer loyal verbunden ist, sich mit ihm identifiziert und unbewusst dessen Überzeugungen übernimmt. So kann sich das Opfer beispielsweise selbst für verachtenswert halten. In der Therapie lernen Patientinnen und Patienten, diese negative Energie konstruktiv zu nutzen. Wichtige Tipps zum Umgang mit täteridentifizierten Anteilen sind (ebd., S. 229):

- Den täteridentifizierten Anteil wertfrei akzeptieren
- Botschaft an diesen Anteil: »Du bist wichtig!«
- Den destruktiven Hass nutzen lernen
- Anerkennen des Andersseins
- Den täteridentifizierten Anteil verstehen wollen

Jochen PEICHL (2013) hilft den Patientinnen und Patienten, die Introjekte oder täterloyalen Anteile zu symbolisieren. Dies kann beispielsweise anhand von Märchenfiguren wie Dämonen oder Monstern geschehen. Sobald die Anteile identifiziert und benannt sind, ist es möglich, mit ihnen Absprachen, z. B. in Form eines Waffenstillstands (ebd., S. 243), zu treffen.

Medienkonsum und Mediensucht

Das Internet übt auf junge Erwachsene eine hohe Faszination aus. Es ist nicht nur das wichtigste Medium, um sich zu informieren, sondern bietet zugleich Unterhaltung und Nähe zu anderen Personen. Junge Erwachsene besuchen Chats und Blogs, spielen Onlinespiele oder nutzen pornografische Seiten. Einige können ihre Onlineaktivitäten nicht mehr kontrollieren. Doch ab welchem Zeitpunkt sollte von einer Sucht gesprochen werden?

Wie das Internet unser Denken und Handeln beeinflusst, zeigen die Ergebnisse einer Studie von Josef BROCKMAN (2011):

- Das Internet verändert den Umgang mit der Zeit und ist mit einer ungeheuren Zeitverschwendung und Ablenkung verbunden.
- Das Internet vermittelt das Gefühl, nie wirklich allein zu sein.
- Informationen dienen mehr der eigenen Unterhaltung, Konsumenten werden zu Produzenten, und jede Person kann ihr eigener Experte sein.
- Das Private wird immer öffentlicher und überschreitet die lokalen Grenzen.
- Eigene Entscheidungen werden immer stärker von anderen beeinflusst.
- Es besteht die Gefahr einer Suchtentwicklung.

Die Beschäftigung mit Bildschirmmedien hat auch positive Seiten. Sie fördert bei jungen Menschen das visuell-räumliche Vorstellungsvermögen und befähigt sie, rasch zwischen mehreren Tätigkeiten zu wechseln. So schneiden junge Erwachsene, die regelmäßig das Computerspiel »Counter Strike« spielen, deutlich besser in Multitaskingaufgaben ab – eine Kompetenz, die in modernen Berufssparten sehr gefragt ist. Andererseits scheint die visuell-räumliche Fähigkeit zulasten anderer Kompetenzen zu gehen. Vielen jungen Erwachsenen fällt es schwer, im wirklichen Leben auf Menschen zuzugehen.

Neuere Studien und Metaanalysen (GÜNTER 2011) zeigen, dass durch gewalthaltige Videospiele das Risiko für aggressives Verhalten steigt. Gleichzeitig nimmt die Fähigkeit zur Empathie und prosozialen Verhaltensweisen ab. Letztere beschreiben Handlungen, die zum Wohle anderer Personen unternommen werden, wie einer älteren Dame über die Straße zu helfen. Die Beschäftigung mit Ego-Shootern führt langfristig zu einer emotionalen Abstumpfung. Die Spiele nehmen den Blick der Spielfigur

ein und erzeugen so die Illusion, selbst am Geschehen teilzunehmen. Die Grenzen zwischen virtueller und realer Welt verschwimmen. Ziel dieser Spiele ist es, möglichst viele virtuelle Gegner »abzuschießen«. Daher werden sie oft auch Ballerspiele genannt.
Exzessives Spielen am Computer kann in eine sogenannte Verhaltenssucht münden, bei der sich junge Erwachsene in eine Parallelwelt zurückziehen. Soziale Kontakte, Schule, Lehre oder Studium werden zunehmend vernachlässigt oder abgebrochen. Dies kann schließlich zur Arbeitslosigkeit führen. Der hohe Suchtcharakter wird verstärkt, wenn Betroffene in einer Gilde – einer Gemeinschaft in Online-Rollenspielen – die nötige Anerkennung erhalten, die sie sonst im aktuellen Lebensumfeld nicht bekommen. Eine Gilde kann z. B. aus Zwergen, Kämpfern oder Handwerkern bestehen. So gibt es in Onlinespielen zahlreiche Möglichkeiten, mit seinem Charakter aufzusteigen, indem Aufgaben erfolgreich bewältigt werden.
Bei Medienwirkungen kommt es immer auch auf den Inhalt an. In einer Therapie sollten folgende Punkte untersucht werden:

- Mit wem identifiziert sich der User, und wer sind seine Vorbilder?
- Was genau ist sein Ziel in einem Spiel?
- Wie ist es für ihn, ständig virtuelle Gegner zu töten?
- Kann er noch Empathie spüren?

Die Stundenzahl ist nicht das entscheidende Kriterium für eine Suchtentwicklung. Eine erheblich ausgeprägte Onlineaktivität reicht als Hinweis allein nicht aus. Vielmehr müssen negative Folgeerscheinungen hinzukommen. Gefährdet sind vor allem junge Menschen, die die virtuelle Welt als Ersatz zur realen Welt nutzen und unter einem schwachen Selbstbewusstsein, mangelnder Wertschätzung und Kommunikationsfähigkeit, sozialen Ängsten und Mobbingerfahrungen leiden. Die verschiedenen Medien und Chats im Internet ermöglichen den Spielerinnen und Spielern, Fantasien nachzugehen, in vielfältige Szenen – auch in ein kriminelles Milieu – einzutauchen und narzisstische Bedürfnisse auszuleben, indem sie z. B. ein »Held« sein dürfen.

BEISPIEL Die 17-jährige Annika verbringt täglich mehr als vier Stunden mit dem Onlinespiel »World of Warcraft«. Immer öfter schwänzt sie die Schule und geht schließlich gar nicht mehr hin. Im Erstbesuch einer jugendpsychiatrischen Klinik zeigt Annika eine ausgeprägte Angststörung und soziale Phobie, Essproblematik sowie körperliche Beschwerden ohne organische Ursachen (Somatisierungsstörung). Es besteht ein Verdacht auf sexuellen Missbrauch. Monatelang verweigert sie trotz aller Sanktionsdrohungen vonseiten der Schulbehörden und des Ordnungsamts den Schulbesuch. Mit ihrer alleinerziehenden Mutter ist es nach der Trennung der Eltern zu einer symbiotischen Verstrickung gekommen. Die Bindung ist so stark, dass Annika nicht mehr weiß, welche Persönlichkeitsanteile ihre und welche die der Mutter sind. Infolgedessen ist sie in ihrer eigenen Identität, ihren Gefühlen und Wahrnehmungen zunehmend verwirrt. Annika wünscht sich, ihren Schulabschluss nachzuholen. Dies motiviert sie schließlich, regelmäßig an einem tagesklinischen Projekt teilzunehmen. Nach drei Monaten schafft sie es, die Schule auf dem Klinikgelände wieder zu besuchen. In weiteren Gesprächen in der Suchtambulanz lernt sie, ihren Medienkonsum einzuschränken und sich auf ihr Ziel, ihren Schulabschluss, zu konzentrieren. Sie zeigt einen verbesserten Selbstwert, versucht sich stärker von ihrer Mutter abzugrenzen, und nimmt erste Kontakte zu Gleichaltrigen auf. ×

Zwanghafter Internetgebrauch ist eine Störung der Impulskontrolle, die aus einer Fehlsteuerung des Belohnungssystems resultiert und deren Symptome ebenfalls bei Substanzabhängigkeiten (z. B. Drogen- oder Alkoholsucht) zu beobachten sind. Beim pathologischen Spielen kommt es zu »automatisiert ablaufenden Handlungsschablonen, die willentlich in Bezug auf Zeitpunkt, Dauer und Intensität kaum noch steuerbar« (Wölfling u. a. 2011, S. 132) sind. Das Computerspiel löst bei den Userinnen und Usern Glücksgefühle aus, wodurch es im Belohnungszentrum zu einer stark erhöhten Ausschüttung des Botenstoffs Dopamin kommt. Das Gehirn nimmt das Computerspiel als sehr wichtigen Reiz wahr, und es bildet sich ein sogenanntes Suchtgedächtnis. Nach einiger Zeit wird die Anzahl der Rezeptoren verringert, und der Reiz wird abgeschwächt. Bereits kleinste Auslösereize können zu einem neuen unwiderstehlichen Verlangen führen, Computerspiele exzessiv zu nutzen.

Im Verlauf der Suchtentwicklung machen sich spürbare negative bis destruktive Verhaltensänderungen im psychosozialen Bereich bemerkbar. Betroffene ziehen sich zurück und isolieren sich vollkommen von der Außenwelt. In der Therapie müssen sie erst wieder lernen, alternative Dinge zu tun und Kontakt zu realen Personen aufzunehmen.

Im neuen DSM-5 sind suchtartige Computerspielnutzung (engl. Internet Gaming Disorder) und Internetnutzung (engl. Internet Use Disorder) als

Forschungsdiagnosen aufgeführt. Sobald der Verdacht besteht, dass die Mediennutzung einer Patientin oder eines Patienten problematische Züge annimmt, ist eine störungsbezogene Anamnese zu erheben. Bei dieser wird untersucht, unter welchen Umständen die Symptome erstmalig auftraten, welche Auslöser sie hatten, wie lange sie andauerten oder ob sie schon einmal behandelt wurden. Die Krankheitsvorgeschichte ist eines der zentralen Elemente der ärztlichen, therapeutischen, pädagogischen sowie beratenden Arbeit. Sie bildet die Grundlage für die Diagnosestellung und ist somit die Voraussetzung für weitere Maßnahmen.

Kriterien für eine Mediensucht

- **Computer oder Handy nehmen einen zentralen Platz im Leben ein**
- **Kontrollverlust: längerer und regelmäßiger Konsum als intendiert**
- **Zunehmende Einengung des Denkens, Verhaltens und Fühlens**
- **Zunehmende Nutzung des Computers und des Internets zur Stimmungs- und Gefühlsregulation**
- **Negative körperliche, soziale und leistungsbezogene Konsequenzen**
- **Toleranzentwicklung**
- **Entzugserscheinungen: Nervosität, Unzufriedenheit, Gereiztheit und Aggressivität**
- **Medienkonsum über mindestens zwölf Monate**

Für die Phase der Adoleszenz und Emerging Adulthood besteht das 2,5-fache Risiko, an einer Internetsucht zu erkranken (Rumpf u.a. 2011). Es wird zwischen drei Formen unterschieden: Abhängigkeit von Rollenspielen, Sucht nach Cybersex und Abhängigkeit von sozialen Netzwerken. Soziale Ängstlichkeit und Phobie, depressive Verstimmungen, ADHS, Anpassungsstörungen und Asperger-Syndrom scheinen die Entwicklung einer Internetsucht begünstigen zu können (Wölfling u.a. 2011, 2013). Die Cybersexsucht stellt dabei die Beziehungen junger Erwachsener auf eine große Probe. Betroffene sind ständig auf der Suche nach immer stärkeren sexuell stimulierenden Reizen. Nicht selten kommt es zu Lustlosigkeit gegenüber den realen Partnerinnen und Partnern, Vertrauensverlust, Isolierung, Entwicklung einer egozentrischen Sexualität und im Extremfall zur Trennung. Die jungen Erwachsenen verlieren dann ihren Halt und rutschen tiefer in die Abhängigkeit.

Die PINTA-Studie von Hans-Jürgen Rumpf und Kollegen (2011) untersuchte erstmalig die Häufigkeit der Internetabhängigkeit in Deutschland. Hierzu wurden 15.023 Personen hinsichtlich ihres Internetgebrauchs befragt. Bislang scheinen überwiegend Jugendliche und junge Erwachsene eine Internetabhängigkeit zu entwickeln. 2,4 Prozent der 14- bis 24-Jährigen weisen eine Internetsucht auf. Zusätzlich ist der Internetgebrauch bei 13,6 Prozent problematisch. Besonders gefährlich sind Online-Rollenspiele, in denen Spieler mit anderen Usern interagieren. Wie in der realen Welt nehmen sie soziale Verpflichtungen an. So nimmt ihr Charakter beispielsweise an regelmäßigen Elterngruppen teil. Andererseits machen Spiele süchtig, die einen hohen Schwierigkeitsgrad haben, sodass lange gespielt werden muss, um Aufgaben zu lösen und erfolgreich zu sein.

BEISPIEL Der 19-jährige Christoph wird wegen sexuellen Missbrauchs von zwei Kindern, dem Besitz und Verfassen pornografischer Schriften sowie dem Verstoß gegen das Waffengesetz zu einer Jugendstrafe von drei Jahren und sechs Monaten verurteilt. Bis zu seiner Verhaftung zeigte er eine ausgeprägte Mediensucht. Immer öfter tauschte er sich mit anderen Chatteilnehmerinnen und -teilnehmern über Sex mit Kindern aus, anfangs nur, um sein »virtuelles Gegenüber« zu provozieren. Auch erregte es ihn, über eigene Gewaltfantasien zu schreiben. Im Kinder- und Jugendchat gab er manchmal an, ein 9- oder 13-jähriger Junge zu sein. Nach und nach legte er sich andere Namen zu, um neue Chatpartner zu gewinnen. Er baute sogar Rechtschreibfehler in seine Äußerungen ein, um die Sprache altersmäßig seiner jeweiligen Identität anzupassen. Das sei für ihn geradezu »berauschend« gewesen. Manchmal kommunizierte er mit fünf Gesprächspartnern gleichzeitig, zeitweise benutzte er mehr als zehn verschiedene Identitäten bewusst und manipulativ, sodass er immer mehr den Überblick verlor. Diese Internetkontakte hätten ihn mit der Zeit völlig vereinnahmt. Er bezeichnete sich selbst als süchtig. Sein Chatten im Internet war sowohl Langeweiletöter als auch seine »Droge«. Oft sei er voller Adrenalin gewesen, wie wenn er mit einer Achterbahn fahre. Für einige Monate zog er sich völlig in die virtuelle Welt zurück. Neben den kinderpornografischen Chaträumen, in denen es hauptsächlich um Sex mit Kindern ging, beschäftigte er sich mit Computerspielen wie »World of Warcraft«. Über eine längere Zeit spielte er mit vierzig bis fünfzig Leuten in einer Gilde gleichzeitig. Beim Spielen fühlte er sich den anderen Mitspielerinnen und Mitspielern überlegen. Er sei der Oberbefehlshaber der Gilde gewesen, dessen Position er mit viel Ehrgeiz erreicht habe. Er habe es sehr genossen, dass andere Mitglieder auf ihn gehört hätten.

Nach einem Dreivierteljahr erkannte er, dass er nur noch in virtuellen Spielwelten lebte und keine Freunde mehr hatte, und löste daraufhin die Gilde auf. Danach habe er zunehmend Fantasien entwickelt, einen Jungen zu quälen, ihn gegen seinen Willen zu fesseln und sexuell zu missbrauchen. Mit einem älteren Internetpartner, von dem er sich sehr freundlich und respektvoll behandelt fühlte, tauschte er sich häufig über sexuelle Handlungen mit Jungen aus. Sie entwickelten gemeinsam einen Plan, Kinder zu sexuellen Handlungen zu nötigen, und schickten sich mehrfach kinderpornografische Fotos. Dieser Mann war die erste Person im Chat, der er seinen richtigen Namen nannte. Dieser habe ihn gefragt, ob er Jungen in seiner näheren Umgebung kenne, und davon geschwärmt, wie gut Sex mit präpubertierenden Jungen sei. Dadurch habe er einen »Funken« bei ihm angefacht. Das auflodernde Feuer konnte Christoph schließlich nicht mehr unter Kontrolle bringen, was dann zu seiner Gefängnisstrafe geführt habe. ×

Das Beispiel beschreibt eindrücklich die Notwendigkeit zu handeln, bevor die Mediensucht chronisch wird und die Betroffenen die Kontrolle über ihr Verhalten verlieren. Sie wissen dann nicht mehr, wann es begonnen hat, können das Ausmaß nicht einschätzen und nehmen die Intensität, mit der sie z. B. die Spiele konsumieren, nicht mehr wahr. Gleichzeitig misslingt ihnen der Versuch, weniger Zeit im Internet zu verbringen oder das Spielen gar aufzugeben. Das Bedürfnis wird immer stärker, und es treten erste Entzugserscheinungen wie Unruhe oder Konzentrationsschwierigkeiten auf. Die Anforderungen in der Schule, in ihrem Job oder private Verpflichtungen können sie nur noch bedingt erfüllen, da ihre Gedanken immer um das Internet kreisen. Bereits erste Warnzeichen sind daher ernst zu nehmen.

Neben der Mediensucht gilt es, auch die Automatenspielsucht zu beachten. Laut der Bundeszentrale für gesundheitliche Aufklärung (Pantel 2014) litten 2013 fast 25 Prozent der 18- bis 20-jährigen Männern an einer Automatenspielsucht. 2007 waren es noch 5,8 Prozent.

Paradoxe Intervention als Diagnostikum

Für Behandelnde stellt sich die Frage, ab wann die Grenze zum Krankhaften überschritten ist. Die paradoxe Intervention ist ein geeignetes Mittel, um zwischen missbräuchlichem Verhalten und Abhängigkeit von den neuen Medien zu unterscheiden.

Therapeutinnen und Therapeuten stellen den vermeintlichen Medienabhängigen hierzu für eine begrenzte Zeit (meist für 14 Tage) ein ärztliches Attest für die Schule oder den Arbeitgeber mit dem Hinweis aus, dass Sucht eine Erkrankung ist. Das Attest schützt die Klientinnen und Klienten sowie Eltern während des Experiments vor Sanktionen. In dieser Zeit können sich die jungen Erwachsenen völlig ihren Medien widmen, ohne am familiären Leben teilzunehmen, sich mit Freunden zu treffen oder einem realen Hobby wie Fußballspielen nachzugehen. Die Mutter oder eine andere Bezugsperson wird gebeten, der betroffenen Person dreimal täglich ein kleines Tischchen mit einer Mahlzeit und einer Flasche Wasser vor die Tür zu stellen. Die Mahlzeiten nimmt die betroffene Person allein in ihrem Zimmer zu sich. Die Eltern sollen in diesem Zeitrahmen keine weiteren Kontrollen ausüben, auch wenn sich der Biorhythmus ihres Sohnes oder ihrer Tochter verschieben sollte. Toilettengänge und Waschen sind im familiären Bad erlaubt.

Die Betroffenen können so selbst überprüfen, inwieweit sie in der Gefahr sind, ihre bisherigen sozialen und emotionalen Kompetenzen zu verlieren. Bei einem Wert größer 5 (auf einer Skala bis 10) sind sie »nicht mehr Chef im eigenen Haus«. Durch die paradoxe Intervention gelingt es in einigen Fällen, die festgefahrenen destruktiven Verhaltensmuster zu durchbrechen und ein Bewusstsein über die aktuelle Situation herzustellen. Eltern, Betreuerinnen und Betreuer fühlen sich in dem vereinbarten Zeitraum oftmals entlastet. Einige gehen abends mit dem Partner ins Restaurant und können ihr Leben – ohne Streit und Stress – wieder genießen.

Bei einem Abusus (missbräuchlichem Verhalten) sind die jungen Erwachsenen zunächst von der Erlaubnis angetan – das verlockende Angebot reizt sie. Sobald sie jedoch merken, was sie dafür alles aufgeben müssen, wie mit Freunden zu »chillen« oder Fußball zu spielen, beginnen sie, sich gegen die verbundenen Einschränkungen zu wehren. Immer stärker wird ihnen bewusst, dass das Angebot die Nachteile nicht aufwiegt und ihnen beispielsweise Freunde doch sehr wichtig sind.

Bei einem klassischen Suchtverhalten freuen sich die Betroffenen über das Angebot, loben die Behandelnden dafür und sagen den Eltern, dass sie nun endlich jemanden getroffen haben, der sie versteht. Ihre Augen leuchten wie bei einem Adrenalin-Kick. Eine Einsicht über die Nachteile fehlt.

Am Ende des Experiments werden die Erfahrungen mit allen Beteiligten diskutiert und mögliche Schlussfolgerungen daraus gezogen. Um weitere Kämpfe mit den Eltern oder Betreuern zu vermeiden, können je nach Gegebenheit eine stationäre Entgiftung oder die Entwicklung eines Kontrollprogramms vereinbart werden. Auch wird der weitere Schulbesuch oder ein möglicher Schulwechsel besprochen.

Ziele der paradoxen Verschreibung

- **Unterscheidung von Missbrauch und Abhängigkeit von den neuen Medien**
- **Durchbrechung des »Reizes des Verbotenen« durch die bewusste Erlaubnis zum Medienkonsum**
- **Überprüfung der Selbstkontrolle**
- **Entlastung der Eltern oder Betreuer**

Behandlung der Mediensucht

In Gesprächen mit jungen Erwachsenen stehen die schon eingetretenen Folgen und das Ausmaß ihres süchtigen Verhaltens im Vordergrund. Ebenso werden die destruktiven Kommunikationsmuster in der Familie, die Kontroll- und Machtspiele und der daraus resultierende »Wenn-dann-Kreislauf« besprochen, die den Autonomie-Abhängigkeitskonflikt noch verstärken. Ein typisches Beispiel ist: »Wenn du nicht bald ins Bett gehst, dann schließe ich den Computer für eine Woche in den Keller ein.« Da die jungen Erwachsenen zukünftig mit den neuen Medien arbeiten werden, gilt es, einen kontrollierten Umgang zu entwickeln. Wahrnehmungsübungen helfen ihnen, wieder Zugang zur Realität und zur Umwelt zu finden.

Ziele bei der Behandlung der Mediensucht

- **Herstellung einer eigenen Therapiemotivation**
- **Ermittlung der Bedürfnisse, die durch das Spiel oder die sozialen Medien befriedigt werden**
- **Ermittlung von alternativen Interessen**
- **Ermöglichung eines adäquaten Spiel- und Internetverhaltens durch das Führen eines Gedanken- und Gefühlsprotokolls**

Mithilfe von Futur-II-Fragen kann von dem Problem ausgehend auf die Lösung fokussiert werden.

Futur-II-Fragen zur Mediensucht

- Angenommen, es gelingt Ihnen, eine Stunde weniger den Computer zu benutzen, mit was könnten Sie dann diese Stunde ausfüllen, und wie würden Sie sich dann fühlen?
- Angenommen, Sie würden Ihre Eltern oder Betreuer an Ihrer virtuellen Welt teilnehmen lassen, was würde sich dann in Ihrer Beziehung verändern?

Die Betroffenen und ihre Eltern sollten schon im Erstkontakt über die Funktionen der Symptome informiert werden. Hierzu deuten die Behandelnden die Symptomatik als eine Strategie der Patientinnen und Patienten, ihre Grenzen auszutesten und die Möglichkeiten des Internets »auszukosten«, um Spannung und Abwechslung zu erfahren (engl. Sensation Seeking). Gleichzeitig dient sie als Vermeidungsstrategie dazu, sich nicht mit dem Erwerb notwendiger Skills befassen zu müssen. Die jungen Erwachsenen, Eltern oder Betreuer werden aufgefordert, den Gewinn und Preis ihres Verhaltens genauestens abzuwägen. Auf diese Weise entwickelt sich eine neue Gesprächskultur, die den Schuldkreislauf durchbricht.

Wichtig ist es auch, nach beschämenden Erfahrungen mit Cybermobbing und Cyberstalking in der Schule, Berufsschule und am Arbeitsplatz zu fragen. Denn Handy- oder Internetanwendungen, Foren, Weblogs oder Instant Messenger werden immer häufiger genutzt, um andere Personen zu entwerten, bloßzustellen oder ihren sozialen Beziehungen Schaden zuzufügen. Werden solche Aggressionen mehr als zwei- oder dreimal über öffentliche Kanäle verbreitet, spricht man von Cybermobbing.

Ausprägungsformen von Cybermobbing (nach IKG 2012)

- **Rufschädigung** gezielte Verbreitung von Verleumdungen über das Opfer
- **Belästigung** Verspottung, Beleidigung und Bedrohung des Opfers
- **Bloßstellung und Verrat** gezielte Verbreitung persönlicher oder intimer Informationen des Opfers, die ursprünglich vom Opfer selbst stammen
- **Sexuelle Belästigung** sexistische, entwürdigende Bemerkungen und Handlungen sowie unerwünschte Annäherung
- **Happy Slapping** Handyaufnahmen gezielter gewalttätiger Angriffe und Verbreitung im Internet
- **Identitätsdiebstahl** Ausgeben als eine real existierende Person

Die Möglichkeiten, sich zu verteidigen, sind gering. Das Opfer wird gezielt in Gefahr durch Dritte gebracht. So werden beispielsweise Informationen über das Opfer an potenziell gefährliche Personen oder Gruppen gegeben, oder das Opfer wird auf Sexseiten angeboten. Meist stehen den Betroffenen als Lösungswege nur der Rückzug aus ihrem sozialen Umfeld und die Flucht in eine virtuelle Welt zur Verfügung, um einer weiteren Beschämung zu entgehen. Aufgrund ihrer negativen Erlebnisse sind sie häufig nicht in der Lage, ihre Mitschülerinnen und Mitschüler offen auf die Aktionen anzusprechen oder bei Lehrerinnen und Lehrern um Hilfe zu bitten.

Laut einer repräsentativen Studie der Universitäten Münster und Hohenheim von Thorsten Quandt und Ruth Festl (2013) sind mehr als 36 Prozent der befragten 5.600 Jugendlichen Opfer von Cybermobbing. Beschämende und peinliche Fotos oder Videos erleben die Betroffenen als sehr belastend. Sie sind verletzt, verzweifelt, hilflos und zugleich wütend. Auch leiden sie unter Schlafstörungen, Ängsten, depressiven Verstimmungen, körperlichen Symptomen oder fügen sich Verletzungen zu. Selbstverletzendes Verhalten ist dann oft eine Bewältigungsstrategie, da der körperliche Schmerz besser zu ertragen ist als der seelische.

Nach einem ambulanten und tagesklinischen Mediensuchtprojekt, das eigens von 2007 bis 2008 in der LWL-Klinik Gütersloh durchgeführt wurde, scheint eine ambulante Therapie sinnvoll,

- wenn kein exzessiver Onlinekonsum besteht,
- wenn die betroffene Person die Funktion des Medienkonsums und die Suchtdynamik verstehen lernen will,
- wenn sie motiviert ist, einen kontrollierten Umgang mit ihrem »Suchtmittel« zu entwickeln,
- wenn sie bereit ist, Alternativen zu ihrem bisherigen Konsumverhalten zu suchen,
- wenn die Eltern und relevante Bezugspersonen bereit sind, sich um andere Umgangsweisen gegenüber dem Mediensüchtigen zu bemühen.

Eine ambulante Therapie macht hingegen keinen Sinn, wenn ein massives Suchtverhalten, eine extreme Verweigerung des Schulbesuchs oder der Arbeitsaufnahme, eine Kombination von stoff- und nicht stoffgebundenem Konsum oder nervenzehrende Macht- und Kontrollspiele zwischen Eltern und Betroffenen bestehen. In solchen Fällen können weitere ambulante Gespräche dazu genutzt werden, für eine stationäre Behandlung als »Auszeit« für die erkrankte Person, aber auch für die Eltern oder Betreuenden zu werben und diese vorzubereiten.

Wenn sich die jungen Erwachsenen auf eine ambulante oder stationäre Therapie einlassen, ist es wichtig, gemeinsam mit ihnen einen Auftrag mit realistischen Zielen zu erarbeiten, der sich weniger an der Symptomatik orientiert, sondern vielmehr an den anstehenden Entwicklungsaufgaben.

Auftragsklärung mit realistischen Zielen

- **Analyse der Überforderungssituationen und der Ressourcen**
- **Entwicklung von Alltagskompetenzen und Skills**
- **Entwicklung von Selbstwirksamkeit und Selbstkontrolle**
- **Entwicklung einer angemessenen Streitkultur in der Familie und eines anderen Umgangs mit Kritik**
- **Erwerb eines Verständnisses des eigenen Rückfallwegs**
- **Implementierung eines Kontrollprogramms zur Verhinderung ständiger Machtspiele und Strukturierung des Tages**
- **Verhandlungen über Absprachen hinsichtlich eines regelmäßigen Schulbesuchs, Wiederaufnahme realer Kontakte und von Hobbys**
- **Verbesserung der Beziehungsfähigkeit zu anderen Gleichaltrigen**
- **Kontrollierter Umgang mit den neuen Medien**
- **Entwicklung eines Abschiedsrituals: Abschied von seinem Avatar (künstliche Figur, z. B. Spielfigur in einem Onlinespiel) als Identifikationsfigur**

Andere Themen, die die jungen Erwachsenen beschäftigen, können ebenfalls angesprochen werden. Es bietet sich an, Wege aufzuzeigen, wie die Betroffenen Frustrationssituationen und aggressiven Impulsdurchbrüchen, Ängsten gegenüber dem anderen Geschlecht und der eigenen sexuellen Identität begegnen können. Die meisten Mediensüchtigen können mit Phasen von Langeweile schlecht umgehen. Sie ernähren sich von Fast Food, entwickeln eine Adipositas oder zusätzlich eine substanzgebundene Suchtproblematik mit Cannabis, Amphetaminen oder Alkohol. In einer Therapie ist es daher wichtig, die Hintergründe zu erfragen.

Fragen zum Medienkonsum

- Wie viele Stunden sind Sie täglich im Chat?
- Mit wie vielen Personen kommunizieren Sie täglich?
- Haben Sie einen Nickname (Spitznamen) im Chat, und nehmen Sie manchmal eine andere Identität an?

- Treffen Sie sich auch real mit den Personen, die Sie im Chat kennengelernt haben?
- Wenn ja, welche Erfahrungen haben Sie damit gemacht?
- Haben Sie persönliche Dinge über sich im Chat preisgegeben, und welche Erfahrungen haben Sie damit gemacht?
- Wie viele Freunde haben Sie im realen Leben?
- Was würden Sie als die größte Bereicherung durch die Chatkontakte ansehen?
- Können Sie im Chat offener als in realen Kontakten sein?
- Haben Sie den Eindruck, dass Sie durch die Chat- und SMS-Kontakte mehr Möglichkeiten zu eigenständigem Handeln und Einflussnahme haben?
- Erfahren Sie im Chat mehr Anerkennung als in realen Kontakten?
- Gibt es bestimmte Themen, über die Sie sich im Chat mit anderen Menschen nicht austauschen würden?

Klaus Wölfling und Kollegen (2013) haben ein kognitiv-behaviorales Behandlungsmanual entwickelt. Neben theoretischen Grundlagen beschreibt es störungsspezifische Interventionen wie das Führen von Wochenprotokollen, die Erarbeitung von Problembewältigungsstrategien oder die Rückfallprophylaxe. Das Gruppentherapiekonzept umfasst 15 Sitzungen. Aktuell läuft eine Studie an der Mainzer Universität, die klären soll, inwieweit dieses auf Internet- und Computersucht spezialisierte Verfahren sinnvoll ist. Das Konzept beinhaltet Komponenten, die auch für die einzeltherapeutische Arbeit nützlich sind.

Medienpädagogische Konzepte

Das Internet ist für Jugendliche und junge Erwachsene zur neuen »Lifestyle-Droge« geworden. Computer, Tablets und Smartphones haben das Fernsehgerät als wichtigstes Medium verdrängt. Durch Onlinespiele, pornografische und radikal politische Portale sowie die zusätzliche Einnahme von Suchtstoffen versuchen junge Menschen, aus der wirklichen Welt auszubrechen, in der sie keine Perspektiven sehen. Gleichzeitig können sie mehrere Identitäten und Maskeraden annehmen. Die Flucht in Parallelwelten ist eine Vermeidungs- und Ablenkungsstrategie, um sich nicht den realen Problemen stellen zu müssen.

Die jungen Menschen werden mit einer Fülle von Informationen und Reizen »überflutet«. In Familien, aber auch in anderen Kontexten kann dies zu Kommunikationsbarrieren und -abrissen führen.

BEISPIEL Der 18-jährige Andreas kommt gegen halb fünf von der Schule nach Hause. Er setzt sich sofort an den Computer und »daddelt«. Seine Mutter kehrt eine Stunde später von der Arbeit heim und widmet sich direkt ihrem iPad. Der Vater erscheint um sechs Uhr, zieht sich in sein Arbeitszimmer zurück und surft im Internet, bis ihm Andreas per WhatsApp-Nachricht mitteilt, dass er Hunger habe. Der Vater ruft den Pizzadienst an. ×

Als ihr größtes Problem geben junge Erwachsene aber an, ständig erreichbar sein zu müssen – so das Ergebnis einer eigens durchgeführten Befragung an der LWL-Klinik in Gütersloh. Trotz der publizistischen Aufarbeitung des NSA-Skandals haben sie meist kein Gefühl dafür entwickelt, was mit ihren persönlichen Daten und Informationen im Netz geschieht. Sie wissen oft nicht, dass sie gespeichert bleiben, und können so die daraus resultierenden Gefahren nicht erkennen.

Medienpädagogische Angebote in der stationären Behandlung knüpfen an diesen Defiziten an. Eine individuelle Medienstrategie wird erarbeitet, die Patientinnen und Patienten hilft, selbstbestimmt, kreativ und sozial verantwortlich mit Medien umzugehen. Auch üben sie, sich in nicht virtuellen sozialen Netzen zu bewegen. Dazu gehört, Kontakte zu knüpfen und zu pflegen ebenso wie Small Talk zu führen.

Viele junge Erwachsene sind von der medialen Inszenierung so fasziniert, dass die virtuelle Welt für sie wahrer wird als die reale Welt. Im Zuge dessen müssen auch die Behandelnden Medienkompetenzen erwerben, um mit ihnen ins Gespräch zu kommen und Lösungsstrategien entwickeln zu können. Erforderlich ist, dass sie die Chancen, aber auch die Risiken im Umgang mit den neuen Medien kennen.

Chancen digitaler Medien Digitale Technologien haben unsere Vorstellung von Raum und Zeit deutlich verändert und sind aus allen Lebensbezügen nicht mehr wegzudenken. Neben der Chance zur Interaktion und Teilhabe ist es insbesondere die Vielfalt an Möglichkeiten, die den Reiz des Internets ausmacht. E-Mails, Onlinebanking, soziale Netzwerke, Onlineshopping, Cloud Services oder mobile Kommunikation wurden in kürzester Zeit zum festen Bestandteil unseres Alltags und formen unser Verhalten sowie unsere Identität. Wer ohne Internet ist, fühlt sich sozial isoliert.

Chancen digitaler Medien

- **Soziale und politische Teilhabe im Netz**
- **Unterhaltung mit Freunden, neue Bekanntschaften**
- **Suche nach Informationen**
- **Erleben der eigenen Kompetenz und das Erfahren von Autonomie**
- **Game-based Learning**
- **Blended Learning (gemischte Lernformen) anstelle von Präsenzunterricht**

Die digitalen Medien haben eine Generation von jungen Menschen geprägt, die anders denkt, andere Ansprüche hat und vieles anders macht. Sie ist in einer vernetzten Welt aufgewachsen, in der Kommunikation rund um die Uhr völlig normal ist. Diese Entwicklung gilt es gewinnbringend zu nutzen. Wenn es im therapeutischen Prozess zu Krisen kommt, können Behandelnde die jungen Patientinnen und Patienten durch E-Mails zwischen den vereinbarten Terminen schnell und intensiv begleiten. Durch das Medium können krisenhafte Zuspitzungen vermieden werden. Gerade junge Erwachsene sind für digitale Anwendungsformen der Psychotherapie wie Onlineberatung und Chatroom-Therapien sehr empfänglich.

In den letzten Jahren haben sich zahlreiche Selbsthilfeportale entwickelt. Darüber hinaus gibt es einige internetbasierte Interventionsprogramme zur Behandlung psychischer Erkrankungen. In der Schweiz ist 2013 auf Initiative der Züricher Zentren für Suchtmedizin (Arbeitsgemeinschaft für risikoarmen Umgang mit Drogen, Arud) das Selbsthilfetool CANreduce entstanden, das junge Erwachsene unterstützt, ihren Cannabiskonsum einzuschränken und dem Verlangen zu widerstehen (Schaub u.a. 2013). Mithilfe eines Konsumtagebuchs können sie sich eigene Ziele setzen und bekommen ihren Vorsätzen entsprechende motivierende Rückmeldungen wie »Weiter so!« oder an schlechten Tagen »Bleib dran!«.

Die professionelle psychosoziale Beratung im Internet geht inzwischen über die Pionierphase hinaus. Internetbasierte Angebote sind nicht als Konkurrenz zu bisherigen Psychotherapien zu betrachten, sondern als Chance, eine neue Zielgruppe zu erschließen. Bei den Angeboten handelt es sich um eine neue Beziehungsform, die Raum für Selbsterprobungen und alternative Beziehungsaufnahmen schafft. So eignen sie sich insbesondere für junge Menschen, die lange auf einen Therapieplatz warten müssen oder mit ausgeprägten Schamgefühlen zu kämpfen haben, weil sie z. B. Stigmatisierungen erfahren mussten (Wagner, Maercker 2011).

Junge Erwachsene mit sozialen Phobien versuchen, eine Face-to-Face-Therapie zu vermeiden, und sind erleichtert, wenn sie zunächst ein Onlineangebot in Anspruch nehmen können. Für sie bietet die Anonymität einen Schutz vor dem kritischen Blick anderer Personen. Auf Dauer kann die Onlineberatung das therapeutische Gespräch jedoch nicht ersetzen.

Die Nachfrage nach internetbasierten Programmen scheint groß zu sein, die Wirksamkeit ist nach Dagmar Kraus (2012) aber noch nicht eindeutig geklärt. Einen anderen Schluss ziehen Christiane Eichenberg und Ralf Ott (2012), die 89 Studien aus den Jahren 2003 bis 2009 ausgewertet haben. Von diesen kamen 91 Prozent zu einem positiven Ergebnis hinsichtlich ihrer Effektivität. In 71,9 Prozent wurden internetbasierte Interventionsprogramme eingesetzt, die auf psychoedukativen und kognitiv-behavioralen Therapieverfahren (KBT) basieren und einen beachtlichen Erfolg darstellen.

Auch Birgit Wagner und Andreas Maercker (2011) sind der Meinung, dass immer mehr evidenzbasierte Studien überzeugen. Die Ergebnisse belegen, dass die Internettherapie gute bis sehr gute Behandlungseffekte erzielt, die mit der traditionellen Face-to-Face-Therapie vergleichbar sind. Dies überrascht, kam der therapeutischen Beziehung in einer Psychotherapie bislang eine wichtige Rolle bei der Symptomverbesserung zu.

In einigen europäischen Ländern übernehmen die Krankenkassen bereits die Kosten der internetbasierten Psychotherapie. Für Angst-, Panik- und Posttraumatische Belastungsstörungen ist ihre Wirksamkeit empirisch belegt. Nichtsdestotrotz ist es aber ratsam, ein bis zwei persönliche diagnostische Sitzungen zu integrieren (ebd.). So hat sich herausgestellt, dass die Intensität des therapeutischen Kontakts wesentlich zum Behandlungserfolg beiträgt. In persönlichen Therapiesitzungen bekommen Betroffene Feedback, das sich auf ihre individuelle Situation und Verfassung bezieht und ihnen in Krisen hilft. Sie können direkte Nachfragen stellen und Missverständnisse aus dem Weg räumen. Die persönliche Bindung ist nicht durch das Internet zu ersetzen und beugt einem Therapieabbruch vor. Auffallend hoch (90 bis 92 Prozent) ist der Anteil weiblicher Teilnehmerinnen an Psychotherapien im Netz (ebd.).

Risiken digitaler Medien In sozialen Netzwerken wie Facebook oder YouTube wird Privates oft ahnungslos ausgeplaudert. Vergessen wird die

Gefahr, die ein solches Vorgehen beispielsweise für künftige Bewerbungsgespräche mit sich bringt. Täglich werden etwa 2.000 bis 3.000 Kurzfilme mit sexuellen Inhalten online gestellt. Einmal hochgeladene Videos können jedoch nur sehr schwer aus dem Internet wieder gelöscht werden. Es ist wichtig, ein Bewusstsein hierfür zu schaffen. Junge Erwachsene müssen lernen, sich über die Konsequenzen im Klaren zu sein und sich im Vorfeld zu überlegen, wie viel sie von sich preisgeben möchten, wie sie ihr Profil im Netz gestalten wollen und wie sie es verfremden können.
Nach Stefan SELKE (2014) boomt die digitale Protokollierung des eigenen Lebens. Die neuen Technologien ermöglichen einen detaillierten Blick auf sich selbst. Mithilfe von Apps und Gadgets wollen junge Erwachsene die eigene Lebensführung optimieren. Letztendlich ist dies aber »Selbstausbeutung und damit an einen wirtschaftlichen Zweck gebunden« (ebd., S. 215).
Einige junge Erwachsene, denen es bisher noch nicht gelungen ist, eine feste Beziehung einzugehen, sammeln suchtartig Pornobilder auf ihrem Handy. Dabei tendieren sie dazu, immer härtere, sadistischere Bilder mit jüngeren Opfern zu suchen. Der Weg von sexueller Stimulation über pädosexuelle Fantasien hin zur sexuellen Gewalttat ist dann manchmal recht kurz – wie das Beispiel von Christoph (siehe S. 136) eindrücklich zeigt. Strafrechtliche Konsequenzen werden nicht bedacht.
Die Frage, ob Pornografie im Internet sexuelle Gewalt fördert oder eher als Sicherheitsventil dient, ist noch offen. Es scheint so zu sein, dass Softcore- und gewaltfreie Pornografie als harmlos einzustufen sind, wohingegen gewaltfreie Hardcore- und Gewaltpornografie aggressives Verhalten steigern. Personen, die ein höheres Risiko haben, selbst sexuelle Gewalt auszuüben, interessieren sich mehr für gewalthaltige Pornografien und werden durch diese stärker negativ beeinflusst.

Gefahren digitaler Medien (nach WÖLFLING u. a. 2011)

- **47 Prozent aller männlichen Jugendlichen und jungen Erwachsenen schauen fast täglich oder sogar häufiger pornografische Videos und Filme.**
- **Die Verbreitung von pornografischen Videos, die aus dem Internet stammen, geschieht überwiegend über Handy von Peer-to-Peer.**
- **69 Prozent der Jugendlichen und jungen Erwachsenen im Alter zwischen 12 und 19 Jahren haben schon pornografische Videos über das Handy kennengelernt.**

- **5 Prozent der jungen Erwachsenen wurden über Handyvideos Sex mit Tieren gezeigt.**
- **Einige Jugendliche und junge Erwachsene waren in gezielt inszenierten Gewaltaktionen involviert, die fotografiert oder auf Handy als Videos aufgenommen wurden. Diese Aufnahmen wurden anschließend im Internet verbreitet.**

Oft herrscht unter professionell Tätigen Ratlosigkeit, wie sie Zugang zu den Userinnen und Usern finden. Mithilfe gezielter Fragen können sie im gemeinsamen Gespräch Lösungswege erarbeiten und zu einem Umdenken beitragen.

Wegweisende Fragen für den »Onlinedschungel«

- Angenommen, Sie würden mich in Ihre virtuelle Welt mitnehmen, was würden Sie mir als Erstes zeigen oder vermitteln wollen?
- Wie könnten Sie mir helfen, eine geeignete »Map« zu entwickeln, um mich bei der Fülle von Reizen und Informationen des Internets zurechtzufinden und nicht verwirrt zu werden?
- Welche Fähigkeiten und Sachkenntnisse könnten Sie mir für einen Einstieg vermitteln?

Exkurs: Das neue Phänomen Stalking mit seinen verschiedenen Formen

Junge Patientinnen und Patienten berichten in letzter Zeit immer öfter von einem Cyberstalking. Vereinzelt neigen auch junge Frauen zu belästigendem Verhalten. Gerade bei jungen Menschen, die ausgeprägte Beziehungswünsche haben und nach Enttäuschungen unter extremer Eifersucht, Neid und Rachegedanken leiden, kommt es zunehmend zu Stalkingaktionen im Netz. Nach Günther Herzog (2008) handelt es sich dabei um ein zielgerichtetes Verhalten.

Unter Stalking versteht man die systematische Belästigung und Verfolgung einer Person durch hartnäckige Annäherungs- und Nachstellungsversuche. Dabei benutzen Stalkerinnen und Stalker verschiedenste Formen und Kontaktmuster wie geheimes Beobachten, Senden von Geschenken, Briefen und E-Mails, »Handyterror« mit SMS, aber auch schwere Gewalttaten. Sie beleidigen ihre Opfer, dringen unerlaubt in ihre Wohnungen ein oder verbreiten Angst und Schrecken durch Todesdrohungen. In Einzelfällen kommt es zu Körperverletzungen, wobei auch Bezugspersonen der Opfer einbezogen werden. Gelegentlich haben Stalkerinnen und Stalker einen Eifersuchts- und Verfolgungswahn entwickelt.

Weibliche Täter verharren länger in ihrem Problemverhalten. Eine mögliche Erklärung sind die medial inszenierten Castingshows und Events wie »Deutschland sucht den Superstar«, die neue Stars oder Models »kreieren« und vor allem weibliche Zuschauerinnen erreichen. Gleichzeitig wecken sie unrealistische Wünsche und Hoffnungen. Junge Frauen sind dann umso enttäuschter und gekränkt, wenn ihre übertriebenen Erwartungen im wirklichen Leben nicht erfüllt werden.

Stalking ist sehr vielschichtig und zeigt sich in ganz unterschiedlichen Formen und Konstellationen. Die Motive können sich im Verlauf des Stalkings verändern. Wenn negative Motive dominieren, ist an eine gewalttätige Eskalation zu denken.

Die drei Ebenen des Stalkings (nach DRESSING, KERSTING 2013)

- **Die psychopathologische Ebene** keine relevante psychiatrische Störung, fortschreitende psychopathologische Entwicklung, psychotische Stalker
- **Die Ebene der Beziehung zwischen Stalker und Opfer** prominente Person, Expartner, andere Beziehungskonstellationen
- **Die Ebene der Motivation für das Stalking** positive Gefühle wie Liebe, Zuwendung, Versöhnung; negative Gefühle wie Rache, Wut, Eifersucht, der Wunsch nach Machtausübung

BEISPIEL Die 18-jährige Victoria wurde lange Zeit von ihrem Vater geschlagen. Sie zeigt Anzeichen einer komplexen Posttraumatischen Belastungsstörung und Borderline-Persönlichkeitsstörung. Auch besteht der Verdacht eines sexuellen Missbrauchs. Ihre Eltern haben ein schweres Alkoholproblem und vernachlässigen ihre Tochter. Seit dem zehnten Lebensjahr wohnt Victoria in Heimen und Wohngemeinschaften. Offen berichtet sie in der Therapie, immer auf der Suche nach einem liebevollen Elternteil zu sein. Nachdem ihre Bezugsbetreuerin vor einem Jahr Suizid beging, entwickelte Victoria große Verlustängste. Immer öfter kam es zu stalkingartigen Kontaktaufnahmen zu Betreuern und Lehrerinnen. Heimlich veröffentlicht sie im Namen ihrer Geschichtslehrerin einen Blog, um sich ihr näher zu fühlen. Sie weiß um jedes noch so kleine private Detail, wie die nicht abgeebbte Affäre zu einer griechischen Urlaubsliebe. Für die professionell Tätige ist dies sehr belastend, und die Situation eskaliert. Durch die Zurecht- und Zurückweisung durch ihre Geschichtslehrerin verliert Victoria die Kontrolle über die Situation. Sie ist zutiefst verletzt, droht mit Suizid und unternimmt Suizidversuche. Bemühungen, sie zu einem Hauptschulabschluss und verschiedenen Praktika zu bewegen, scheitern. Die Situation spitzt sich zu. ×

Zur Diagnostik bei Stalkerinnen und Stalkern eignet sich das Stalking-Risk-Profiling von Harald Dressing und Jan-Michael Kersting (2013). Mithilfe eines manualisierten Vorgehens wird die Gewaltbereitschaft eingeschätzt. Zugleich werden die Risiken für fortgesetztes Stalking, für einen Rückfall sowie für psychosoziale Defizite erfasst. Neben allgemeinen Risikofaktoren wie frühe Gewalterfahrungen oder Beschädigungen des Eigentums der Opfer gibt es Red-Flag-Kriterien wie konkrete Suizidpläne und Tötungsfantasien oder hohe Scores in der Psychopathie-Checkliste von Robert D. Hare (2000). Letztere umfasst Symptome wie Gefühlskälte, fehlendes Schuldbewusstsein, übersteigerndes Selbstwertgefühl, betrügerisches Verhalten, pathologisches Lügen oder Impulsivität. Die Risikoeinschätzung kann sich im Behandlungsverlauf verändern.

Der neue Straftatbestand Nachstellung (Stalking) wurde im April 2007 in das Strafgesetzbuch aufgenommen. Es war ein vom deutschen Recht lange verharmlostes Delikt. Viele Opfer fühlen sich dennoch nicht geschützt. Sinnvoller wäre es, Stalking nicht nur als Freiheitsverletzung zu definieren, sondern auch als Gesundheitsschädigung, da es zu erheblichen psychischen Traumatisierungen mit Schlafstörungen, Angstzuständen und Depressionen führen kann.

Stalkerinnen und Stalkern wird oft durch richterliche Weisungen eine Psychotherapie gegen ihren Willen verordnet. Professionell Tätige müssen zu Beginn einer Behandlung nicht nur einen Zugang zu den Täterinnen und Tätern finden, sondern auch ihr Gefährdungspotenzial einschätzen, wenn die Therapie erfolgreich sein soll. Diese hat immer den Schutz des Opfers im Blickfeld. Zur Behandlung liegen bisher kaum Erfahrungsberichte vor (Dressing, Kersting 2013).

Drogenkonsum und Neuro-Enhancement

In Europa ist in den letzten Jahren eine Fülle von Designerdrogen entstanden. Mehr als fünfzig neue psychotrope Kräuter und Pflanzenextrakte wurden 2012 entdeckt. Viele Kräutermischungen sind legal und fallen nicht unter das Betäubungsmittelgesetz. Sie werden als Raumduft oder Badesalz vertrieben, sind aber in Wirklichkeit ein Ersatzstoff für Cannabis. Künstliche Cannabinoide rufen ähnliche Wirkungen hervor. Konsumentinnen und Konsumenten wissen meist nicht, welche Inhaltsstoffe die Mischungen enthalten, und können so die Risiken nicht abschätzen.
Das aber mit Abstand beliebteste Suchtmittel ist und bleibt der Alkohol. Doch auch hier haben sich gefährliche Formen des Konsums gebildet. Außerdem nehmen junge Erwachsene vermehrt leistungssteigernde Pillen ein, um die Anforderungen ihres Umfelds erfüllen zu können.

Cannabis

Cannabis wird in der Regel als Marihuana konsumiert. Die getrockneten Blüten und teilweise Blätter der weiblichen Cannabispflanze enthalten 1 bis 4 Prozent Tetrahydrocannabinol (THC). Haschisch, ein Cannabisharz, besitzt einen deutlich höheren THC-Gehalt (4 bis 12 Prozent) und wird als Joint oder aus Wasserpfeifen geraucht. Gelegentlich wird Cannabis auch als »Spacecake« eingenommen. Je nach Umgebung und körperlicher wie psychischer Verfassung treten Euphorie und ein Gefühl von »Highsein« auf. Die Konsumentinnen und Konsumenten nehmen ihre Umwelt verändert wahr, ihre Eindrücke sind intensiver und ihre Stimmungen ausgeprägter. In Deutschland haben nach dem neuesten Bericht der Drogenbeauftragten Marlene Mortler (2015) im Jahr 2011 6,7 Prozent der Jugendlichen im Alter von 12 bis 17 Jahren und 39,2 Prozent der 18- bis 25-Jährigen Cannabis mindestens einmal probiert.
Junge Erwachsene, die sich in einer Drogenberatungsstelle oder in den Ambulanzen psychiatrischer Kliniken vorstellen, zeigen häufig emotionale Probleme wie Selbstzweifel, Ängstlichkeit, Depressionen oder Aufmerksamkeits- und Verhaltensstörungen. Die akuten Risiken und langfristigen Folgen werden jedoch nach wie vor kontrovers diskutiert. Sicher ist, dass regelmäßiges Cannabisrauchen die gleichen Gefahren wie das Tabakrauchen birgt und sich die Betroffenen von ihren sozialen Verpflichtungen zurückziehen. Dagegen ist umstritten, ob der Cannabiskonsum

psychotische Symptome wie Halluzinationen, Ängste, Panikattacken und Desorientierung verursachen kann. Fachleute sind sich vor allem uneinig, inwieweit Cannabis im Frühstadium einer Schizophrenie eine akute Psychose auslösen kann. Trotz dieser Bedenken suchen jedoch nur wenige cannabisabhängige junge Erwachsene professionelle Hilfe auf. Ein mehrfacher täglicher Cannabiskonsum führt zu Persönlichkeitsveränderungen, insbesondere im Antriebs,- Aktivitäts- und Leistungsbereich. Bei Patientinnen und Patienten mit einer Schizophrenie kann dies Wahn- und Halluzinationssymptome verstärken. Dagegen wird bei jungen Erwachsenen, die Symptome des amotivationalen Syndroms wie Lethargie, Passivität, mangelnde Motivation oder Interessen- und Antriebslosigkeit aufweisen, vermutet, dass der Cannabiskonsum ihre Symptome mindert (Krumdiek 2006).

Madeline Meier und Kollegen (2012) fanden in einer fast vierzig Jahre andauernden Studie heraus, dass der Konsum von Marihuana das zentrale Nervensystem unwiderruflich schädigen und den Intelligenzquotienten senken kann. Bereits nach einem Jahr traten bei den Teilnehmenden Konzentrationsprobleme und Vergesslichkeit auf. Die cannabisbezogenen Schwierigkeiten beeinflussen viele Bereiche wie das Familienleben, die eigene Gesundheit oder das Berufsleben.

In der Behandlung ist es daher wichtig, Prioritäten festzulegen und ein geeignetes, auf die Bedürfnisse des Einzelnen abgestimmtes Konzept zu entwickeln. Hierzu werden in einem ersten Schritt die Probleme der Patientinnen und Patienten erfasst, um einen individuellen Behandlungsplan zu entwickeln. Mithilfe einer Checkliste von typischen Warnzeichen kann festgestellt werden, ob ein problematischer Konsum vorliegt. Der Cannabis Use Disorder Identification Test (CUDIT; Adamson, Sellmann 2003) wurde auf Grundlage des Alcohol Disorder Identification Test (AUDIT) entwickelt. Anhand von zehn Items wird unter anderem erfasst, wie häufig die jungen Erwachsenen Cannabis konsumieren, wie viele Stunden sie an einem Tag gewöhnlich »high« sind, ob sie Angst haben, die Kontrolle zu verlieren oder soziale Sanktionen zu erfahren, und Schuldgefühle entwickelt haben.

Wertvolle Hinweise gibt auch die von der Arbeitsgemeinschaft der Wissenschaftlichen Medizinischen Fachgesellschaften (AWMF) entwickelte Leitlinie zu cannabisbezogenen Störungen (Bonnet u. a. 2004). Inzwischen gibt es hilfreiche Behandlungsprogramme wie CANDIS, INCANT, CAN STOP, Realize it oder CANreduce, die jungen Erwachsenen dabei

helfen, ihr Verlangen nach Cannabis zu kontrollieren. In Einzel-, Familien- oder Gruppensitzungen verbessern sie ihre sozialen Kompetenzen und Problemlösefähigkeiten und entdecken persönliche Ressourcen (wieder).
Die Programme dauern in der Regel zwischen zwei und neun Monate. In diesem Zeitraum werden eine therapeutische Allianz aufgebaut, die Motivation der jungen Erwachsenen gesteigert und krisenhafte Themen besprochen. Die entwickelten Problemlösestrategien werden gefestigt, bevor die therapeutische Beziehung beendet wird.

Crystal Meth

Methamphetamin-Hydrochlorid (Crystal Meth) ist eine synthetisch hergestellte illegale Droge, die neben Cannabis und Alkohol am häufigsten konsumiert wird. Die klaren, klobigen Kristalle werden nasal eingenommen oder geraucht. Sie machen stark abhängig und wirken sich als Nervengift auf die Psyche und den Körper aus. Gefährliche Folgeschäden sind Atemnot, körperlicher Zerfall oder Hirnschäden. Crystal Meth macht wach, vermindert Angst, Hunger und Schmerz, steigert die Leistung und erzeugt starke Glücksgefühle. Die Effekte setzen schneller ein als bei Speed oder Amphetaminen. Höhere Dosierungen können sowohl Konzentrationsprobleme als auch aggressive und stereotype Verhaltensmuster (Punding) auslösen, wie zwanghaftes Putzen oder Fingerknibbeln (Härtel-Petri 2014). Auch kann es zu psychotischem Erleben kommen.
Eine Untersuchung des Instituts für Therapieforschung (ebd.) ergab, dass Crystal Meth für viele eine Einstiegsdroge ist. Jeder Sechste, der eine Beratungsstelle aufsucht, entwickelte nicht über Cannabis, sondern über Crystal Meth eine Abhängigkeit. Bereits bei der ersten Einnahme wird meist zu 100 mg gegriffen. Cannabinoide helfen den Konsumentinnen und Konsumenten, von Crystal Meth herunterzukommen, sodass sich schnell ein Teufelskreis entwickelt. Die Substanz wird häufig zur sexuellen Stimulation und zur subjektiven Leistungssteigerung eingenommen (ebd.). Ein klares Konsumentenprofil hat sich jedoch nach Meinung der Drogenbeauftragten des Bundes, Marlene Mortler, noch nicht herauskristallisiert (Bundesministerium für Gesundheit 2014).
Beim Absetzen treten starke Entzugserscheinungen auf. Die Betroffenen haben vielfach mit Schlaf- und Antriebslosigkeit, Flashbacks,

Kopfschmerzen, einem Schwächegefühl, gereizter und depressiver Stimmung, Minderwertigkeitskomplexen sowie Suizidgedanken zu kämpfen. Phasen, in denen ihre Bewegungen verlangsamt sind, wechseln sich mit hyperkinetischen Phasen ab, in denen sie einen großen Bewegungsdrang verspüren (Härtel-Petri 2014). Um die Symptome abzuschwächen, greifen viele Betroffene erneut zu Crystal Meth und brechen die Therapie ab.

Seit einigen Jahren suchen deutlich mehr Crystal Meth abhängige Jugendliche und junge Erwachsene ambulante und stationäre Behandlungen auf. Wichtig ist dann, dass die Betroffenen innerhalb von 24 Stunden einen Termin bekommen, da sie im Rausch wenig verlässlich sind. Hilfreich kann es auch sein, sie per SMS oder Anruf an die vereinbarte Sitzung zu erinnern. Die geringe Lebenserfahrung der Konsumentinnen und Konsumenten stellt professionell Tätige vor besondere Herausforderungen. Betroffene müssen lernen, alltägliche Arbeiten selbstständig und eigenverantwortlich erfüllen zu können, und soziale Kompetenzen erwerben. Auch ist eine erhöhte Motivationsarbeit zu leisten, da die jungen Erwachsenen kaum auf konsumfreie Zeiten zurückblicken können. Bereits kleine Erfolge sind zu würdigen und zu loben. Von großer Bedeutung sind klare und transparente Strukturen und Regeln, eine kontinuierliche Beratung und Betreuung sowie eine auf Empathie basierende Arbeitsbeziehung.

Das in den USA entwickelte Matrix-Modell (Rawson u.a. 2004) ist ein gut evaluiertes Programm, das ursprünglich für die Behandlung von kokainabhängigen Menschen entwickelt wurde, aber auch bei Crystal Meth gute Therapieerfolge erzielt. Es kombiniert verschiedene Ansätze wie Methoden von Selbsthilfeorganisationen und -gruppen. Dazu zählt auch das Zwölfschritteprogramm der Anonymen Alkoholiker, das ebenso bei Drogenabhängigkeit hilfreich sein kann. Ebenso kann die Kognitive Verhaltenstherapie auf gute Ergebnisse verweisen. Dagegen scheinen medikamentöse Therapien wenig Erfolg versprechend zu sein. Eine Ausnahme bildet das Antidepressivum Elontril® mit dem Wirkstoff Bupropion, das bei täglicher Einnahme wirksam ist (Voderholzer, Hohagen 2013).

Binge-Drinking als neue Form des Alkoholkonsums

Der regelmäßige Tabak- und Alkoholkonsum ist nach dem Drogen- und Suchtbericht des Bundesministeriums für Gesundheit (2014) zurückgegangen. Doch während der regelmäßige Konsum nachlässt, nimmt der heftige Konsum zu. Immer mehr junge Menschen werden mit einer Alkoholvergiftung ins Krankenhaus gebracht. Seit 2011 greifen auch dreimal so viele junge Frauen zur Flasche als noch vor zehn Jahren.

Das Binge-Drinking, auch Komasaufen genannt, dient jungen Menschen am Wochenende und auf Festivals dazu, Dampf abzulassen. Sie haben das Gefühl, von der Gesellschaft aus jemand sein zu müssen, der sie nicht sind. Diesen Widerspruch können sie nur schwer aushalten. Sie empfinden einen großen Druck und haben Angst, den Ansprüchen nicht gerecht zu werden. Um diesen Druck abzubauen, nutzen sie organisierte Rauschtrinkgelage. Auf Facebook und anderen sozialen Netzwerken rufen sie zu »Saufpartys« auf. Über ihre Freundesliste verbreitet sich schnell die Nachricht. 42 Prozent der jungen Erwachsenen zwischen 18 und 25 Jahren geben an, sich regelmäßig vorsätzlich und gemeinschaftlich zu betrinken (ebd.).

Mithilfe des Kurztests RAFFT (engl. Relax, Alone, Friends, Family, Trouble; Riggs, Alario 1989) kann eine erste Einschätzung darüber getroffen werden, ob ein riskanter Alkoholkonsum vorliegt. Der Test wurde inzwischen in die deutsche Sprache übersetzt und richtet sich insbesondere an 12- bis 18-Jährige. Er kann in leicht abgewandter Form ebenso zur Früherkennung von riskantem Drogenkonsum verwendet werden. RAFFT zeichnet sich durch seine Kürze und Einfachheit aus, die eine erste, unkomplizierte Einschätzung auch bei kognitiv schwächeren Jugendlichen zulässt. Bei zwei positiv beantworteten Fragen sind Interventionen notwendig. Der Kurztest gibt einen ersten Hinweis, welche Problemfelder besonders beachtet werden sollten. Eine Validierungsstudie aus den USA zeigte bei 13- bis 18-jährigen Jugendlichen gute Ergebnisse (Bastiaens u.a. 2000).

RAFFT zur Einschätzung des Alkoholkonsums (nach Riggs, Alario 1989)

- **Relax** Trinken Sie manchmal, weil Sie sich entspannen oder Sie sich besser fühlen möchten?
- **Alone** Trinken Sie manchmal, wenn Sie allein sind?
- **Friends** Trinken Sie manchmal, weil Sie sich dazugehörig fühlen möchten?
- **Family** Hat jemand in der Familie ein Alkoholproblem?
- **Trouble** Hatten Sie schon einmal ernsthafte Probleme wegen Ihres Alkoholkonsums, z.B. schlechte Zensuren oder Ärger mit dem Gesetz?

Neuro-Enhancement

Weltweit nehmen Jugendliche und junge Erwachsene zunehmend Stoffe wie Methylphenidat und Amphetamine ein, um bis spät in die Nacht zu lernen und sich auf ihr Examen vorzubereiten. Eine Onlinestudie ergab, dass 13 Prozent der befragten Studentinnen und Studenten mindestens einmal in ihrem Leben zu verschreibungspflichtigen Stimulanzien greifen (Mache u.a. 2012). Eine Arbeitsgruppe der Akademien der Wissenschaftlichen Schweiz (SAMW 2012, S. 14 ff.) definiert Neuro-Enhancement vorläufig als:

»Medizinische oder biotechnologische Interventionen, deren Zielsetzung nicht primär therapeutisch oder präventiver Art ist und die darauf zielen, Menschen in ihren Fähigkeiten oder in ihrer Gestalt in einer Weise zu verändern, die in den jeweiligen soziokulturellen Kontexten als Verbesserung wahrgenommen wird.«

Auch an der Universität Mannheim gibt es inzwischen eine Arbeitsgruppe Neuro-Enhancement, die unter Leitung von Falk Kiefer die psychotherapeutische Pharmakologie untersucht.

An junge Erwachsene werden in der Schule, aber auch im Berufsleben hohe Anforderungen gestellt. Der Leistungsdruck der Gesellschaft wird ihnen oft zu viel. Um dem Stress auf der Arbeit, im Studium oder im Privatleben zu entgehen, sind viele sogar bereit, leistungssteigernde Psychopharmaka trotz möglicher Nebenwirkungen einzunehmen, wenn sie für diese kein ärztliches Rezept bräuchten. Forscherinnen und Forscher suchen indessen in Labors nach neuen Wegen, die geistige Leistung zu verbessern. Ritalin® mit dem Wirkstoff Methylphenidat, eigentlich für die Behandlung von ADHS gedacht, ist weltweit eines

der umsatzstärksten Medikamente. Immer öfter wird es von gesunden Menschen zum »Gehirndoping«, zur Steigerung von Aufmerksamkeit, Wachheit und Konzentration sowie zur Minimierung von Schüchternheit und Selbstwertproblemen missbraucht.
Über einige ausländische Internetseiten ist es inzwischen möglich, trotz Verschreibungspflicht solche Präparate zu bestellen. Neben Ritalin® werden auch Vigil®, ein Medikament mit dem Arzneistoff Modafinil zur Behandlung der Schlafkrankheit, und andere illegale Amphetamine benutzt. Bei diesen, verharmlosend Smart Pills genannten Substanzen wird die geistige Leistung nur selten gesteigert. Oft sinkt sie sogar, und Nebenwirkungen wie Ruhelosigkeit, Übelkeit oder Schlafstörungen nehmen zu.
Es sind zwei Formen des Substanzmissbrauchs zum Neuro-Enhancement zu unterscheiden, die fließend ineinander übergehen können (Franke u. a. 2011): Ein Muster bezeichnet den vorübergehenden Missbrauch von Stimulanzien, die gezielt und nur in Phasen von hohen Leistungsanforderungen eingesetzt werden. Beim zweiten Muster wird dieser Missbrauch mit verschiedenen legalen und illegalen Drogen kombiniert.
Die Entwicklung des Neuro-Enhancements entfachte in den letzten Monaten eine gesellschaftliche Debatte über Optimierungsstrategien. Nach Christoph Asmuth (2011, S. 160) sind Ärztinnen und Ärzte immer in der Gefahr, zu einer »wunscherfüllenden Medizin« beizutragen. Unreflektiert helfen sie jungen Erwachsenen, die sich einer Leistungsmaximierung unterwerfen und ihre vermeintlichen Schwächen mit pharmazeutischen Mitteln zu bekämpfen versuchen. Das eigentliche Problem bleibt unbehandelt. Ihnen werden Medikamente verschrieben, die therapeutisch nicht notwendig sind.
Roland Kipke (2011) sieht das pharmazeutische Enhancement ebenfalls kritisch, weil die Risiken aufgrund der Nebenwirkungen die möglichen Vorteile bei Weitem überwiegen. Spätfolgen seien noch völlig unbekannt. Durch das Hirndoping können junge Menschen an die Grenze ihrer Leistungsfähigkeit stoßen, mit der Gefahr, einen Burn-out zu erleiden. Nur kurzfristig verbessere es mentale Eigenschaften, jedoch könne es nicht das Versprechen auf ein besseres und gelingendes Leben einlösen. Im Gespräch mit den jungen Erwachsenen sollte nach einer möglichen Selbststimulation gefragt und auf die Risiken hingewiesen werden.

Vielversprechende Behandlungsansätze

Ausgehend von den komplexen Entwicklungsaufgaben junger Erwachsener, ihren Defiziten und den Gefahren der heutigen Welt müssen neue Behandlungskonzepte und Sichtweisen gefunden werden, um ihrem Bedarf gerecht werden zu können. Über die neuen Krankheitsbilder herrscht jedoch noch immer große Unwissenheit und Ratlosigkeit. Nicht selten treten junge Erwachsene ihren Behandelnden gegenüber aggressiv auf und weigern sich, an einer Therapie teilzunehmen. Professionell Tätige sind dann schnell verunsichert und mit der Situation überfordert.
Im folgenden Kapitel werden Behandlungsansätze vorgestellt, die sich bei der Arbeit mit Jugendlichen und jungen Erwachsenen als hilfreich erwiesen haben. Einzelne Elemente können leicht in bestehende Konzepte integriert werden. Von Patient zu Patient gilt es zu überlegen, welche Behandlungsform der individuellen Situation angemessen ist und wie ein guter Zugang zu der erkrankten Person gefunden werden kann.

Das Safewards-Modell

Professionell Tätige der akut psychiatrischen Versorgung stehen oft schwierigen Situationen gegenüber, zu denen Gewalt, Grenzüberschreitungen, Alkohol- und Substanzmissbrauch, Flucht und Behandlungsabbruch, Ablehnen der Behandlung und/oder Medikation oder Selbstschädigung und Suizid zählen. Um die Betroffenen, aber auch andere Personen zu schützen, begegnen sie diesen häufig mit Eindämmungsmaßnahmen: Sie verabreichen sedierende Medikamente, isolieren die Patientinnen und Patienten von der Gruppe, ordnen eine Eins-zu-eins-Betreuung an oder fixieren sie an das Krankenbett. Diese Maßnahmen schränken die jungen Erwachsenen erheblich in ihrem Lebensgefühl ein und lösen weitere Konflikte aus. Die Situation scheint festgefahren.
Solch ein Setting benötigt einen Behandlungsansatz, der an beiden Enden ansetzt, wie das Safewards-Modell, das von Len Bowers, Professor für

Psychiatrische Pflege am Kings College in London und seinem Team (HUSEMANN u. a. 2014) entwickelt wurde. Das Programm basiert auf dem Konzept der Milieugestaltung und schafft durch gezielte Interventionen eine Umgebung, die konfliktauslösende Einflüsse reduziert. Auf diese Weise wird Gefahrensituationen und Zwangsmaßnahmen vorgebeugt und Partizipation ermöglicht. Hinter diesem Vorgehen steht die Annahme, dass Konflikte und Bewältigungsstrategien in einer dynamischen Wechselwirkung stehen (ebd.).

ABBILDUNG 8 Das vereinfachte Safewards-Modell (www.safewards.net)

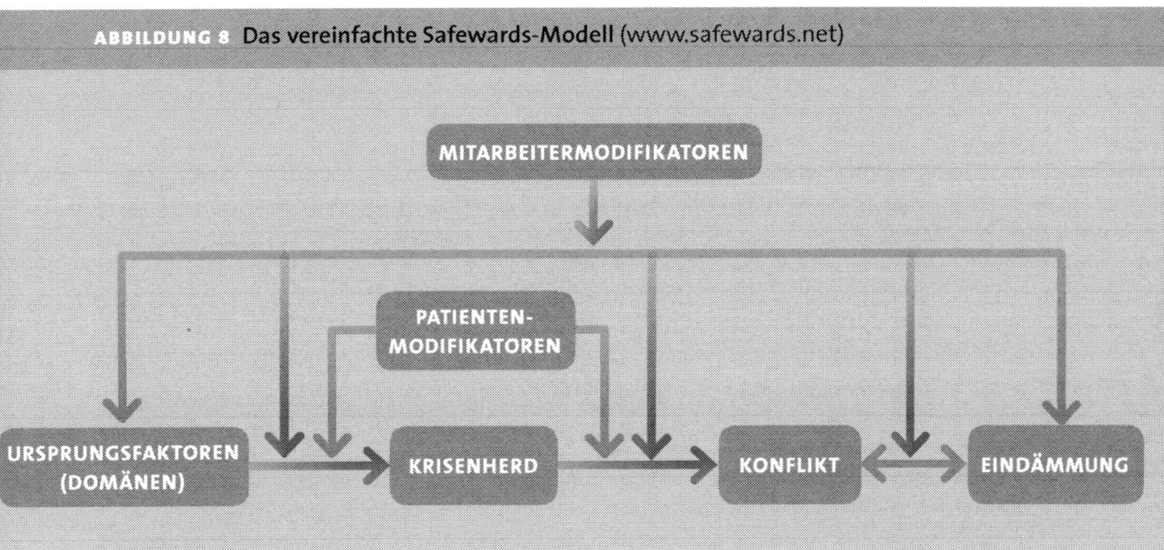

Die Rahmenbedingungen einer psychiatrischen Einrichtung, die maßgeblich zur Entstehung und Bewältigung von herausfordernden Situationen beitragen, werden in sechs Bereiche unterteilt: Patientengruppe, Patientencharakteristika, regulatorische Rahmenbedingungen, Stationsteam, räumliche Umgebung und krankenhausexterne Faktoren. Mitarbeitende können die Krisenherde auf allen Ebenen positiv beeinflussen, wenn sie die Ursprungsfaktoren erkennen.

Ansatzpunkte der Konfliktbeherrschung (nach HUSEMANN u.a. 2014)

- **Mitarbeitermodifikatoren wie Eigenschaften, Handlungsweisen und Haltungen einzelner Mitarbeiter**
- **Patientenmodifikatoren wie Verhalten der Patienten sowie den Umgang untereinander und mit den Mitarbeitern**
- **Krisenherde wie Situationen, in denen es zu einer Eskalation von Gewalt kommen kann**
- **Konflikte, die die Patienten selbst oder Mitarbeiter gefährden, verbale Aggressionen ohne direkte Drohungen und provokantes sowie distanzloses Verhalten**
- **Maßnahmen, die verhindern sollen, dass es aus einer herausfordernden Situation heraus zu Schäden für Mitarbeiter oder Patienten kommt**

In 39 Prozent aller Konflikte oder aggressiven Ereignisse liegt die Ursache im Misslingen der Interaktion zwischen den Mitarbeitenden und den Patientinnen und Patienten begründet (ebd.). Häufige Auslöser sind: Ablehnen von Wünschen, mangelnde Ansprechbarkeit, mangelnde Kommunikation mit den Patientinnen und Patienten, Mangel an Kompetenzen der professionellen Gesprächsführung, respektloses, grobes und autoritäres Verhalten sowie ein fehlendes Angebot sinnstiftender Tätigkeiten.
In vielen Kliniken gibt es nur begrenzte finanzielle Mittel, Personal und Isolationsräume. Unter Berücksichtigung dieser Faktoren müssen geeignete Bewältigungsstrategien erarbeitet werden. Das Safewards-Modell beschreibt zehn Interventionen, die aggressive und selbstschädigende Verhaltensweisen sowie Zwangsmaßnahmen vermindern (ebd.):

Gegenseitige Erwartungen klären Betroffene wissen vielfach nicht, welches Verhalten das Stationspersonal von ihnen erwartet und welche Verpflichtungen auf sie zukommen. In einigen Fällen sind dafür Uneinigkeiten zwischen den Behandelnden ausschlaggebend, die unterschiedliche Erwartungen an die Patientinnen und Patienten haben. Andererseits haben auch die jungen Erwachsenen eigene Erwartungen an das Stationsteam. Daher ist es zu Beginn der Behandlung wichtig, die gegenseitigen Erwartungshaltungen zu konkretisieren, aber auch im Sinne einer Auftragsklärung zu besprechen. Dies verhindert Missverständnisse und unnötige frustrierende Situationen. Dazu gehört ebenso, zu verdeutlichen, welchen Sinn und welche Nützlichkeit Stationsregeln für das gemeinsame Zusammenleben haben.

Verständliche und verständnisvolle Kommunikation Auf voll besetzten Stationen können Behandelnde oft nicht allen Wünschen und Bitten der jungen Erwachsenen nachgehen, sodass schnell Konflikte entstehen. Damit sich die Situation nicht weiter zuspitzt, ist es wichtig, verständlich und verständnisvoll, das heißt respektvoll zu kommunizieren, aber auch eine schnelle Konfliktklärung zu ermöglichen. Für eine verbesserte Kommunikation wird jeden Tag ein Poster mit einer »Botschaft des Tages« erstellt.

Deeskalierende Gesprächsführung Sobald einer Mitarbeiterin oder einem Mitarbeiter des Stationsteams auffällt, dass die jungen Erwachsenen nervös oder aufgebracht sind, sollten sie beruhigend eingreifen, um die Situation zu entschärfen. Dabei kann es hilfreich sein, die Kontrahentinnen und Kontrahenten voneinander zu trennen. Auf einem Poster können wichtige Deeskalationstechniken notiert werden.

Positive Kommunikation Bei der Übergabe ist es wichtig, kein negatives Bild von Patientinnen und Patienten entstehen zu lassen. Stattdessen sollte zu jedem jungen Erwachsenen etwas Positives gesagt werden, z. B. was der erkrankten Person in den letzten Tagen gut gelungen ist oder worin sie Fortschritte gemacht hat. Wird auf eine Problemsituation hingewiesen, sollte gleichzeitig eine mögliche psychologische Erklärung folgen.

Beistand nach unerfreulichen Nachrichten Unerfreuliche Nachrichten wie Trennungen, Todesfälle oder Kündigungen des Mietverhältnisses gehen oft mit impulsivem Verhalten seitens der Patientinnen und Patienten einher und können zu einem Abbruch der Therapie führen. Bei Anzeichen von Traurigkeit oder Frustration sollten die Behandelnden die jungen Erwachsenen behutsam in einem ruhigen Setting darauf ansprechen und abklären, welches Bedürfnis für sie im Vordergrund steht, z. B. der Wunsch nach Rückzug auf ihr Zimmer, ein Spaziergang mit einer Mitarbeiterin oder einem Mitpatienten.

Gegenseitiges Kennenlernen Eine gute therapeutische Beziehung ist ein wichtiger Faktor im Genesungsprozess. Das Behandlungsteam weiß meist um viele private Details der Patientinnen und Patienten. Umgekehrt ist dies jedoch nur selten der Fall. Um eine gute Beziehung aufzubauen, kann es mitunter hilfreich sein, wenn auch die Betroffenen etwas mehr über die Pflegefachpersonen erfahren, z. B. wie sie in ähnlichen Situationen Schwierigkeiten gemeistert haben. Auf diese Weise können gemeinsame Gesprächsthemen und Interessen gefunden werden, und die gegenseitige Vertrautheit wird gesteigert.

Gemeinsame Unterstützung fördern Die Station ist eine soziale Gemeinschaft, die jungen Erwachsenen in schwierigen Situationen Halt gibt. In dieser Gemeinschaft hat die Hilfe und Unterstützung der Patientinnen und Patienten untereinander einen hohen Stellenwert und ist entsprechend anzuerkennen. In einer freiwilligen Morgenbesprechung kann erläutert werden, wie sich die jungen Erwachsenen untereinander behilflich sein können. Auch besteht die Möglichkeit, sich bei anderen Patientinnen und Patienten für deren Hilfe zu bedanken.

Methoden zur Beruhigung Eine schnippische Antwort oder ein Gesichtsausdruck reichen meist aus, um zu erkennen, dass etwas mit einer Patientin oder einem Patienten nicht stimmt. Duftende Handtücher, Kuscheltiere oder Kräutertees können dann helfen, um die betroffene Person zu beruhigen. Auch eine Bedarfsmedikation ist in Betracht zu ziehen. Es empfiehlt sich, eine »Beruhigungsbox« für die Station zusammenzustellen.

Sicherheit bieten Manche junge Erwachsene reagieren auf Situationen auf der Station aggressiv oder wütend, wodurch Sicherheitsmaßnahmen nötig sein können. Diese sind wiederum für die Betroffenen nicht selten beängstigend. Nach solch einer Situation ist es wichtig, mit ihnen – einzeln oder in Kleingruppen – das Gespräch zu suchen und sie zu fragen, wie sie sich den Vorfall erklären, wie er auf sie emotional gewirkt hat und was sie selbst dazu beitragen können, um die Situation zu entschärfen. Die Behandelnden sollten sich anschließend in der Nähe der Patientinnen und Patienten aufhalten und sich warmherzig sowie fürsorglich verhalten, um ihnen ein Gefühl von Sicherheit zu geben.

Entlassungsnachricht Vielfach sind junge Erwachsene bei der Aufnahme über ihren Gesundheitszustand frustriert. Dann ist es wichtig, ihnen Hoffnung zu vermitteln und den Nutzen der Therapie vor Augen zu führen. Am Tag der Entlassung notieren die jungen Erwachsenen auf einer Karte, was ihnen gefallen hat und welche Dinge sie als nützlich empfunden haben. Außerdem können sie einen Rat für neue Betroffene formulieren. Die Karten werden z. B. ans Schwarze Brett gehängt und sollen neuen Patientinnen und Patienten Mut und Hoffnung vermitteln.

Eine ausführliche Darstellung der Interventionen ist im Internet unter www.safewards.net zu finden.

Exkurs: Umgang mit aggressiven jungen Erwachsenen

Ein professioneller Umgang mit aggressiven jungen Erwachsenen setzt voraus, dass Therapeutinnen, Pädagogen und Pflegefachpersonen verstanden haben, welche Dynamik hinter den Impulsdurchbrüchen und Gewalthandlungen steckt. Nur dann können sie den jungen Erwachsenen helfen, die Ursachen ihres Verhaltens zu erkennen, sich der Konsequenzen bewusst zu werden und eigene Kontrollstrategien zu entwickeln.

Aggressionen, Wut, Rache und Gewalt sind wichtige Symptome einiger Störungsbilder, die bei jungen Erwachsenen häufig vorkommen. Sie treten bei Borderline- und dissozialen Persönlichkeitsstörungen, bipolaren Störungen, Psychosen und stoff- wie nicht stoffgebundenen Suchtformen auf. Die Betroffenen zeigen eine niedrige Frustrationstoleranz, haben Schwierigkeiten, soziale Regeln zu erlernen und umzusetzen, lassen sich leicht ablenken, können sich kaum in andere Personen einfühlen und sind wenig verlässlich. Ihnen fehlen kognitive und exekutive Kompetenzen, die in den ersten zwei Jahren entwickelt werden und wesentlich dazu beitragen, ob eine Person ihre Emotionen und Impulse regulieren kann. Schon eine geringfügige Provokation versetzt die Betroffenen in Rage, und sie können die Folgen und Konsequenzen ihres Tuns nicht mehr überblicken.

Viele junge Erwachsene, die zu Gewalt neigen, haben vielfältige Traumatisierungen in ihrer Kindheit erlitten. Oft schaffen sie es nicht, ihre Erfahrungen sprachlich mitzuteilen. Das in der Vergangenheit Erlebte drücken sie durch ihre Handlungen aus, reagieren unbeherrscht oder unangemessen. Da sie nicht gelernt haben, sich aus der Perspektive einer anderen Person zu betrachten, geraten sie immer wieder in Auseinandersetzungen, in denen sie frühere Erfahrungen reinszenieren. Die Überzeugungen ihrer Eltern, dass es z. B. richtig sei, Gewalt anzuwenden, hat ein Teil von ihnen unbewusst übernommen und sich mit dem Aggressor (Angreifer) identifiziert. Eine frühe und starke Identifizierung wird als Introjektion bezeichnet.

Das gelernte Verhalten und die übernommenen Werte stoßen in der Gesellschaft oft auf Widerstand, sodass innere Konflikte entstehen. Diese werden auf andere Personen übertragen und in diesen bekämpft. Die jungen Menschen werden dann von Opfern zu Tätern. Nicht selten

verkörpern Polizisten eine moralische Instanz, die von den jungen Erwachsenen abgelehnt wird. In vielen Situationen zeigen die jungen Patientinnen und Patienten ein mangelndes Gewissen und empfinden keine Schuld. Der »Gewaltzirkel« und der »Opfer-Täter-Zirkel« werden häufig an spätere Generationen weitergegeben.
Teils halten sich junge Erwachsene aber auch für nicht gut genug und entwerten sich selbst. Das aggressive Verhalten richtet sich dann gegen die eigene Person. Dieser Vorgang scheint auf frühkindliche Beziehungserfahrungen zurückzugehen, in denen sie Gewalt und Vernachlässigung ausgesetzt waren – sie gehen so mit sich um, wie ihre Eltern mit ihnen umgegangen sind.
Gewalt hat aus tiefenpsychologischer Sicht immer eine Vorgeschichte und ist Folge einer Krise. Sie ist lösungsorientiert und verfolgt ein individuelles Ziel, entsteht aber auch, wenn junge Erwachsene keine Alternativen mehr sehen. Letztendlich ist jede Form von Gewalt ein Versuch, aufgrund des erlittenen Unrechts Gerechtigkeit herzustellen.
Wenn die Behandelnden einen guten Zugang zu den jungen Patientinnen und Patienten gefunden und ein Vertrauensverhältnis aufgebaut haben, wird meist die Macht und Destruktivität des »inneren Kritikers« oder »inneren Verfolgers« deutlich, und die Selbstzweifel können zur Sprache gebracht werden. Wichtig ist dann, einfühlsam vorzugehen, das Selbstbewusstsein der Patientinnen und Patienten zu stärken und gemeinsam mit ihnen realistische Wertevorstellungen zu entwickeln.
Bei jungen Erwachsenen kann zwischen Impuls- und Affekttaten unterschieden werden. Bei der Impulstat entsteht die Auslösesituation nicht als Endpunkt einer langen Entwicklung, sondern aus einer momentanen, kurzlebigen aggressiv aufgeladenen Situation heraus. Im Gegensatz dazu ist bei einer Affekttat eine Destabilisierung des Persönlichkeitsgefüges die Ursache. Ausgelöst wird sie durch subjektiv erlebte Angriffe wie lang anhaltende Entwertungen und Demütigungen einer anderen Person, das heißt eine spezifische Täter-Opfer-Beziehung. Das Selbstkonzept der betroffenen Person bricht zusammen. Die zermürbenden Angriffe versucht sie, durch die endgültige »Beseitigung« des vermeintlichen Angreifers abzuwehren.
In den letzten Jahren kommt es an Schulen immer häufiger zu Mobbingsituationen. Die Opfer können in depressive sowie suizidale Krisen geraten oder die Kontrolle über ihre Impulse verlieren. Während einer Therapie werden dann vielfach negative Selbstetikettierungen sowie

ausgeprägte negative Grundüberzeugungen wie »Ich bin ein Versager« deutlich. Die jungen Menschen verhalten sich gemäß dem Motto: »Ich kann so weitermachen, da ich keine Chance habe« oder »Ich nehme mir, was ich brauche und mir zusteht«.

Da es bei jungen Erwachsenen mit Gewalterfahrungen und aggressiven Impulsdurchbrüchen schnell zu Gegenübertragungsreaktionen kommt, ist es für Behandelnde wichtig, ihre Empfindungen und Handlungsweisen zu reflektieren und nicht vorschnell zu agieren:

- Wie reagiere ich auf aggressive Patienten?
- Machen mir aggressive Patienten Angst?
- Reagiere ich mit Ohnmachtsgefühlen, spüren dies die aggressiven Patienten, und nutzen sie meine Schwäche aus?
- Welche Erfahrungen habe ich selbst in der Vergangenheit gemacht?
- Habe ich das notwendige Handwerkszeug für den Umgang mit aggressiven Patienten erlernt?

Wissenschaftliche Untersuchungen und Erfahrungen aus der Praxis haben gezeigt, dass es wirksame Methoden gibt, die Häufigkeit und das Ausmaß von Aggressionsereignissen sowie den Einsatz von Zwangsmaßnahmen positiv zu beeinflussen. Dies bedarf einer klaren institutions- und stationsbezogenen Haltung und Schulung.

Alle Verfahren, die sich mit Deeskalation und Konfliktmanagement beschäftigen, legen Wert auf eine Analyse der Gewaltsituation und das Erlernen von Sicherheitstechniken. Dabei wird die Wahrnehmung nonverbaler Signale und Botschaften sowie auslösender Trigger besonders geschult. Die Betroffenen setzen Spielregeln für auftretende Konflikte fest, üben aber auch neue Umgangsformen ein, ihr Gegenüber zu achten und mit Körperkontakt umzugehen. Sie lernen, Konflikte anders zu betrachten sowie Lösungswege und Alternativen zu entwickeln.

In einem ersten Schritt versucht die Therapeutin oder der Therapeut in Einzelsitzungen die zugrunde liegenden inneren Konflikte zu identifizieren und zu benennen sowie die Konfliktpartner zu bestimmen. Dann kann begonnen werden, mit den Betroffenen Absprachen zu treffen, um einen »inneren Waffenstillstand« zu erreichen. Das Ziel ist es, aus »quälenden Dämonen« und »Monstern« »kraftvolle Beschützer« oder »Rat gebende Wegbegleiter« zu machen (Peichl 2013). Die betroffene Person fühlt sich entlastet, wenn ihr deutlich wird, dass die bisherige Identifikation mit dem Aggressor eine lebensrettende Funktion hatte. Im Sinne einer

Überlebensstrategie schützte sie sie vor weiteren Traumatisierungen und Zuständen absoluter Hilflosigkeit und Angst. Aktuell jedoch behindert sie sie in ihrer weiteren Entwicklung.
In Konfliktmanagementtrainings bauen die jungen Erwachsenen neue und alternative soziale Kompetenzen auf. Sie lernen Möglichkeiten zur Stressreduktion, Selbstberuhigungs- und Selbstkontrollstrategien kennen. Am Ende eines solchen Trainings wird ein individueller Notfallplan für drohende aggressive Impulsdurchbrüche und Kontrollverlustsituationen erstellt, um zukünftig Verwicklungen in Schlägereien zu vermeiden.
Treten im stationären Alltag aggressive Impulsdurchbrüche auf, sollten diese in einer Teamberatung oder Supervision zeitnah bearbeitet werden. Fragen, wie sich die Situation zuspitzen konnte und wie es hätte verhindert werden können, stehen im Mittelpunkt. Besprochen wird aber auch, ob und wie sehr Behandelnde in die Konflikte involviert sind.
Aggressive Patientinnen und Patienten werden in der stationären Behandlung oft vorzeitig aus disziplinarischen Gründen entlassen. Die Behandelnden haben sich dann zwar eines schwierigen Problems entledigt, die Betroffenen erhalten jedoch keine Chance, sich mit ihrem Problem auseinanderzusetzen und ihr Verhalten zu ändern. Zu diesem Zeitpunkt haben sie noch nicht gelernt, ihre Impulse zu kontrollieren. Zu einer gelingenden Affektregulation gehört dabei weitaus mehr als Symptomkontrolle, denn sie löst eine Veränderung von Persönlichkeitsanteilen aus. Betroffene arbeiten ihre eigenen traumatischen Erlebnisse auf und können so andere Sichtweisen und Bewertungen der zurückliegenden Ereignisse entwickeln.
Wichtig ist, dass professionell Tätige nach eskalierenden Ereignissen überprüfen, wie stark die Situation jeden Einzelnen emotional belastet und ob sie über Handlungsstrategien verfügen, um sich selbst zu schützen. Hierzu eignen sich Übungen zur Selbstfürsorge, wie sie beispielsweise bei Luise Reddemann (2001, 2003) nachzulesen sind.

ÜBUNG Sicherer innerer Ort

Setzen Sie sich ganz entspannt auf einen Stuhl, achten Sie auf Ihre Atmung, und lassen Sie den Atem vom Brustkorb bis in die Fußspitzen fließen. Stellen Sie sich nun vor, Sie säßen am Meer. Versuchen Sie, im Rhythmus der Wellen zu atmen. Suchen Sie dann Ihren eigenen sicheren Ort auf, nehmen Sie wahr, was Sie sehen, hören und riechen. Überlegen

Sie, was Sie an dem Ort noch verändern könnten, um sich noch geschützter und geborgener zu fühlen. Genießen Sie nun für einige Minuten diesen Zustand, und achten Sie dann wieder auf Ihre Atmung. In der Regel ist diese nun langsamer und tiefer. ×

Die Behandelnden müssen sich bei schwerwiegenden Auseinandersetzungen mit Patientinnen und Patienten auf den Schutz der Institution verlassen können. Manchmal ist es auch notwendig, die Polizei einzuschalten, wenn die Situation außer Kontrolle geraten ist.

Systemtherapeutische Methoden in der psychiatrischen Akutversorgung

Um die psychiatrische Akutversorgung zu verbessern, führten Jochen Schweitzer und Kollegen (2005) von 2002 bis 2009 an drei psychiatrischen Kliniken in Deutschland ein Forschungsprogramm (SYMPA) durch. Dieses versuchte erstmalig, systemtherapeutische Methoden in den Stationsalltag zu integrieren. In dem Handbuch »Systemische Akutpsychiatrie« geben Jochen Schweitzer und Elisabeth Nicolai (2010) zahlreiche Anregungen, wie Teams ihre Alltagstätigkeiten kontext- und lösungsorientiert weiterentwickeln können, um die Behandlungsqualität zu steigern. So bietet es sich an, mit den Erkrankten und ihren Angehörigen eng zusammenzuarbeiten. Gleichzeitig können klinische Prozesse in Supervisionen, Teamberatungen und Coachings reflektiert werden.

Anpassungen zur Verbesserung der Prozessqualität (nach Schweitzer u.a. 2005)

- **Das Vorgehen in systemischen Gesprächssettings bei Einzel-, Gruppen- und Familiengesprächen**
- **Die Entwicklung einer reflexiven Besprechungskultur durch Teamsitzungen, bei denen Patienten als Teamsupervisoren fungieren**
- **Die systemische Zielplanung in Teamsitzungen zur Auftragsklärung**
- **Die Entwicklung eines gemeinsames Fallverständnisses**
- **Die Entwicklung eines systemorientierten Behandlungsangebots**
- **Das Verhandeln über Medikation, stationäre Zwangsmaßnahmen und Freiheitseinschränkungen und deren Alternativen**

- **Das Verhandeln über abrupte Entlassungen und deren Alternativen**
- **Die Gespräche über die Diagnose**
- **Die Gespräche über den Entlassungsbrief**

Die Verbesserungen stützen sich auf die Annahme, dass junge Patientinnen und Patienten ihre Probleme selbst am besten lösen können und deshalb eng in die Zielplanung und das Behandlungsvorgehen einbezogen werden sollten. Dazu gehört auch, dass sie ihren Einfluss auf Medikamentenentscheidungen stärker geltend machen können, indem ihnen ihre Beweggründe für oder gegen eine Medikamenteneinnahme verdeutlicht werden.

Fragen zur Medikamenteneinnahme

- Was würden Ihre Angehörigen wohl tun, wenn Sie nach der Entlassung Ihre Medikamente absetzen wollten?
- Würden Sie das Medikament wieder einnehmen, wenn Ihre Kontaktpersonen mit dem Entzug ihrer Unterstützung oder sogar mit der Trennung drohten?

In manchen Situationen müssen Behandelnde zum Schutz der eigenen Person, aber auch anderer Personen Maßnahmen treffen, die die Patientinnen und Patienten stark in ihrem Lebensgefühl einschränken, wie das Einsperren in ein Zimmer. Um die Belastung für die Betroffenen so gering wie möglich zu halten, wird mit ihnen über kritische Behandlungsentscheidungen verhandelt. In den Gesprächen wird den Betroffenen dazu verdeutlicht, welche Reaktionen ihr Verhalten nach sich ziehen wird. Besprochen wird, was zu tun ist, damit keine weiteren solcher Interventionen nötig sind, aber auch wie sie Reaktionen des Behandlungsteams selbst beeinflussen können. Gemeinsam wird das weitere Vorgehen abgestimmt.

Fragen zum weiteren Vorgehen

- Welche weniger einschneidende Maßnahme schlagen Sie vor?
- Gibt es Mitpatienten oder Angehörige, die Sie beruhigen könnten?
- Würden Sie sich beruhigen können, wenn man Sie auf eine Nachbarstation verlegt?
- Könnten Sie sich wieder beruhigen, wenn Sie sich in Anwesenheit von Pflegepersonal für einige Zeit unfixiert in den Ruheraum zurückziehen könnten?

Mediation als Hilfe in einem strittigen Ablösungsprozess

Bei einer Mediation einigen sich die Konfliktparteien außergerichtlich. Begleitet werden sie dabei von einem unparteiischen Dritten, der ihnen einen sicheren Rahmen bietet. Dieses Vorgehen empfiehlt sich, wenn die Parteien ein gemeinsames Klärungs- und Regelungsbedürfnis haben. Im Gegensatz zu einer Therapie, die sich in erster Linie auf Konflikte innerhalb einer Person wie Selbstzweifel oder Gewissensbisse bezieht, behandelt die Mediation zwischenmenschliche Probleme. Ein typisches Beispiel sind Auseinandersetzungen in der Ablösungsphase junger Erwachsener.

In dieser Phase entstehen meist rechtliche und finanzielle Fragen, die geklärt werden müssen und mitunter zu heftigen Diskussionen führen. Daher kann es sinnvoll sein, neben Familienmitgliedern auch weitere Personen, wie enge Freunde, einzuladen. Durch ihre freiwillige Anwesenheit bekunden die Personen ihre Bereitschaft, sich mit dem Problem auseinanderzusetzen. Ziel der Mediation ist es, die Konfliktparteien auf ihrem Weg zu einer zielorientierten Lösung zu begleiten und nicht nur die emotionalen Blockaden zu lösen, sondern auch die finanziellen Verpflichtungen zu klären.

Die Therapeutin oder der Therapeut als Mediator stellt hierzu zunächst fest, wie weit der Konflikt bereits fortgeschritten ist. Die Situation wird unabhängig, objektiv und neutral betrachtet. In einem nächsten Schritt werden Strategien vorgeschlagen, welche die Eigendynamik unterbrechen können. Beide Parteien sollen ihre Auseinandersetzungen nicht zu Hause, sondern in der gemeinsamen Gesprächsrunde mit der Therapeutin oder dem Therapeuten austragen, um die Konfliktlage nicht weiter zu verschärfen. Zusätzlich können »Hausaufgaben« gegeben werden, z. B. können die Beteiligten ihre finanziellen Bedürfnisse und finanzielle Lage sowie die emotionalen Hindernisse und wiederkehrende Konfliktthemen auflisten. Die Mediation geht dabei ergebnisoffen vor, das heißt auch, dass die Konfliktparteien gemeinsam versuchen, eine Lösung zu finden. Dabei werden sie vom Mediator unterstützt, der das Gespräch strukturiert, indem er die einzelnen Arbeitsschritte festlegt und so für einen geordneten Ablauf sorgt.

Während der Sitzungen bauen die Teilnehmenden gegenseitiges Verständnis für die Interessen, Gefühle und Probleme der jeweils anderen Konfliktpartei auf. Ohne dieses ist ein einvernehmliches Ergebnis nicht möglich. Die erarbeitete Lösung wird als gemeinsame Vereinbarung protokolliert und von allen Beteiligten unterzeichnet. Festgelegt wird auch, wie vorgegangen wird, falls die Vereinbarung nicht eingehalten wird. Ob sie letztendlich befolgt wird, obliegt den Teilnehmenden selbst. Erfahrungsgemäß sind Mediationen sehr wirksam. Meist sind nur wenige Sitzungen nötig, um das Problem zu beheben. Den Teilnehmerinnen und Teilnehmern wird im Sinne von Empowerment eine hohe Eigenverantwortung zugesprochen. So können sie in den Sitzungen ihre Interessen selbst vertreten. Die Gespräche finden dabei auf Augenhöhe statt. Grundsätzlich werden beim Mediationsprozess keine Diagnosen gestellt, sodass die Gefahr einer Pathologisierung der jungen Patientinnen und Patienten gering ist.

BEISPIEL Zusammen mit ihrer Tante trifft die zwanzigjährige Studentin Britta in der Institutsambulanz ein. Sie leidet unter depressiven Verstimmungen und zieht sich immer stärker zurück. Ihre Tante, bei der sie seit einiger Zeit lebt, macht sich große Sorgen. Schon im Erstkontakt werden konfliktbehaftete Beziehungen sowohl zu ihrem Vater als auch zu ihrer Mutter deutlich. Brittas Eltern haben sich getrennt, als sie 13 Jahre alt war. Sie entschied sich, bei ihrer Mutter zu bleiben. Ihr Vater war durch ihre Entscheidung zutiefst gekränkt. Nach der erneuten Heirat ihrer Mutter kam es immer öfter zu Konflikten mit ihrem Stiefvater, und sie zog aus der gemeinsamen Wohnung aus. Mit Beginn ihres Studiums wollte der leibliche Vater keine Unterhaltszahlungen mehr leisten. Britta entschloss sich, einen Anwalt aufzusuchen und das ihr zustehende Geld einzufordern. Der Vater war darüber so erbost, dass er den Kontakt zu ihr vorübergehend abbrach. Auch vonseiten der Mutter und des Stiefvaters erhielt sie keinerlei Unterstützung. Gemeinsam mit ihrem Therapeuten erarbeitet Britta das weitere Vorgehen. Damit die Situation nicht noch weiter eskaliert, nimmt sie mithilfe ihres Rechtsanwalts Kontakt zu ihrem Vater auf. Der Vater ist zwar nicht bereit, an einer Therapiesitzung teilzunehmen, stimmt aber einem Gespräch in der Kanzlei des Rechtsanwalts zu. Trotz anfänglicher Ablehnung kann er den Therapeuten seiner Tochter in der Rolle des Mediators akzeptieren, zumal er eine weitere Eskalation, einen länger dauernden

Rechtsstreit und einen endgültigen Bruch mit seiner Tochter vermeiden will. Nachdem die früheren Kränkungen und Altlasten auf beiden Seiten ausgesprochen sind, entspannt sich die Situation zwischen Vater und Tochter deutlich. Im nächsten Gespräch gelingt es relativ unproblematisch, eine Lösung für die finanziellen Verpflichtungen zu finden. Die Vereinbarungen werden schriftlich festgehalten. ×

Die Einbeziehung eines Reflecting Teams

Das Reflecting Team ist eine Methode aus der systemischen Therapie, die von Tom ANDERSEN (1996) entwickelt wurde. Hierzu findet zwischen den Behandelnden und den jungen Patientinnen und Patienten – oft auch mit ihrer Familie – ein Therapiegespräch statt, das von anderen Therapeutinnen und Therapeuten beobachtet wird. Im Beisein der Klientinnen und Klienten wird anschließend das Wahrgenommene reflektiert, um so die Therapiestrukturen zu ermitteln.
Das Vorgehen birgt jedoch auch Fallstricke, wie nachfolgende Situationsbeschreibung zeigt. Vor allem auf Stationen mit suchterkrankten Patientinnen und Patienten besteht für die professionell Tätigen die Gefahr, die destruktiven Muster der Betroffenen unbewusst nachzuahmen.

BEISPIEL Am Nachmittag trifft sich das Behandlungsteam des 19-jährigen Dominic, um seine Erfahrungen im Umgang mit ihm auszutauschen. Dominic ist stark drogenabhängig, sodass es oft zu heftigen Auseinandersetzungen kommt. Bis zur nächsten Teamsitzung sollen die Mitglieder Ziele festlegen. Gerade als das Team alle Punkte geklärt und eine gemeinsame Lösung gefunden zu haben scheint, versucht ein Mitarbeiter mit einem »Ja-aber« eine neue Diskussionsrunde anzustoßen. Einige Mitarbeiterinnen schauen schon auf die Uhr, lassen sich aber doch auf die neue Runde ein. Nach einer weiteren Stunde glauben alle, eine Einigkeit erzielt zu haben, doch der gleiche Mitarbeiter beginnt das »Spiel« von vorn. Daraufhin verlassen einige Kollegen den Raum, ohne das weitere Vorgehen endgültig festzusetzen. So gibt es keine Möglichkeit, in der nächsten Teamsitzung Absprachen auf ihre Wirksamkeit zu überprüfen. Das ganze Behandlungsteam ist mehr oder weniger frustriert. Am wenigsten profitiert Dominic davon, dessen Wohl in den Hintergrund rückt. ×

Mithilfe eines Reflecting Teams gelingt es, solche Muster zu erkennen, über vorliegende Übertragungs- und Gegenübertragungsprozesse zu reflektieren und Gegenstrategien zu entwickeln. Gleichzeitig kann die gegebene Situation in einem anderen Kontext gesehen werden.
Das Verfahren erfordert von allen Kolleginnen und Kollegen einen offenen Umgang. Nur dann ist es möglich, sich im Beisein der Familie über die Behandlungssituation auszutauschen. Zum Vorgehen gehört es auch, dass die professionell Tätigen Uneinigkeiten im Team, die entstehen, wenn die Mitglieder die Situation abweichend einschätzen, in respektvoller Weise vor der Gruppe oder Familie austragen. Die jungen Erwachsenen und Familienmitglieder können dann Erfahrungen sammeln, wie auch anders mit Streitigkeiten umgegangen werden kann (Conen 1996).

Das Integrierte Versorgungsmodell

Der offene Dialog stellt das Kernelement des Integrierten Versorgungsmodells (engl. Need-Adapted Treatment) dar, das an die Bedürfnisse des Einzelnen angepasst ist und von Jaakko Seikkula und seinem Team (2006) entwickelt wurde. In Deutschland ist der Ansatz durch Volkmar Aderhold und Kollegen im Jahr 2003 bekannt geworden. Das Modell ist inzwischen in vielen skandinavischen Ländern weitverbreitet und wird in einem Viertel der Regionen Finnlands als Routineversorgung eingesetzt. Es bezieht das soziale Netzwerk der Patientinnen und Patienten ein und schafft die nötige Transparenz und Sicherheit für einen offenen Meinungsaustausch.
Neben Angehörigen und Betroffenen werden alle gesundheits- und sozialpflegerische Dienstleister einer Region in den Dialog einbezogen. Entscheidungen über die Behandlung werden gemeinsam mit den erkrankten Personen und ihren Familien getroffen, um Stigmatisierung und Ausgrenzung entgegenzuwirken.

Behandlungselemente des Integrativen Versorgungsmodells (nach ADERHOLD u.a. 2003)

- **Psychodynamische Individualtherapie**
- **Stationäre Psychiatrie als therapeutische Gemeinschaft**
- **Familientherapeutische Kurzzeitinterventionen**
- **Niedrigdosierte und selektive Neuroleptikabehandlung**

In den verschiedenen Versorgungsregionen werden Teams gebildet, die aus zwei bis vier Mitarbeiterinnen und Mitarbeitern verschiedener Berufsfelder bestehen und Menschen mit einer Psychose langfristig begleiten. Das Vorgehen ermöglicht den Betroffenen und ihren Familien, die Behandlung in ihr Lebensumfeld zu verlegen. Ein wichtiges Element für das Gelingen ist die Frühintervention, bei der alle verfügbaren Ressourcen in den Hilfeprozess einbezogen werden. Dadurch wird der Zugang zu den Patientinnen und Patienten erleichtert.

Wichtige Grundprinzipien (nach ALANEN 2001)

- **Gemeinsame Planung der therapeutischen Aktivitäten, in Krisen täglich**
- **Abstimmung auf die Bedürfnisse des Patienten und sein soziales Netzwerk**
- **Gewinnung von Verständnis zu den Auslösern der psychotischen Krise durch Interaktionen im sozialen Netzwerk des Patienten**
- **Verschiedene therapeutische Zugänge, die sich gegenseitig ergänzen**
- **Die Behandlung als kontinuierlicher Prozess**
- **Nachuntersuchung nach fünf Jahren, um die Wirksamkeit der Behandlung zu überprüfen**

Die Behandlung baut nach Jaakko SEIKKULA und Birgitta ALAKARE (2007) auf sieben therapeutischen Prinzipien auf:

Sofortige Hilfe Die Betroffenen erhalten in krisenhaften Situationen unmittelbar Hilfe. Nach einem Anruf wird innerhalb von 24 Stunden ein Netzwerktreffen in der Wohnung der betroffenen Person oder ihrer Familie einberufen. Wohnortnahe Hilfsangebote werden bereitgestellt.

Einbeziehen des sozialen Netzwerkes Das persönliche Umfeld der erkrankten Person ist eine wichtige Ressource, auf die während der Behandlung aufgebaut werden kann. Familienmitglieder, Partnerinnen und Partner sowie andere wichtige Bezugspersonen, z.B. Lehrer, Arbeitgeber oder Mitarbeitende von Jobcentern, werden von Beginn an in die Behandlung einbezogen. Das gilt auch für Patientinnen und Patienten, die sich in einer akuten psychotischen Phase befinden. Wenn die erkrankte Person der Sitzung nicht beiwohnen will, wird den Bezugspersonen dennoch ein Treffen angeboten. Die Tür zum Gesprächsraum kann dann geöffnet bleiben, um Transparenz zu wahren und die erkrankte Person dennoch zu integrieren. Ohne ihr Beisein wird nichts entschieden, was ihre Person betrifft. Falls Gefahrenmomente deutlich werden, die ein sofortiges Handeln nötig machen, wird die erkrankte Person noch während der Therapieversammlung über das weitere Vorgehen informiert.

Flexible Einstellung Um sich auf die jeweilige individuelle Situation einstellen zu können, werden keine standardisierten Behandlungsprogramme angewandt. Das therapeutische Vorgehen wird auf den Bedarf des Einzelnen ausgerichtet.

Gemeinsame Verantwortung Die professionell Tätigen kümmern sich um die Organisation der Netzwerktreffen. Hierfür übernehmen sie gemeinsam die Verantwortung. In den ersten Sitzungen werden die Zuständigkeiten geklärt sowie bestimmt, wer langfristig zum Team gehören und einbezogen werden soll. Je nach Problemlage kann es hilfreich sein, Mitarbeitende unterschiedlicher Berufsfelder, wie einen Suchtberater und eine Sozialarbeiterin, auszuwählen. Um Entscheidungen bestmöglich treffen zu können, holen alle Beteiligten die nötigen Informationen ein. Die Lebenssituation der Betroffenen, das Alter, das soziale Umfeld und die individuellen Schwierigkeiten sind hierbei zu beachten, um geeignete Hilfsangebote bereitstellen zu können. Die professionell Tätigen gehören von der ersten Sitzung an zum sogenannten Problemsystem. Sie müssen sich darüber bewusst sein, dass sie nicht nur Lösungen entwickeln, sondern auch zu neuen Problemen beitragen können. Gemeinsam wird der äußere Rahmen bestimmt, in dem die Behandlung eingebettet ist, ob z. B. ambulante, teilstationäre oder stationäre Maßnahmen sinnvoll sind.

Psychologische Kontinuität Eine kontinuierliche therapeutische Begleitung ist für den Behandlungserfolg psychisch erkrankter Erwachsener überaus bedeutsam. Therapieabbrüche und Therapeutenwechsel sind möglichst zu verhindern. Menschen mit einer psychotischen Erkrankung wird für die Dauer von fünf Jahren ein Team bereitgestellt. Wenn es sinnvoll erscheint, wird die zeitliche Dauer verlängert. 60 Prozent der Therapien können jedoch schon nach zwei Jahren abgeschlossen werden.

Aushalten von Unsicherheit Vorschnelle Entscheidungen, Schlussfolgerungen und Festlegungen wie verfrühte Diagnosen oder übereilte familiendynamische Erklärungen stehen dem Behandlungserfolg entgegen. Sie können vermieden werden, indem alle Beteiligten Vertrauen in den gemeinsamen Prozess entwickeln. In Krisen werden tägliche Treffen einberufen, um Sicherheit und Geborgenheit zu vermitteln. Mithilfe eines Reflecting Teams wird Transparenz geschaffen und das Vertrauen erhöht.

Förderung des Dialogs In den Therapieversammlungen stehen nicht die Veränderungen im Vordergrund, sondern die Förderung des offenen Dialogs. In diesem tauschen sich die Betroffenen und Angehörigen mit dem sozialen Netzwerk aus und entwickeln ein gegenseitiges Verständnis füreinander. Der Dialog beinhaltet ein kollektives Nachdenken – auch über bisher Unausgesprochenes – und ist als gemeinsames Handeln zu verstehen. Die Beteiligten lernen andere Sichtweisen auf bestehende Probleme kennen, stellen ihre Erfahrungen und Einschätzungen dar und machen Vorschläge für das weitere Vorgehen. Dabei spielt die Bereitschaft, sich neugierig auf neue Erfahrungen einzulassen, eine besondere Rolle. Die entwickelten Lösungsansätze helfen den Betroffenen, ihr Leben wieder selbst gestalten zu können. Sie erwerben die nötigen Kompetenzen und Handlungsfähigkeit.

Das Integrierte Versorgungsmodell setzt Neuroleoptika nur selektiv und in möglichst geringer Dosierung ein. Bei Ersterkrankungen sollte in den ersten drei bis vier Wochen vollständig auf antipsychotische Medikamente verzichtet werden. Danach werden sie, falls erforderlich, in geringer Dosierung verordnet, die allmählich gesteigert werden kann. Treten Nebenwirkungen auf, ist die Dosis zu senken. Patientinnen und Patienten, die unter Schlafstörungen und Ängsten leiden, werden bevorzugt Benzodiazepine verabreicht. Bevor jedoch über den Einsatz von Neuroleptika entschieden wird, finden drei Therapieversammlungen statt, in denen über die Nutzen und Risiken ausführlich gesprochen wird (Seikkula, Alakare 2007).

Die bisherigen Evaluationsergebnisse sind vielversprechend. Vergleichende Kohortenstudien erzielten signifikant bessere symptomatische und funktionelle Ergebnisse. Die Hospitalisierungsrate lag im Vergleich zur Standardbehandlung deutlich niedriger. Das API-Projekt (engl. Integrated Treatment of Acute Psychosis Project) kam mit deutlich weniger Medikamenten aus. Bei 43 Prozent der ersterkrankten psychotischen Patientinnen und Patienten war in den ersten zwei Jahren eine Begleitung ohne Neuroleptika möglich (Alanen 2001; Aderhold u. a. 2003).

Ergebnisse von Zwei- und Fünf-Jahres-Katamnesen (nach ADERHOLD u.a. 2003)

- **Insgesamt weniger psychotische Symptome**
- **Seltener eine psychotische Restsymptomatik und öfter vollständige Remissionen**
- **Symptomfreiheit bei mehr als 80 Prozent der Patienten fünf Jahre nach Behandlungsbeginn**
- **Deutlich kürzere stationäre Behandlungen**
- **Bessere psychosoziale Funktionsfähigkeit**
- **Höherer Anteil voller Erwerbsfähigkeit**
- **Seltenere Therapieabbrüche**
- **Neuroleptikafreiheit bei 40 bis 70 Prozent der Patienten während der gesamten Behandlungsdauer; in den übrigen Fällen: erheblich geringere Dosierungen**

Der Ansatz des Integrierten Versorgungsmodells wird derzeit für depressive Störungen in einer Langzeitstudie evaluiert. Auch eine Übertragung der Grundprinzipien auf andere Störungsbilder scheint möglich und sinnvoll, wenn störungsspezifische Therapieelemente integriert werden.

Die Mentalisierungsbasierte Psychotherapie

Innere Zustände wie Gefühle, Gedanken, Wünsche oder Überzeugungen beeinflussen, wie wir in bestimmten Situationen handeln. Diesen Zusammenhang herzustellen, ist eine wichtige kognitive und affektive Leistung, die Mentalisierung genannt wird und die wir im Austausch mit anderen Personen erwerben. Sie ermöglicht uns, eigenes, aber auch fremdes Verhalten vorherzusagen, soziale Strukturen zu verstehen und Affekte zu modulieren. Menschen mit einer guten Mentalisierungsfähigkeit gehen mit sich selbst und anderen Personen sicherer um, können in emotionalen Situationen die eigenen Gefühle benennen und Beziehungen aufrechterhalten, auch wenn sie einmal enttäuscht werden.
Die Mentalisierungsbasierte Therapie (engl. Mentalization Based Treatment, MBT) hat ihren Ursprung in der Bindungstheorie sowie in klinischen Studien der Arbeitsgruppe um Anthony BATEMAN und Peter FONAGY (2008), die frühe Eltern-Kind-Interaktionen untersucht haben. In den ersten Lebensjahren lernen Säuglinge im Austausch mit der

primären Bezugsperson, Affekte zu regulieren, indem die Bezugsperson die Gemütserregungen des Kleinkinds wahrnimmt und sie durch ihre Mimik widerspiegelt. Fällt beispielsweise ein Kleinkind hin, wird es sich erschrecken und anfangen zu weinen. Auch die Mutter wird erschrocken reagieren und die Mimik des Säuglings nachahmen. Zugleich wird sie beruhigend auf das Kleinkind einreden, wenn sie merkt, dass es sich nicht verletzt hat. Auf diese Weise korrigiert sie den Affekt. Das Kleinkind lernt, dass sein Gefühl berechtigt war, aber keine Bedrohung besteht.

BEISPIEL Die dreijährige Sarah rennt freudestrahlend der Mutter entgegen, die gerade aus der Küche mit einem Gummibärchen kommt. Dabei übersieht sie ein Spielzeug, fällt und beginnt zu weinen. Die Mutter geht auf Sarah zu, nimmt sie in den Arm und tröstet sie mit beruhigenden Worten. Sie streichelt ihren Kopf und die schmerzende Stelle. Durch die von der Mutter hergestellte Nähe wird Sarah immer ruhiger, schluchzt nochmals auf, entspannt sich dann aber, greift lächelnd nach dem Gummibärchen und sagt: »Alles gut!« ×

Gehen Bezugspersonen hingegen nicht auf die Gefühle und Bedürfnisse des Kleinkinds ein, verhalten sich abweisend oder unangemessen, kann es bei Wiederholungen solcher Situationen zu Entwicklungsverzögerungen oder Entwicklungsstörungen kommen. Betroffene zeigen dann häufig Probleme bei der Impulskontrolle, mangelnde Empathie und verringerte Konfliktfähigkeit. Misshandlungen können dazu führen, dass die Fähigkeit der Mentalisierung gehemmt wird, sodass Affektzustände nicht mit dem Bewusstsein verknüpft werden. Es entsteht ein Gefühl der Leere, das sich häufig durch desorganisiertes Verhalten äußert. Wird den jungen Erwachsenen in der Ablösungsphase von den Eltern ihre Situation bewusst, erleben sie die innere Leere als extrem. Oft kommt es zu destruktiven Formen der Auseinandersetzung mit den emotional nicht verfügbaren Bezugspersonen, die bis zum Rauswurf führen können und den verzweifelten Versuch darstellen, eine endgültige Trennung herbeizuführen.
Die Reaktion der Bezugsperson beeinflusst somit nicht nur den späteren Bindungstyp, sondern auch die Entwicklung der Mentalisierung. Kinder mit einer sicheren Bindungserfahrung und guten Mentalisierungsfähigkeit können mit frustrierenden Reizen umgehen und neigen in schwierigen Situationen seltener zu körperlicher Gewalt (Fonagy u. a. 2002). Eine Untersuchung von Svenja Taubner und Kollegen (2010) belegt, dass spätadoleszente Gewalttäter deutlich schlechter mentalisieren können

als gleichaltrige junge Erwachsene. Die Intelligenz spielte dabei keine Rolle.
In der Mentalisierungsbasierten Therapie lernen verhaltensgestörte und traumatisierte junge Erwachsene, mit Krisen und Rückschlägen umzugehen. Zwischen den Behandelnden und den Betroffenen wird eine therapeutische Bindung aufgebaut, die bei den Betroffenen zugleich Beziehungsängste aktiviert. In der Therapie üben sie, die Bindung trotz der Ängste aufrechtzuerhalten (Happach 2010).
Die Wirksamkeit dieses Ansatzes gilt inzwischen für Patientinnen und Patienten mit schweren Persönlichkeitsstörungen als erwiesen, speziell für Menschen mit einer Borderline-Persönlichkeitsstörung (Bateman, Fonagy 2008). Im deutschsprachigen Raum liegt das Behandlungskonzept in manualisierter Form vor.

BEISPIEL Der zwanzigjährige Paul wird nach zweiwöchigen täglichen Streits von seiner Mutter aus der gemeinsamen Wohnung geworfen. Er gerät in eine schwere Krise und muss schließlich stationär aufgenommen werden. Doch als es auch dort immer wieder zu Konflikten mit seinem Behandlungsteam kommt, muss er die Klinik bereits nach drei Wochen verlassen. In seiner Kindheit und Jugend wurde Paul vom Vater, zu dem er nach der Trennung der Eltern keinen Kontakt mehr hat, von der Mutter und dem älteren Bruder geschlagen. Seine Wut konnte er jedoch nicht offen zeigen. Paul berichtet im ambulanten Erstgespräch, dass er ein Gefühl der Leere empfunden und Hassgefühle gehegt habe und sich an seinem Bruder, aber auch seinen Eltern habe rächen wollen. Er zog sich immer mehr zurück, bis er keine Freunde mehr hatte. Immer seltener besuchte er das Gymnasium. Kurz darauf litt Paul unter Verlustängsten. Die Welt um sich herum nahm er als bedrohlich und feindselig wahr. Im Gespräch zeigt er eine ausgeprägte depressive Grundstimmung, aber auch eine große Sehnsucht nach einer Bezugsperson, die ihm mit Rat und Tat zur Seite steht und ihm hilft, sich selbst wiederzufinden und sein »emotionales Loch« zu füllen. Er erkennt schließlich, dass er immer dann aggressiv wird, wenn sein Wunsch nach Anerkennung in seinem Umfeld auf Ablehnung stößt. ×

Traumatherapeutische und -pädagogische Ansätze

Viele psychisch erkrankte junge Erwachsene zeigen Symptome einer Posttraumatischen Belastungsstörung. Hinter diesem Störungsbild verbergen sich meist schmerzhafte Erlebnisse. Nicht selten berichten Patientinnen und Patienten von schwerer Vernachlässigung, Gewalt oder Missbrauch, denen sie in ihrer Kindheit oder Jugend ausgesetzt waren.

Solche Erfahrungen lösen eine Hyperaktivität der Stressachse (Hypothalamus-Hypophysen-Nebennierenrinden-Achse) aus. Gleichzeitig wird das Volumen einiger Hirnareale vermindert, wie das des Hippocampus, der Inhalte aus dem Kurzzeit- in das Langzeitgedächtnis überträgt. Dies erklärt, warum sich Betroffene im Nachhinein vielfach nicht an die traumatischen Erlebnisse erinnern können oder diese falsch wiedergeben. Daneben besteht eine Übererregbarkeit der Amygdala, einer Region im limbischen System, die maßgeblich an der emotionalen Bewertung einer Situation beteiligt ist. Neue Situationen werden mit früheren traumatischen Erlebnissen abgeglichen. Wird eine Situation als Bedrohung eingestuft, löst dies emotionale und körperliche Zustände wie Angst oder Übelkeit aus, und Noradrenalin wird ausgeschüttet. Die freigesetzte Energie brauchen die Betroffenen, um auf die Situation angemessen reagieren zu können – die Atemfrequenz, der Herzschlag und die Körperspannung werden erhöht. Die Schwere der erlebten Traumatisierung in der Kindheit legt fest, wie groß die strukturellen und funktionellen Veränderungen im Gehirn sind.

Professionell Tätige müssen für die besondere Situation junger traumatisierter Erwachsener sensibilisiert werden. In Fallkonferenzen, aber auch in Supervisionen können die Prozesse psychischer Traumatisierung und Traumaverarbeitung verständlich gemacht werden, um dem Team das nötige Handwerkszeug zu vermitteln. Dies beinhaltet auch, sie über die Auswirkungen von Bindungsproblemen und Distanzierungstechniken zu informieren. Gleichzeitig sollten Behandelnde Einblicke in die verschiedenen Behandlungskonzepte bekommen. Inzwischen gibt es eine Fülle von hilfreicher Literatur (Fischer, Riedesser 2009; Reddemann u. a. 2011; Hofmann 2014; Gahleitner u. a. 2014; Huber, Plassmann 2012; Nijenhuis u. a. 2006; Peichl 2013; Reddemann 2011; Reddemann, Dehner-Rau 2012; Sack u. a. 2013).

Wichtige Module in Fortbildungen (nach dem Curriculum der DeGPT 2012)

- **Einführung in die Psychotraumatologie mit den Möglichkeiten und Grenzen der psychiatrischen Pflege**
- **Klärung der Begriffe psychischer Traumatisierung**
- **Prozesse psychischer Traumatisierung und Traumaverarbeitung im psychiatrischen Kontext**
- **Akute und chronische Folgen psychischer Traumatisierung**
- **Neurophysiologische Konzepte in der Psychotraumatologie wie Besonderheiten des Traumagedächtnisses**
- **Auswirkungen von Kindheitstraumata (z.B. bei Patienten mit Borderline-Störungen, Bindungsproblematiken)**
- **Phasenmodell im Rahmen psychiatrischer Pflege**
- **Aufbau der fachlichen Arbeit in der psychiatrischen Pflege (z.B. Beziehungsaufbau, traumaspezifische Anamnese und Diagnostik wie Trigger-Anamnese und ihre Bedeutung im psychiatrischen Kontext, Abstimmungen mit den traumaspezifisch arbeitenden Therapeuten)**
- **Erlernen von Distanzierungstechniken, pflegerische Interventionsstrategien (z.B. Erstellen eines Notfallkoffers)**
- **Selbstfürsorge**

Traumapädagogische Konzepte sind ursprünglich an der Schnittstelle zwischen Kinder- und Jugendpsychiatrie, -psychotherapie und Jugendhilfe entstanden. Aber auch bei der Behandlung von jungen Erwachsenen ist eine traumapädagogische Grundhaltung ratsam (Schmid u.a. 2014). Diese zeichnet sich durch eine wertschätzende und verstehende Einstellung aus und hilft den Betroffenen, die innere Widerstandsfähigkeit (Resilienz) zu stärken.

Ein häufiger Stolperstein der therapeutischen und pädagogischen Arbeit ist der Anspruch zuweisender Institutionen, dass das Trauma aufgearbeitet werden muss, damit die Betroffenen weiterhin in ihrem Wohnumfeld bleiben können. Dabei wird nur selten danach geschaut, was die betroffene Person selbst will und welche Ressourcen ihr zur Verfügung stehen. Einer Pathologisierung und Stigmatisierung kann vorgebeugt werden, wenn die Behandelnden um die Funktion der stoff- wie nicht stoffgebundenen Suchtformen und des Traumas als Selbstmedikationsversuche wissen. Tiergestützte Therapien zeigen bei der Behandlung traumatisierter junger Patientinnen und Patienten eine gute Wirkung,

denn vielfach sind Tiere die einzigen Lebewesen, denen die betroffenen Kinder, Jugendliche und junge Erwachsene noch vertrauen können.
Die destruktiven Verhaltensweisen der jungen Menschen sind als Überlebensstrategien zu sehen. Bereits kleinste Reize im stationären Alltag können schmerzhafte Erinnerungen hervorrufen und selbstverletzendes Verhalten, Flashbacks oder dissoziatives Erleben auslösen. Gerade die Nächte sind für junge Erwachsene besonders bedrohlich, da sie meist auf sich selbst zurückgeworfen sind und sich nur schwer ablenken können. Auch Mitarbeitende des Nachtdienstes sollten daher über störungsspezifische Grundkenntnisse verfügen. Viele Krisen lassen sich verhindern, wenn die Bedürfnisse hinter dem Problemverhalten der jungen Patientinnen und Patienten früh erkannt werden. Ansonsten besteht die Gefahr, erst in einer Phase einzugreifen, in der die Selbstregulation bereits erheblich eingeschränkt ist und die Betroffenen kaum noch zugänglich sind. Sichere Rückzugsorte auf der Station wie ein eigenes Zimmer und Chill-out-Räume minimieren dabei das Risiko für Retraumatisierungen.
Je höher die Fachkompetenz der einzelnen Mitarbeiterinnen und Mitarbeiter ist und je sicherer sie sich im Umgang mit Traumafolgestörungen fühlen, desto eher kann eine Konfrontationstherapie in der stationären Phase begonnen werden, die im ambulanten Kontext fortgeführt werden kann. Es ist wichtig, dass Behandelnde über folgende Zusammenhänge informiert sind:

- Wie wirken sich Erfahrungen von Gewalt und Vernachlässigung noch im jungen Erwachsenenalter aus?
- Zeigen sich diese eher in dissozialen und delinquenten Entwicklungen, in externalisierenden aggressiven Verhaltensweisen oder im Kontrollverlust bis hin zu Körperverletzungen und daraus resultierenden Erfahrungen mit dem Gericht?
- Welche Bedeutung haben Somatisierungsstörungen? Oder spricht man eher von somatogener Dissoziation?
- Welche Funktion hat die sekundäre Betäubung mit stoff- und nicht stoffgebundenen Suchtformen?
- Können wir mithilfe dieses Wissens die Reinszenierungen und Provokationen besser verstehen, die hinter Rauswürfen und Therapieabbrüchen stehen?

Corinna Scherwath und Sibylle Friedrich (2012) plädieren ebenfalls für ein neues Symptomverständnis, damit die psychischen Störungsbilder nicht länger als Ausdruck und Folge nervlich bedingter Fehlentwicklungen interpretiert werden. Stattdessen sollten sie traumatischen Hintergrunderfahrungen zugeordnet werden. Daher ist es wichtig, dass alle Teammitglieder die Kernsymptomatik der Posttraumatischen Belastungsstörung kennen.

Kernsymptomatik der Posttraumatischen Belastungsstörung

- **Intrusionen** sich aufdrängende Bilder, Sinneseindrücke, Erinnerungen, Albträume, Flashbacks
- **Vermeidung** Vermeiden von Gefühlen, Situationen, Aktivitäten, die mit dem Trauma assoziiert sind, Dissoziation
- **Übererregbarkeit** Schlafstörungen, Irritierbarkeit, Überwachsamkeit, Schreckhaftigkeit, Reizbarkeit

Die therapeutische Beziehungsgestaltung stellt bei schwer traumatisierten jungen Erwachsenen eine besondere Herausforderung dar. Sie wird häufig von Fragen wie »Glaubt mir die Therapeutin?« oder »Kann sie das aushalten?« bestimmt. Scham ist ein vorherrschendes Gefühl, das beachtet und gewürdigt werden muss. Die Symptomatik der jungen Erwachsenen wirkt sich stark auf die sozialen Kontakte aus. In Teamsitzungen ist daher zu besprechen, wie das Pflegeteam die Beziehung zu den Betroffenen erlebt, um die Selbstwirksamkeit jedes Einzelnen zu erhöhen und gleichzeitig eine Eskalation durch falsche Beziehungsangebote zu vermeiden.

Viele junge Patientinnen und Patienten können ihr Erleben nicht in Worte fassen. Das ist vor allem in Situationen der Fall, die sich um Tod oder Suizidandrohungen, eine schwere Verletzung, eine andere Bedrohung oder schweres Leid drehen, sodass oft aktiv nachgefragt werden muss. Betroffene beschreiben dann ihre intensive Angst, Hilflosigkeit oder ihr Entsetzen sowie die Erschütterung ihres Selbst- und Weltverständnisses.

Viele Betroffene haben Angst, für verrückt erklärt zu werden, und nehmen psychiatrische oder psychotherapeutische Hilfen nicht an. In Gesprächen können ihnen die inneren Prozesse und ihre Handlungsmöglichkeiten in bedrohlichen Situationen vorgestellt werden. Gleichzeitig wird ihnen verdeutlicht, dass sie normal auf eine unnormale Situation reagieren. Sie zeigen Verhaltensmuster, die sie schützen sollen. Die

Aufklärungsarbeit erleichtert es ihnen, sich auf eine traumaspezifische Behandlung einzulassen.
Mithilfe einer Darstellung eines Gehirns (Abb. 9) kann herausgefunden werden, welche Reaktionsmodi bei den Betroffenen vorhanden sind: Fight bei Gereiztheit bis aggressiven Impulsdurchbrüchen, Flight bei Fluchtimpulsen und Vermeidungsreaktionen und Freeze bei Angst und Panik. Das Verhaltensmuster Freeze kann verglichen werden mit einem gleichzeitigen Treten auf ein Gas- und Bremspedal. Junge Frauen verletzen sich oft selbst, um mit den inneren Spannungen fertigzuwerden.

ABBILDUNG 9 Die drei »F«: Reaktionen in einer traumatischen Situation

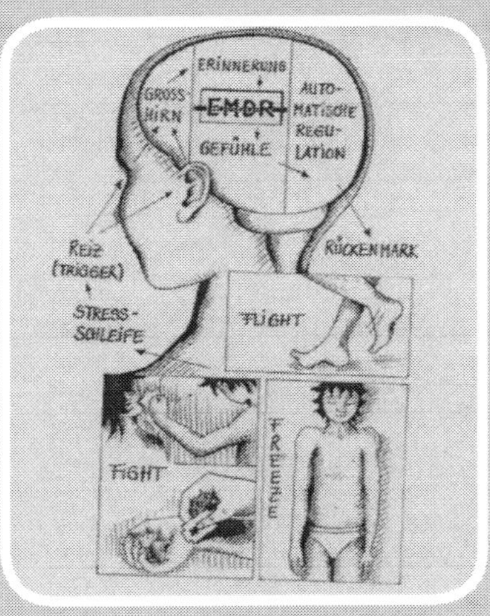

Junge Patientinnen und Patienten zeigen meist länger anhaltende Symptome, die vor dem Trauma noch nicht aufgetreten sind. Die Klassifizierungssysteme DSM-5 und ICD-10 nennen Schwierigkeiten ein- oder durchzuschlafen, Reizbarkeit oder Wutausbrüche, Konzentrationsprobleme und übermäßige Wachsamkeit. Die Betroffenen lauern dann förmlich darauf, woher das nächste Gefahrensignal kommt, und zeigen übertriebene Schreckreaktionen. Die Symptomatik kann sich erheblich auf die Gruppendynamik auswirken, z. B. bei Rückzug, einer Verweigerungshaltung, selbstverletzendem Verhalten, Reizbarkeit und impulsiven

Aggressionsdurchbrüchen, aber auch bei sexualisiertem Verhalten. Manche junge Patientinnen und Patienten verharren in einer Opferhaltung und fixieren das Opfermuster.

Betroffene mit einer komplexen Posttraumatischen Belastungsstörung leiden unter erheblichen Problemen bei der Affektregulation und können sich meist nicht mehr an das Erlebte erinnern. Letzteren Zustand bezeichnet man in der Fachsprache als dissoziative Amnesie. Sie nehmen ihren Körper anders wahr, fühlen sich hilflos oder verspüren starke Schuld- und Schamgefühle. Isolation, Rückzug, Probleme, sich selbst zu schützen, und die Suche nach einem »Retter« beeinträchtigen die Beziehungen zu anderen Personen. Oft verändert sich die Wahrnehmung des Täters, er wird idealisiert, sozusagen auf ein Podest gestellt, oder die Betroffenen identifizieren sich mit ihm. Manche hegen aber auch starke Rachegedanken, können keinen Sinn mehr in ihrem Leben erkennen und verlieren jegliche Hoffnung, wenn sich ihr Wertesystem gewandelt hat.

Bei jungen Erwachsenen mit einer dauerhaften (chronischen) Erkrankung besteht eine starke Beeinträchtigung in sozialen, schulischen oder anderen wichtigen Funktionsbereichen. In der Familie offenbaren sich die Defizite darin, dass Betroffene noch sehr unselbstständig sind und unter erheblichen Trennungsängsten leiden. In der Schule geraten sie immer wieder in Konfliktsituationen, da sie ihre Wünsche nach Nähe und Distanz nicht regulieren können. Sie können sich häufig schlecht in die Klassengemeinschaft integrieren, werden von ihren Mitschülerinnen und Mitschülern nicht akzeptiert und gemobbt, reagieren infolgedessen aggressiv, sind in Schlägereien verwickelt, haben Tagträume oder Konzentrationsschwierigkeiten. Auch Freundschaften und Partnerschaften können stark von den Symptomen beeinträchtigt sein. Junge Erwachsene, die in ihrer Vergangenheit sexuelle Übergriffe erfahren mussten, spiegeln ihre Angst häufig auf neue Partnerinnen oder Partner wider und blocken Intimität ganz ab. Zusätzlich belastet es sie, wenn ihnen Personen aus ihrem nahen Umfeld nicht glauben, sie über die Ereignisse nicht reden können oder sie aufgefordert werden, sich zusammenzureißen.

Vielfach haben sich die Traumafolgesymptome bei diesen jungen Erwachsenen zu einer »Negativkaskade« (Sack 2010, S. 10) verfestigt, die sie in ihrer Lebensgestaltung noch mehr einschränkt. Sie fühlen sich ohnmächtig und inkompetent, zweifeln an sich selbst, machen sich Vorwürfe, leiden an starken Stimmungsschwankungen, verminderter Intelligenz und eingeschränktem Denken. Nicht selten berichten sie über

Probleme der Selbstwertregulation und Regression. Mit Letzterer ist der Rückfall in frühkindliche Verhaltensweisen gemeint, der starke Verlustängste, emotionale Abhängigkeit und eine gestörte Handlungs- und Entscheidungsfähigkeit auslösen kann. Oft stellen sich auch seelische und körperliche Folgeerkrankungen ein.
In der Dissoziation erfahren junge Erwachsene, wie es ist, nicht mehr Teil des Geschehens zu sein. Sie zeigen ein automatisches Handeln – als sei der eigene Körper nicht betroffen – und eine veränderte Zeitwahrnehmung. Das Geschehen wird wie in einem Film erlebt. Manche junge Patientinnen und Patienten pendeln zwischen Vergangenheit und Zukunft. Ihr Umfeld berichtet dann von tranceartigen Zuständen, in denen sie wie weggetreten sind. Sie beteiligen sich kaum noch am Unterricht und üben so gut wie keine Aktivitäten mehr aus, sodass sie schnell als faul und lustlos gelten. Die Rückkehr in die Realität erfolgt vorwiegend durch selbstverletzendes Verhalten.
Dissoziative Zustände können durch innere und äußere Trigger wie Sinneswahrnehmungen, Geräusche, Gerüche, Fernsehbilder von Gewalt, Sexszenen oder Fotos entstehen, die mit dem traumatischen Erlebnis verknüpft sind. Sie gehen mit körperlichen Begleitsymptomen wie beschleunigtem Herzschlag, Schwitzen, Zittern, Kurzatmigkeit oder Schmerzen einher. Bei vielen chronisch traumatisierten Menschen ist die gesamte Körperwahrnehmung nachhaltig beschädigt. Patientinnen und Patienten mit einer starken Neigung zu Dissoziationen scheinen in Anspannungszuständen deutlich leichtere, manchmal aber auch stark ausgeprägte Schmerzen zu empfinden.

BEISPIEL Wegen starker Schmerzen und einer Blauverfärbung des rechten Arms wurde die 18-jährige Elira durch einen Unterstützerkreis nach Deutschland geholt, um ihren gesundheitlichen Zustand abklären zu lassen. In einer gefäßchirurgischen Abteilung wird die Diagnose »intermittierende funktionell bedingte Mikrozirkulationsstörungen der rechten Hand mit passagerer Blauverfärbung« gestellt. Organische Ursachen können ausgeschlossen werden. Elira droht die Abschiebung in den Kosovo. Bei der psychiatrischen Begutachtung gerät sie in einen dissoziativen Zustand und zeigt eine deutlich aufsteigende Verfärbung der rechten Hand sowie des rechten Unterarms. Zuvor berichtete sie von den extremen Belastungen, denen sie in ihrem Herkunftsland ausgesetzt war. Acht Monate lang habe sie sich mit ihren Geschwistern in den Wäldern des

Kosovo versteckt, nachdem ihre Eltern im Krieg gefallen seien. Von jetzt auf gleich musste sie für ihre Geschwister die Ersatzmutter sein. Ihr Onkel habe sie jahrelang geschlagen. Während der Flucht sei es immer wieder zu gefährlichen Situationen gekommen. In Deutschland schließlich sei sie völlig überfordert gewesen, konnte sich jedoch bis jetzt als Dolmetscherin durchschlagen. Immer öfter fühle sie sich wie gelähmt und erstarrt. Nach außen hin gebe sie sich aber ruhig und kontrolliert. Doch ziehe sie sich immer mehr zurück und vermeide es, über ihren inneren Zustand zu sprechen. Sie sei nicht in der Lage, Stopp zu sagen, sondern habe das Gefühl, funktionieren und den Erwartungen von außen entsprechen zu müssen. Hierfür gibt Elira den SUD-Wert 10 an. Der behandelnde Therapeut diagnostiziert eine schwere Posttraumatische Belastungsstörung. Mithilfe eines Fragebogens zur somatoformen Dissoziation kann Elira das Gefühl, die Kontrolle über den Arm und die Hand zu verlieren, und ihre Probleme beim Gehen, Stehen und Hören benennen. ×

Traumatherapeutische Ansätze behandeln zunächst die gegenwärtige Symptomatik, um den Betroffenen zu mehr Lebensqualität zu verhelfen. Das setzt voraus, dass die jungen Erwachsenen über ausreichende Bewältigungsressourcen verfügen oder diese in der Therapiesitzung aktiviert werden. Bindungs- und Beziehungsängste sind dabei ebenso zu bearbeiten wie Störungen der Selbstregulation. Nicht selten werden Grundbedürfnisse infolge traumatischer Kindheitserinnerungen vernachlässigt. Indem die Betroffenen lernen, für sich selbst zu sorgen und auf ihre Bedürfnisse zu achten, holen sie diese nach. Zu Beginn der Therapie können Behandelnde an aktuelle Erfahrungen und Alltagsprobleme anknüpfen.

Wichtige Grundsätze für die Traumabehandlung (nach SACK 2010)

- **Die Behandlung setzt primär bei aktuellen Belastungssymptomen an.**
- **Die Behandlungsbedürftigkeit richtet sich nach den real vorhandenen Traumafolgen, nicht nach der Traumatisierung selbst.**
- **Die Traumatherapie ist keine Bearbeitung von Erinnerungen der Vergangenheit, sondern richtet sich immer auf die in der Gegenwart bestehende Symptomatik.**
- **Der Einsatz von Techniken zur Distanzierung und Dosierung der Belastung während der Aktualisierung traumatischer Erinnerungen ermöglicht eine situationsangemessene Anpassung an die individuelle Belastungstoleranz.**
- **Auf der imaginären Ebene kann das nachgeholt werden, was in der traumatischen Situation gefehlt hat.**

Insgesamt ist es wichtig, dass junge Erwachsene lernen, Trigger zu erkennen und mit diesen umzugehen. Besprochen werden sollte auch, wie sie sich potenziellen Täterinnen und Tätern gegenüber verhalten können, um Reinszenierungen und einen »Opfer-Täter-Zirkel« zu verringern. Außerdem werden Absprachen über Stopp-Zeichen und Berührungen getroffen. In der Praxis haben sich kreative Ausdrucksmöglichkeiten wie Malen, Schreiben, Musik oder Tanz bewährt.
Die traumatischen Erlebnisse müssen verarbeitet und in die Lebensbiografie integriert werden, um mit ihnen abschließen und positiv in die Zukunft blicken zu können. Psychotherapeutische Methoden unterstützen die Betroffenen dabei, einen geregelten Alltag aufzubauen, der ihnen Stabilität und Schutz gibt.

Das Drei-Phasen-Modell der Traumatherapie (nach Reddemann 2011)

- **Stabilisierung** Erkennen und Verstehen der psychosomatischen Zusammenhänge, Erlernen traumatherapeutischer Distanzierungstechniken, Strategien zur Spannungsregulation
- **Konfrontation** gezielte Exposition zur Verarbeitung der belastenden Ereignisse und ihrer Folgen, z. B. mithilfe des EMDR
- **Integration** Akzeptanz der nicht mehr rückgängig zu machenden Erlebnisse, Aufbau neuer Lebensperspektiven, Rückfallvorbeugung

Stabilisierung In einer Art Vorphase wird ein sicherer äußerer Rahmen geschaffen. Anhand von Übungen bauen junge Erwachsene einen »inneren Schutzraum«, eine »zweite Haut«, auf, um Stressoren im Umfeld erkennen zu können. Damit sind Reize gemeint, die eine Stressreaktion hervorrufen und den Behandlungsprozess negativ beeinflussen. Nur wenn Betroffene eine Distanz zum Trauma hergestellt haben, gelingt es ihnen, eine Dissoziation im Alltag als letzten Aus- und Fluchtweg abzuwehren.
Inneren Bildern wird dabei eine große Heilkraft zugesprochen. Imaginationsverfahren sind in den letzten Jahren in der Traumatherapie immer wichtiger geworden. Fantasiebilder oder Traumreisen steuern den Flashbacks und Traumata entgegen und dienen der Beruhigung der jungen Erwachsenen. Aber auch kulturelle Symbole wie das Pfauen-Symbol bei jesidischen Flüchtlingen können bei jungen Menschen eingesetzt werden (Reddemann, Dehner-Rau 2012). Inzwischen gibt es eine Reihe von Imaginationsübungen wie die Baumübung, die des sicheren inneren Ortes, des Tresors, des Schutzmantels, des alten weisen Mannes, der alten weisen Frau oder des inneren Teams.

BEISPIEL Bei der Imaginationsübung »Das innere Kind« versetzt sich der 17-jährige David an ein Waldstück, das nah an einem See gelegen ist. Er setzt sich auf eine Bank und spürt, dass er allein ist. Plötzlich sieht er am anderen Ufer einen kleinen Jungen im Alter von sechs Jahren, der traurig und verzweifelt wirkt. Auf die Frage, was der große David tun würde, sagt er, dass er mit dem kleinen David Kontakt aufnehmen und ihn zu sich holen möchte, um diesen zu trösten. Gemeinsam mit seinem Therapeuten denkt David darüber nach, wie der große David dem kleinen helfen könne, aus seiner Einsamkeit und Verzweiflung herauszukommen. Durch mehrmaliges Üben und Anwenden dieser Übung nehmen Davids Verlassenheitsängste und seine suizidalen Gedanken deutlich ab. ×

Ein wichtiger Meilenstein in dieser Phase ist die Erarbeitung eines Traumanarrativs. Dazu wird der chronologische Ablauf des Traumas in Bildern oder Worten dargestellt. Es ist eine Vorarbeit für die Expositionsbehandlung und hilft Betroffenen, das Vermeidungsverhalten zu unterbinden.

Konfrontation Sobald ein stabiles Umfeld geschaffen wurde und die Betroffenen ein Gefühl von Sicherheit entwickelt haben, findet die Expositionsphase statt. In dieser Phase durchleben die jungen Erwachsenen das Trauma mithilfe spezieller Verfahren erneut. Das EMDR hat sich dabei als besonders geeignet und erfolgreich erwiesen (Hofmann 2014). Erschwert wird die Konfrontation durch Faktoren wie eine instabile psychosoziale und körperliche Lebenssituation, mangelnde Affekttoleranz, anhaltende schwere Dissoziationsneigung, unkontrolliert aggressives Verhalten und mangelnde Distanzierungsfähigkeit zum traumatischen Ereignis.

Integration Ist dieser Schritt geschafft, können die traumatischen Erlebnisse in die eigene Biografie integriert werden. Dies zeigt sich nach Michaela Huber (2006) in einer Symptomverringerung oder sogar durch ein Verschwinden des mit dem Trauma verbundenen Symptoms. Auch verbessert sich das Schlafen, und die Albträume verschwinden. Das Selbstwertgefühl wird gesteigert, es treten innere Ruhe und Klarheit ein, und die jungen Erwachsenen können sich auf einen Trauerprozess einlassen. Die Patientinnen und Patienten werfen dann nicht selten Sinnfragen auf, beschäftigen sich mit spirituellen Themen und der Frage der Vergebung. Zu dieser Phase gehört es auch, sich selbst zu trösten und den Trost anderer Personen anzunehmen. Die Betroffenen entwickeln im Heilungsprozess neue Perspektiven und wagen den Schritt zurück ins Leben. Behandelnde sollten sie dabei nicht drängen, sondern ihnen die nötige Zeit geben.

Die Ego-State-Therapie stellt einen wichtigen Ansatz für die Behandlung junger traumatisierter Erwachsener dar. Ego States sind nach Jochen PEICHL (2007, S. 106) »Cluster von Beziehungserfahrungen«. Schwere Misshandlungen und Missbrauch führen dazu, dass sich die Identität eines Kindes in Selbstzustände aufspaltet, die jeweils eine eigene Persönlichkeit sowie ein eigenes Gedächtnis besitzen und sich nicht mehr an die traumatischen Erlebnisse erinnern. Dieser Vorgang verhindert unerträgliche Ambivalenzkonflikte, die entstehen würden, wenn sich die jungen Erwachsenen den traumatisierenden Bezugspersonen loyal gegenüber verhalten, sie lieben oder von ihnen geliebt werden möchten. Dadurch können sie die Beziehung zu den Bezugspersonen aufrechterhalten.

Zu Beginn einer Traumatherapie fühlen sich einzelne Selbstanteile voneinander bedroht und fürchten die Beziehungsarbeit, die notwendig ist, um wieder ein Gleichgewicht zu finden (FRITZSCHE, HARTMAN 2010). Vor allem solche Selbstanteile, deren Bedürfnisse unbeachtet bleiben, machen sich mehr oder weniger stark bemerkbar, wenn sie bisher keine Wiedergutmachung erfahren haben. Sie kontrollieren das Verhalten der Betroffenen und wollen ihre ungestillten Bedürfnisse geltend machen sowie Altlasten ablegen, um sich auf die Zukunft einlassen zu können.

Das Gespräch mit allen Selbstzuständen führt meist zu guten Lösungsvorschlägen und zu einer wichtigen Zusammenarbeit. Hierzu schließen sich die Patientinnen und Patienten mit ihren Persönlichkeitsanteilen kurz. Im besten Fall mündet es in ein gemeinsames Gespräch, in dem ein Handlungskonzept erarbeitet wird, an dem sich jeder Selbstzustand beteiligt fühlt. Nun werden diese ihren Teil an Verantwortung übernehmen und stolz darauf sein, etwas für alle bewirkt zu haben. Ratschläge werden berücksichtigt und Beziehungen als angenehm erlebt.

Die Bildung von gegeneinander wirkenden Selbstzuständen gilt als die schwerste Form der Dissoziation und wird als dissoziative Identitätsstörung bezeichnet. Die Diagnose ist jedoch nicht unumstritten. Das Dasein von getrennt und selbstständig agierenden Persönlichkeitszuständen ruft bei professionell Tätigen einerseits Faszination, andererseits aber auch Protest und Unglauben hervor. Eine solche Entität stellt nach Ursula GAST und Kollegen (2006) das moderne Menschenbild infrage, wie beispielsweise die Vorstellung einer einheitlichen, in sich geschlossenen

Persönlichkeit und die Vorstellung einer zentralen Struktur des Bewusstseins.
In der Praxis ist es wichtig, eindeutig zwischen psychotischer und dissoziativer Symptomatik zu unterscheiden. Die Patientinnen und Patienten können in psychoedukativen Gruppen über die Krankheitsbilder aufgeklärt werden, um die Behandlungsbereitschaft und Compliance zu steigern und zur Entstigmatisierung beizutragen.
Studienergebnisse zeigen, dass die dissoziative Identitätsstörung eine Traumafolgestörung ist und durch schwere Kindesmisshandlungen ausgelöst wird (ebd.). Da ihre Symptome nicht selten von denen anderer Folgeerkrankungen überdeckt werden, bleibt sie jedoch oft unerkannt. Daher ist es wichtig, die Symptome aktiv zu erfragen und auch fremdanamnestischen Hinweisen nachzugehen, indem z. B. die Jugendamtsakte oder Angaben von wichtigen Bezugspersonen herangezogen werden.

Unspezifische diagnostische Hinweise einer dissoziativen Identitätsstörung (nach Gast u. a. 2006)

- **Mehrfach wechselnde Diagnosen wie Depression, Schizophrenie, Persönlichkeits-, Angst-, Somatisierungs-, Ess- und Anpassungsstörungen, Substanzmissbrauch und atypische Störungsbilder**
- **Gleichzeitiges und wechselndes Auftreten von psychiatrischen und psychosomatischen Symptomen**
- **Starke Schwankungen und Fluktuationen in Symptomatik und Funktionsniveau**
- **Häufiges Misslingen vorhergehender Behandlungen**
- **Massive traumatische Erfahrungen in der Kindheit**
- **Selbstverletzendes Verhalten**

Exkurs: Umgang mit migrationsspezifischen Problemen

Die therapeutische Begleitung von jungen Menschen mit einem Migrationshintergrund ist in den letzten Jahren zunehmend in den Blickwinkel der interkulturellen psychiatrischen Versorgungsforschung gerückt (Gavranidou, Abdallah-Steinkopff 2007). Trotz aller politischen Bekenntnisse zur Integration von Migrantinnen und Migranten gibt es noch immer erhebliche Probleme, insbesondere bei der Eingliederung von Menschen aus der islamischen Kultur.

Professionell Tätige sollten für die kulturellen Besonderheiten der jungen Erwachsenen sensibilisiert werden, um eine angemessene Versorgung sicherstellen zu können. Religiöse und kulturelle Vorstellungen von psychischen Erkrankungen stellen eine wichtige Ressource für die Bewältigung einer persönlichen Krise dar und sollten in der Behandlung berücksichtigt werden. In den Therapiesitzungen mit jungen Migrantinnen und Migranten sind die jeweilige familiäre Sozialisation und die spezifischen Normen, traditionellen Rituale und Umgangsformen behutsam zu erfragen. Es ist wichtig, zwischen unbegleiteten jungen Flüchtlingen und jungen Migrantinnen und Migranten, die voll in eine Familie integriert sind, zu unterscheiden.

Die meisten unbegleiteten Flüchtlinge sind Menschen ohne Ausweispapiere, die nach einer langen Odyssee durch viele Länder, auch mithilfe von Schlepperbanden, bei ihrer Ankunft in Deutschland in Gewahrsamseinrichtungen für Ausreisepflichtige (GfA) untergebracht werden. Danach wechseln sie in spezifische Einrichtungen der Jugendhilfe und erhalten einen Vormund. Manche von ihnen haben die Erfahrung gemacht, dass ihr Asylantrag zunächst abgelehnt wurde. Ihr wirkliches Alter ist meist unklar. Jahrelange Aufenthaltsunsicherheit, schwierige Wohnverhältnisse und ungeklärte Zukunftsperspektiven setzen ihnen erheblich zu. Teils wurden ihre Familienmitglieder ermordet oder sie haben den Kontakt zu anderen wichtigen Bezugspersonen verloren. Dennoch sind sie von einem unbändigen Lebenswillen geprägt und haben erstaunliche Ressourcen, auf die in der Therapie aufgebaut werden kann.

Interviewstudien ergaben, dass 7 bis 17 Prozent jugendlicher Flüchtlinge die Kriterien einer Posttraumatischen Belastungsstörung erfüllen. Fragebogenstudien kamen sogar auf 11 bis 50 Prozent (Gavranidou u.a. 2008). Je höher das Ausmaß der erlebten Gewalt ist, desto größer sind ihre Todesangst und Rachegefühle. Sie berichten über starke Bauch- und Kopfschmerzen, die sie »Travelling Pains« nennen, als eine Metapher für die Traumatisierung. Die Krankheiten wandern sozusagen durch den Körper und symbolisieren die Trennung und Auflösung der Familien sowie ihr Abgeschnittensein von Vergangenheit und Zukunft. Das Jetzt ist für sie anfangs durch Einsamkeit, dem Gefühl der Entfremdung, aber auch durch blockierte Gefühle wie Trauer und Wut gekennzeichnet.

Durch den traumatischen Stress hat sich ihre Körperwahrnehmung verändert.

BEISPIEL Der 18-jährige Moussa stammt aus Guinea. Seine Mutter starb, als er noch ein Kind war. Nachdem sein Vater durch das Militär ermordet worden war, wurde er von Freunden seines Vaters auf ein Schiff gebracht, das nach Europa fuhr. In Deutschland angekommen, war er zunächst in einem Sammellager für Flüchtlinge untergebracht, später in einer Einrichtung, die sich speziell um junge unbegleitete Flüchtlinge kümmerte. Den Mitarbeiterinnen und Mitarbeitern fiel auf, dass sich Moussa sehr zurückzog und, als er etwas Vertrauen zu ihnen gefasst hatte, über starke Schlafstörungen und Flashbacks klagte, sodass sie den Kontakt zu einem Therapeuten aufnahmen. Im Verlauf der traumaspezifischen Therapie berichtete Moussa von quälenden Albträumen, die immer wiederkommen und in denen er vom Militär und von der Polizei verfolgt wurde. Nach einer Stabilisierungsphase war Moussa zu einer EMDR-Therapie bereit. Die Albträume ließen deutlich nach, vor allem als es ihm gelang, seine Verfolger abzuschütteln und Zuflucht an seinem sicheren inneren Ort zu finden. Inzwischen wohnt Moussa in einem Appartement, benötigt nur noch wenig therapeutische Betreuung und macht ein Praktikum bei einem Kfz-Mechaniker. ×

In der therapeutischen Arbeit mit jungen unbegleiteten Flüchtlingen werden professionell Tätige oft mit uneindeutigen Verlustsituationen konfrontiert, bei denen die Opfer nicht identifiziert oder gefunden werden konnten oder der Verlust nicht greifbar ist. Im Umgang mit solchen Situationen ist das Therapiekonzept von Pauline Boss (2008) nützlich. Für sie gehört der uneindeutige Verlust zu den Erfahrungen von Migration, aber auch von schwierigen Übergängen in eine neue Lebensphase und ist von Natur aus traumatisch, da er nicht aufzulösen ist. Er verursacht Schmerz, Verunsicherung, Entsetzen, Leiden und Erstarrung. Vielfach treten zwei gegensätzliche und scheinbar nicht integrierbare Gefühle auf, wie das Glück, überlebt zu haben und endlich wieder angekommen zu sein, aber auch das Gefühl einer »Überlebensschuld« mit Hass, Wut und Rache.

Die innere Qual für die Betroffenen hängt mit dem Gefühl zusammen, keine sicheren Beweise zu haben, dass geliebte Personen wirklich tot sind. Wenn ein Mensch unter normalen Umständen stirbt, wird der Verlust offiziell bestätigt, und die Hinterbliebenen können sich durch Trauerrituale von dem Verstorbenen verabschieden. Bei einem uneindeutigen Verlust gibt es diese Möglichkeit nicht, was ein Gefühl von innerer Zerrissenheit und Blockaden, Lähmung und Schmerz hervorruft. Die fortbestehende Unsicherheit blockiert die kognitive Verarbeitung des Verlusts und die Suche nach seinem tieferen Sinn, sodass der Trauerprozess zum Stillstand kommt. Es besteht die Gefahr, dass die Betroffenen in einem Leidenszustand erstarren und ein Verbitterungssyndrom entwickeln, das sich aus unterdrückter Wut, Feindseligkeiten, Neid und Hass zusammensetzt.

In der therapeutischen Begleitung ist es wichtig, den jungen unbegleiteten Flüchtlingen ihre Überlebensstrategien bewusst zu machen und sie als Ressourcen zu nutzen.

Fragen an junge unbegleitete Flüchtlinge

- Was haben Sie getan, um zu überleben?
- Welche Stärken und Fähigkeiten haben Sie entwickelt?
- Was hat Ihnen geholfen, aus schwierigen Situationen und Krisen herauszukommen?
- Welche Risiken sind Sie eingegangen?
- Wann und wo haben Sie sich Hilfe geholt?

Zu Beginn der Therapie können junge Migrantinnen und Migranten meist nur schwer akzeptieren, dass Uneindeutigkeiten und Ambivalenzen zum Alltagsleben gehören und sie Abschied von der Illusion nehmen müssen, dass alles zu klären sei. Vielen jungen Menschen aus dem islamischen Kulturkreis hilft es, wenn sie vor Ort in einen religiösen Kontext eingebunden sind. Professionell Tätige können sie dabei unterstützen, indem sie sie beispielsweise zu einem regelmäßigen Besuch einer Moschee bewegen. Mithilfe ihrer Religion können die Betroffenen dem Verlust von engen Angehörigen wieder einen Sinn geben und zulassen, dass Leid nicht immer verhindert werden kann. Wichtig ist es auch, dass sie sich ihren Schuldgefühlen stellen, eine eigene Identität aufbauen, sich mit dem »Fremden« auseinandersetzen und neue innere Vorstellungsbilder von Heimat, Geborgenheit und Schutz entwickeln.

BEISPIEL Der 22-jährige Arian stammt aus Afghanistan. Seine Mutter wurde in seinem Heimatort von einem Nachbarn beschuldigt, mit seinem Onkel ein Verhältnis zu haben. Arians Vater arbeitete in Saudi-Arabien, um den Unterhalt für die Familie zu verdienen. Aufgrund des Verlusts der Familienehre zwang der Onkel Arian, den Sohn der Nachbarfamilie zu erschießen. Arian war von jetzt auf gleich gezwungen, aus seinem Heimatland zu fliehen. Die Mutter verkaufte das elterliche Haus, damit er die Kosten für die Schlepper nach Deutschland bezahlen konnte. Auf seiner Flucht nach Europa wurde er zunächst in Ungarn registriert. Da er in einem europäischen Land war, bevor er nach Deutschland kam, durfte er entsprechend der Dublin-II-Verordnung keinen Asylantrag bei den deutschen Behörden stellen. Wegen der Gefahr, dass er untertauchen könnte, wurde er inhaftiert und erlebte unwürdige Bedingungen in den verschiedenen Unterkünften wie Zwei-Mann-Zellen mit einer offenen Toilette in der Mitte des engen Raums. Täglich waren zwei Stunden Hofgang gestattet. Arian geriet in eine psychotische Krise und versuchte, sich zu suizidieren. Daraufhin wurde er in einer psychiatrischen Klinik und nach seiner Entlassung in einem Wohnheim für junge unbegleitete Flüchtlinge untergebracht. Er litt wegen seiner Tat unter großen Schuldgefühlen, wurde noch zweimal wegen einer suizidalen Krise in einer Klinik aufgenommen und für etwa zwei Jahre ambulant behandelt. Heute hat Arian eine kleine Wohnung und Arbeit gefunden. ×

Teilhabe an Bildung und Beruf

Die Berufswahl stellt Jugendliche und junge Erwachsene vor eine zentrale Entscheidung. Dabei hat sich die berufliche Situation in den letzten Jahren stark gewandelt. Trotz höherer Bildung beziehen junge Erwachsene heute niedrigere Einkommen und erhalten seltener und später eine Festanstellung als die Beschäftigten aus den Generationen vor ihnen. Eine befristete Stelle gilt inzwischen als Standardeinstieg in den Arbeitsmarkt. Ihre Position im Erwerbsleben müssen sich junge Erwachsene erst erkämpfen. Gleichzeitig laufen sie Gefahr, sich dem Leistungsdruck zu unterwerfen, was sich wiederum negativ auf ihre Persönlichkeitsentwicklung und den Aufbau sozialer Kontakte auswirken kann.

Auswirkungen des Leistungsdrucks (nach Koppetsch 2013)

- **Erheblicher Konkurrenzdruck**
- **Entsolidarisierung**
- **Vereinzelung**
- **Auflösung sozialer Bindungen**

Junge Erwachsene mit einem guten Schulabschluss finden heute wieder leichter als in den letzten Jahren eine Lehrstelle. Fast die Hälfte der Ausbildungsberufe ist aber für junge Menschen mit unteren Bildungsabschlüssen kaum erreichbar. Rund 442.000 junge Erwachsene haben 2012 das Bildungssystem ohne beruflichen Abschluss verlassen. 2005 waren dies zum Vergleich noch 543.000 junge Erwachsene (IT.NRW 2014). Die Lebenswege der »Abgehängten«, die in der Gesellschaft als ausbildungsunreif gelten, sind durch ständig wechselnde, schlecht bezahlte Jobs und Arbeitslosigkeit gekennzeichnet. Vollzeitnahe und unbefristete Beschäftigungsverhältnisse finden die wenigsten von ihnen vor. Gerade diesen jungen Erwachsenen müssen mehr berufsvorbereitete Maßnahmen als Erprobungsfelder zur Verfügung gestellt werden, denn viele von ihnen sind zwar schulisch schwach, aber handwerklich begabt.

Die Armutsrisikoquote lag 2012 bei erwerbslosen jungen Erwachsenen bei 57,1 Prozent und bei schulpflichtigen oder berufsunfähigen jungen Erwachsenen bei 48,6 Prozent. Erwerbstätige junge Erwachsene, die sich nicht mehr im Bildungssystem befanden, waren dagegen nur zu

6,6 Prozent von relativer Einkommensarmut betroffen (ebd.). Im Jahr 2011 bezogen 168.000 Arbeitslose unter 25 Jahren Hartz-IV-Leistungen. Der 16. Shell-Studie zufolge erkennen 20 Prozent dieser jungen Erwachsenen keine Perspektiven mehr, sehen sich zurückgelassen und haben das Gefühl, nicht gebraucht zu werden (ALBERT u.a. 2011).
Junge Erwachsene, deren Eltern von Hartz-IV-Leistungen leben, haben deutlich weniger Optionen und müssen bis zum Alter von 25 Jahren im elterlichen Haushalt bleiben. Eine eigene Wohnung dürfen sie nur dann beziehen, wenn das Jugendamt eine Härtefallbegründung vornimmt und die Beziehung zu den Eltern so stark geschädigt ist, dass die vorhandenen Probleme unüberwindbar scheinen.

Zur Zusammenarbeit von Psychiatrie und Jobcentern

Erwerbstätig zu sein, ist ein Hauptbedürfnis psychisch erkrankter Menschen und stellt einen wichtigen Schutzfaktor dar. Ein Beruf hilft ihnen, soziale Kontakte aufzubauen, trägt zur Identitätsbildung bei, strukturiert den Alltag und vermittelt im besten Fall Anerkennung, ein positives Selbstwertgefühl und Zugehörigkeit. Menschen mit einer schizophrenen Störung erleiden jedoch meist schon zwischen 16 und 35 Jahren ihren ersten psychotischen Schub, sodass viele die Schule oder Berufsausbildung nicht abschließen können. Die Ablösungsprozesse werden erheblich erschwert oder sogar verhindert, wenn die Betreuung zu lange dauert. Nach Niklas BAER und Tanja FASEL (2009) sollte eine Arbeitsrehabilitation bei jungen Erwachsenen nach psychotischen Krisen als integrative Leistung gelten.
Die individuelle Förderung psychisch erkrankter junger Erwachsener weist aber noch erhebliche Defizite auf. Nach wie vor gibt es ungeklärte Zuständigkeitsfragen zwischen Jobcentern und Arbeitsagenturen, die einer längerfristigen Begleitung und Unterstützung im Wege stehen. Mitarbeitende von Jobcentern sind häufig mit dem Problem konfrontiert, dass junge Erwachsene ihre Mitarbeit verweigern. Zum besseren Verständnis wünschen sich viele Mitarbeitende Fortbildungsseminare, die über psychische Krankheitsbilder und krisenauslösende Faktoren

informieren. Nur dann ist es ihnen möglich, eine individuelle, auf die betroffene Person zugeschnittene Strategie zu entwerfen.
Um die einzelnen Fördermaßnahmen besser aufeinander abzustimmen, sind Fallkonferenzen aller beteiligten Institutionen notwendig. Der Kooperationsbedarf ist jedoch nach wie vor groß. Mitarbeitende der Erwachsenenpsychiatrie sind in den Fallkonferenzen der Jobcenter nur selten vertreten, sodass sie ihre Erfahrungen, insbesondere zu Fragen der Erwerbsfähigkeit, nicht einbringen können. Wünschenswert wäre auch ein Austausch mit Fachkräften der ambulanten Betreuung.

Hilfsangebote für junge Erwachsene

Das Jobcenter bietet jungen Erwachsenen eine Vielzahl an Maßnahmen an, die ausbildungsbegleitende, aber auch berufsvorbereitende und -beratende Hilfen umfasst. Dazu gehören Informationsportale wie Berufenet oder planet-beruf.de, finanzielle Förderungsmöglichkeiten, das Merkblatt »Grundsicherung für Arbeitsuchende« (SGB II) oder ein Berufswahltest. Psychiatrisch Tätige können sich bei ihrer Motivationsarbeit mit jungen Erwachsenen auf diese Angebote beziehen. Ein Rollenspiel eignet sich, um die Situation eines Vorstellungsgesprächs nachzustellen.
Die bundesweite Initiative »Erstausbildung junger Erwachsener« der Agentur für Arbeit und den Jobcentern fordert Unternehmen auf, ihre Einstellungskriterien zu überdenken und ihren Blick auch auf diese Zielgruppe zu richten. Seit einigen Jahren gibt es für benachteiligte junge Erwachsene auch berufsvorbereitende Bildungsmaßnahmen (BvB) der Agentur für Arbeit. Mithilfe dieser wird ihre Leistungsfähigkeit, Ausbildungsreife und Berufseignung eingeschätzt, um im zweiten Schritt gezielte Sozialtrainings und Aufmerksamkeitsschulungen anzubieten.
Das Projekt NetCo eröffnet psychisch erkrankten jungen Erwachsenen ein Jobtraining am Arbeitsplatz. In Gruppen werden wichtige arbeitsrelevante Themen diskutiert. Begleitete Praktika und Arbeitserprobungen vermitteln Grundarbeitsfähigkeiten und frischen Schlüsselqualifikationen auf. Zusätzlich finden in Einzelfällen Telefon- und EDV-Schulungen sowie ein Führerscheintraining statt. Auch gibt es interdisziplinäre Teamgespräche, in denen alle beteiligten Fachkräfte über die Fort-, aber auch Rückschritte der jungen Erwachsenen informiert werden. Das Programm

dauert in der Regel drei bis fünf Monate und hat einen direkten, strukturierten und sicheren Einstieg in ein festes Arbeitsverhältnis zum Ziel. Ein weiteres positiv hervorzuhebendes Beispiel ist die »Arbeitsgemeinschaft für junge Erwachsene« im Kreis Gütersloh. In dieser treffen sich Jugendhilfe, Jobcenter, Träger von berufsbegleitenden Maßnahmen und die Institutsambulanz der LWL-Klinik für Erwachsenenpsychiatrie zu Fallkonferenzen. Die meisten jungen Erwachsenen, die an dieser Maßnahme teilnehmen, haben schon mehrere Programme erfolglos durchlaufen und wurden von einem Träger zum nächsten weitergereicht. Sie zeigen wenig Ausdauer und Durchhaltevermögen, einen niedrigen Selbstwert, extreme Stimmungsschwankungen, aggressive Impulsdurchbrüche und vielfach einen hohen Drogen- und Alkoholkonsum. Die Interprofessionalität der Arbeitsgemeinschaft ermöglicht es einzuschätzen, ob ein junger Mensch aus psychischen Gründen nicht *kann* oder nicht *will.* Trotz ihres jungen Alters haben viele junge Erwachsene bereits aufgegeben, da sie in ihren Glaubensüberzeugungen gefangen sind oder die Schule frühzeitig abgebrochen haben, sodass sie nur rudimentär schreiben und lesen können. Ein Bewerbungsanschreiben stellt für sie eine meist nicht zu lösende Aufgabe dar. Sie haben das Gefühl zu versagen und geraten immer tiefer in eine aussichtslose Position. Erst nach einiger Zeit bauen sie Vertrauen zu Betreuenden auf.

BEISPIE Der 18-jährige Simon befindet sich seit einem Jahr in einer unterstützenden Beschäftigung des Jobcenters, um ins Arbeitsleben zu finden. Seit einigen Wochen häufen sich jedoch seine Fehlzeiten an der Förderschule. Simon zieht sich immer mehr zurück und reagiert schnell aggressiv. Auf Anraten seines Betreuers vom Jobcenter sucht er gemeinsam mit seinen Eltern einen Therapeuten auf, um mit diesem seine Situation zu besprechen. Im Erstkontakt zeigt er eine hohe Unzufriedenheit, klagt über die mangelnde Unterstützung seiner Ausbilderinnen und Betreuer, andererseits aber auch über seine Lustlosigkeit und Langeweile. Immer öfter flüchtet er in die Welt seiner Musik. Seine Eltern können dies nicht verstehen und machen ihm schwere Vorwürfe. Den Besuch der Förderschule bricht er kurz vor Beendigung ab. Er wolle einfach nur Arbeit haben und könne mit Fächern wie Mathematik und Erdkunde nicht viel anfangen, da er später im Lagerbereich arbeiten möchte. Nach einigen Sitzungen wird Simon bewusst, dass ihn sein Jammern nicht weiterbringt. Er achtet zunehmend darauf, sich weniger aufzuregen, und grenzt sich von Menschen ab, die ihn runterziehen. Auch stellt er sich seiner negativen Grundüberzeugung, dass eh alles nichts bringe. Er recherchiert im Internet nach Firmen, die Lagerarbeiter suchen, und nimmt Kontakt zu ihnen auf, um für ein paar Tage zu hospitieren und herauszufinden, ob er an diesem Berufsbild auf Dauer Spaß haben könnte. Eine Firma gibt ihm die Gelegenheit, für drei Tage einen Schnupperkurs zu machen. Er ist stolz, selbst die Initiative ergriffen zu haben, und wird dafür von seinem Umfeld sehr gelobt. Mit seiner Erlaubnis nimmt der Therapeut Kontakt zu dem Betreuer des Jobcenters auf, um die eingetretenen Fortschritte zurückzumelden und das weitere Vorgehen zu besprechen. Nach einigen Wochen ist Simon in der Lage, sich den zahlreichen Kränkungen in der Schule, den Hänseleien und dem Mobbing zu stellen, die bei ihm massive Minderwertigkeitsgefühle ausgelöst haben. Er erkennt, dass sein aggressives Verhalten ein Versuch war, diese Gefühle auszugleichen. ×

Viele psychisch erkrankte junge Erwachsene haben wie Simon Enttäuschungen und traumatisierende Mobbingerfahrungen erlebt, die zu massiven Selbstwertkrisen geführt haben. Sie schützen sich und andere durch einen Rückzug in virtuelle Welten, in denen sie ihre Gewaltfantasien ausleben können, ohne andere zu verletzen. Bei diesen Patientinnen und Patienten hat sich eine EMDR-Behandlung bewährt, auch wenn sie nicht die erforderlichen Kriterien einer Posttraumatischen Belastungsstörung erfüllen. Im Vordergrund der Behandlung stehen die aggressiven Impulsdurchbrüche, das selbstverletzende Verhalten oder die Flucht aus der realen Welt. Nicht selten stoßen diese Verhaltensweisen bei den Eltern, Betreuenden oder anderen Bezugspersonen auf Unverständnis. Deshalb ist es wichtig, den Bezugspersonen die Symptomatik und das Behandlungsvorgehen verständlich zu machen, um gemeinsam mit ihnen und den jungen Erwachsenen einen Begleitrahmen festzulegen.

Bausteine für eine gelingende Vernetzung der Versorgungssysteme

Die bisherigen Überlegungen zeigen, wie wichtig es ist, dass Jugendhilfe und Psychiatrie zusammenarbeiten. Ein fließender Wechsel der Hilfesysteme ist für die Genesung junger Erwachsener überaus bedeutsam. In der Praxis ist dies jedoch nur vereinzelt der Fall. Die Behandlungskonzepte der verschiedenen Einrichtungen folgen unterschiedlichen Prämissen und werden selten zum Wohle der jungen Patientengruppe miteinander abgestimmt. Auch gibt es nur wenige Stationen, Fachärztinnen oder Fachärzte mit doppelter Ausbildung.
Die im Buch dargestellte Interprofessionalität kann den Versorgungssystemen helfen, die Ressourcen des jeweils anderen zu erschließen und die von allen Seiten geforderte Zusammenarbeit zu stärken. Denn nur wenn Jugend- und Erwachsenenpsychiatrie sowie Jugendhilfe an einem Strang ziehen, ist eine langfristige Begleitung und Unterstützung möglich. Die Arbeitsgemeinschaft der Obersten Landesgesundheitsbehörden (AOLG 2012) gibt in ihrem Bericht der AG Psychiatrie wertvolle Hinweise, wie die Kooperation gefördert werden kann.

Bausteine für eine Förderung der Kooperation (Bericht der AG Psychiatrie der AOLG 2012)

- **Sektorenübergreifende ambulante und stationäre Angebote**
- **Aktiv kooperierende gemeindepsychiatrische Verbünde**
- **Multiprofessionelle Kooperationen**
- **Integratives Psychiatrie-Budget für eine gesamte Region**
- **Förderung der Inklusion durch Weiterentwicklung der Versorgungsstrukturen**

Wenn Vernetzungsstrukturen zwischen den Institutionen bestehen, können Mitarbeitende der Erwachsenenpsychiatrie in fallorientierten Gesprächen konkrete Hilfestellungen geben. Hier offenbart sich jedoch noch ein großer Bedarf, wenngleich in einigen Regionen Deutschlands bereits erste Schritte in diese Richtung zu erkennen sind.
An der Universitätsklinik Heidelberg ist in den letzten Jahren in Kooperation mit der Kinder- und Jugendpsychiatrie sowie der allgemeinen

Psychiatrie ein Frühbehandlungszentrum entstanden (Weisbrod u.a. 2005). Ein gemeinsames Ärzte-, Therapeuten- und Pflegeteam betreut auf 16 Betten Jugendliche und junge Erwachsene im Alter von 12 bis 28 Jahren. Durch die direkte Zusammenarbeit lernen die beiden Fachbereiche voneinander und können Krankheitsverläufe von Beginn an verfolgen. Dabei gibt es den sonst üblichen Bruch nach Vollendung des 18. Lebensjahres nicht. Die Rückfallquote ist deutlich zurückgegangen. Die enge Kooperation und der Austausch zwischen Jugend- und Erwachsenenpsychiatrie ermöglicht eine neue therapeutische und psychosoziale Praxis und stößt kreative sowie innovative Prozesse an. Beide Systeme öffnen ihren Blick für neue Denkweisen, ohne ihre ursprünglichen Konzepte gering zu schätzen.

Verselbstständigungsgruppen der Jugendhilfe zeigen ebenfalls vielversprechende Ergebnisse. Sie wurden in den letzten Jahren verstärkt eingerichtet, um den individuellen Autonomieprozess junger Erwachsener zu fördern. Dieser findet gleichzeitig mit dem Ablösungsprozess von der Familie statt. Viele Patientinnen und Patienten fühlen sich der Situation noch nicht gewachsen und stoßen schnell an ihre Grenzen. Um ihnen den Weg zu erleichtern, wird ihnen eine Begleitperson zur Seite gestellt, mit der sie die anfallenden Probleme, manchmal auch krisenhaften Zuspitzungen, rechtzeitig besprechen und nach Lösungen suchen können. In dieser Entwicklungsphase treten vielfach ungelöste familiäre Konflikte zutage. Mithilfe der persönlichen Kooperationsstrukturen, die mit den Betreuenden entwickelt werden, können vonseiten der Institutsambulanz kurzfristig Beratungstermine vereinbart werden.

Bestandteile von Verselbstständigungsgruppen der Jugendhilfe

- **Förderung von Selbstbestimmung und Eigenständigkeit**
- **Vermittlung von lebenspraktischen Fertigkeiten und Hilfestellung bei der Alltagsbewältigung**
- **Ermutigung zur Übernahme von Verantwortung**
- **Orientierung an der individuellen Lebensrealität des jungen Menschen**
- **Klärung familiärer Beziehungen**
- **Hilfen zur Krisenbewältigung**
- **Kooperation mit gesetzlichen Vertretern**
- **Gestaltung des Ablösungsprozesses, des Übergangs und die Vorbereitung auf die neue Lebensphase**
- **Vorbereitung der weiteren Perspektiven**

Eine große Hürde für die Zusammenarbeit ist die unterschiedliche Herangehensweise der beiden Behandlungssysteme. Die Krankheitskonzepte der Kinder- und Jugendpsychiatrie orientieren sich an der Entwicklung der jungen Betroffenen. Im Fokus stehen ein pädagogischer Ansatz sowie Hilfen zur Nachreifung. Hingegen geht die Erwachsenenpsychiatrie deutlich störungsspezifischer vor. Dem Pflegesystem kommt hier eine größere Bedeutung zu. Dies zeigt sich auch bei der Erstellung von Diagnosen. Bislang gibt es noch zu wenige Möglichkeiten, das psychiatrische und sozialpädagogische Wissen zu bündeln. Meist nehmen die beiden Systeme erst in Krisensituationen Kontakt zueinander auf.

Obwohl schon lange bekannt ist, dass die Familie und andere relevante Bezugspersonen eine wichtige Ressource im Genesungsprozess sind, wurden familiäre Systeme lange Zeit in der Erwachsenenpsychiatrie vernachlässigt. Erst seit den letzten Jahren wird den Belastungen der Angehörigen sowie dem Umgang der Familie mit einer psychischen Erkrankung Aufmerksamkeit geschenkt (KRONMÜLLER, HOLTMANN 2011).

Neuere Untersuchungen (WIEGAND-GREFE, WAGENBLASS 2013) zeigen, dass in etwa 30 bis 50 Prozent der Fälle auch die Eltern der psychisch erkrankten Kinder, Jugendlichen und jungen Erwachsenen unter einer psychischen Störung leiden und psychiatrisch sowie psychotherapeutisch behandelt werden müssen. Gerade alleinerziehende junge Frauen sind aufgrund ihrer Überbelastung gefährdet, eine Depression zu entwickeln. Sie fühlen sich von vielen Entwicklungschancen ausgegrenzt und in ihrer Erziehungskompetenz beeinträchtigt. Familien, in denen gleich mehrere Familienmitglieder psychisch erkrankt sind, stellen für professionell Tätige eine besondere Herausforderung dar. Es sind nur bedingt familiäre Ressourcen verfügbar, auf die während der Behandlung zurückgegriffen werden kann.

Die LWL-Kliniken der Kinder- und Jugendpsychiatrie Hamm und der Erwachsenenpsychiatrie Gütersloh entwickeln aktuell in Kooperation mit dem LWL-Forschungsinstitut für seelische Gesundheit Bochum ein Modell für eine effektivere Versorgung und Behandlung von Multiproblemfamilien. Im Mittelpunkt steht der Aufbau eines Zentrums für Familienmedizin, das allen Familienmitgliedern parallel eine spezifische Behandlung anbietet.

Die Verkürzungen der Verweildauer in stationären Maßnahmen der Jugend- wie Erwachsenenpsychiatrie führen jedoch nicht selten dazu, dass der systemische Blick zu kurz gerät. Aufgrund des enormen Zeitdrucks werden Bezugspersonen, die für den Erfolg der Behandlung wichtig sein können, nicht einbezogen. Erschwerend kommt hinzu, dass psychiatrische Institutionen in der Gesellschaft noch immer als Kontrollorgane gelten. Diese Wahrnehmung steht einer frühzeitigen Inanspruchnahme von Hilfen entgegen.

In Fallkonferenzen, an denen alle beteiligten Institutionen teilnehmen, können gemeinsam mit den Familienmitgliedern die Behandlungsmaßnahmen und -aufträge erarbeitet werden. Dabei sind auch die jeweils anderen Sichtweisen der Institutionen zu besprechen, um nahtlose Übergänge zu ermöglichen. Nur so können weitere Angebote sinnvoll gestaltet und Entlassungen in instabile Strukturen und unklare Arbeitsverhältnisse vermieden werden. Oft schieben sich die einzelnen Institutionen jedoch gegenseitig die Verantwortung zu, statt gemeinsam zu handeln und ihre Ressourcen zu bündeln. Junge Menschen werden auf diese Weise häufig entmutigt, da das Vertrauen in die Institutionen zunehmend schwindet. Sie erleben dann eine ähnliche Stagnation, wie sie es seit Jahren bei ihren Eltern beobachten können. Der Zugang zu ihnen wird erheblich erschwert.

Bedeutsam für eine gelingende Vernetzung ist, wer die Kooperation organisiert und den Prozess evaluiert, um den Erfolg der gemeinsam entwickelten Maßnahmen zu messen. Gemeinsam müssen die Strukturen und Rahmenbedingungen eines regelmäßigen Austauschs festgesetzt werden, damit Kooperationshemmnisse rechtzeitig aus dem Weg geräumt werden können.

Mögliche Kooperationshemmnisse

- **Unterschiedliche Aufträge und Zieldefinitionen**
- **Unterschiedliche lokale und regionale Infrastrukturen und Angebote**
- **Ängste der Mitarbeiter bzw. Institutionen vor zusätzlichen Aufgaben und Belastungen**
- **Mangelhafte Kontinuität durch häufigen Wechsel des Personals**
- **Zeitliche Schwierigkeiten, eine Fallkonferenz zu implementieren**
- **Unklare Verantwortlichkeiten und Absprachen**
- **Unterschiedliche gesetzliche Rahmenbedingungen**
- **Eine nicht gestattete Schweigepflichtentbindung**

Alle an dem Behandlungsprozess beteiligten Systeme sind letztendlich lernende Organisationen. Alte Denkweisen können sich durch gemeinsames

Lernen und Tun stückweise ändern. Entscheidend ist die Haltung, in der dieser Prozess geschieht: kooperativ und nicht konfrontativ. Eine gelebte Vernetzung bedeutet, die Realität mit den Augen der anderen zu sehen. Dies gelingt nur, wenn bestehende Denkweisen und als selbstverständlich geltende mentale Modelle infrage gestellt werden dürfen. Auf diese Weise kann ein konstruktiver Diskurs begonnen werden. In diesem wird reflektiert, was therapeutische und psychosoziale Techniken in der heutigen Zeit bei jungen Erwachsenen leisten sollen.

Diskussion und Ausblick

Therapeutisch Handelnde und Helfende können sich nicht den aktuellen ökonomischen Prozessen und Zwängen entziehen, sie können aber kreative Lösungen im Interesse der psychisch erkrankten jungen Erwachsenen finden, ohne zu resignieren. Zukünftig werden Präventionsprogramme, die ganze Familien einbinden, eine größere Bedeutung als bisher haben. Einen hohen Stellenwert haben dabei ein wertschätzender, auf Empathie basierender Zugang sowie eine kontinuierliche Begleitung, die von der Aufnahmephase bis zur Nachsorge aufrechterhalten wird, um Rückfällen entgegenzusteuern.

Obwohl dies nachvollziehbar und wünschenswert ist, ist es gleichzeitig schwierig, ein entsprechendes Konzept unter den aktuellen ökonomischen Rahmenbedingungen der psychiatrischen Versorgung umzusetzen. Meist fehlt es an ausreichend Personal, Räumlichkeiten, finanziellen Mitteln oder Zeit. Die Priorisierung von Gesundheitsleistungen darf jedoch nicht zulasten der Bedürfnisse der jungen Erwachsenen gehen. Die bestehenden stationären Behandlungskonzepte sind daher auszuarbeiten und interne sowie externe Vernetzungsstrukturen zu entwickeln. Die Erforschung von sogenannten Outcome-Parametern gewinnt dabei zunehmend an Bedeutung. Darunter sind klinische Parameter gemeint, die sich am subjektiven Erleben und an dem Verhalten der Patientinnen und Patienten orientieren. Vor allem die Lebensqualität scheint ein wichtiger Faktor für den Behandlungserfolg zu sein.

Psychisch erkrankten jungen Erwachsenen bleibt jedoch der Schritt in Arbeit und Beschäftigung oft verwehrt, sodass sie keine befriedigende Lebensqualität aufbauen können. Die Behandlung junger Erwachsener ist als ein Beitrag zur Inklusion zu sehen. Die Erfahrung ständiger Ausgrenzung kann bei jungen Menschen in der Meinung münden, nicht mehr dazuzugehören und überflüssig zu sein. In einem auf ihre Bedürfnisse abgestimmten Therapieangebot müssen sie sich mit ihren eigenen Wünschen und Ansprüchen, aber auch mit ihren Ängsten vor intensiver mitmenschlicher Nähe auseinandersetzen. Durch die damit verbundene Anpassung ihres inneren Arbeitsmodells (engl. Inner Working Model) bilden die jungen Erwachsenen ein gesundes, autonomes Selbst aus sowie eine eigene Identität und Empathiefähigkeit und lernen so, sich in vielfältigen und komplexen Lebenswelten zurechtzufinden. Das Konzept des inneren Arbeitsmodells geht auf den Bindungstheoretiker John Bowlby (1973) zurück. Es beschreibt ein repräsentationales System, das sich über die Interaktion des Kindes mit der primären Bezugsperson bildet und auf Bindungserfahrungen beruht. Durch die Entwicklung eines inneren Arbeitsmodells können Gedanken, Gefühle und Verhaltensweisen vorhergesagt und reguliert werden. Es prägt die späteren Beziehungen eines Menschen.

Die bewusst geförderte Autonomieentwicklung gibt jungen Menschen Gelegenheit, konstruktive Abgrenzungs- und Unabhängigkeitsstrebungen zu entwickeln, um aus der hoch widersprüchlichen Gebundenheit an Bezugspersonen herauszufinden. Therapeutinnen und Therapeuten geben jungen Erwachsenen nur dann Orientierung, wenn sie sich auf sie einlassen und sich mit ihren Lebensthemen auseinandersetzen, ohne sie bevormunden zu wollen.

Erfahrungen aus Supervisionen zeigen, dass junge und unerfahrene Kolleginnen und Kollegen zu wenig unterstützt und dadurch den Anforderungen oft nicht gerecht werden können. Für sie sollte ein Mentoring unter Anleitung erfahrener Therapeutinnen und Therapeuten in den klinischen Alltag integriert werden, um ihnen ein sicheres Fallverständnis zu vermitteln. Der Begriff »Mentoring« bezeichnet einen individuellen Lernprozess, in dem eine Mentorin oder ein Mentor als eine erfahrene Person einen Mentee über einen längeren Zeitraum in Vieraugengesprächen berät. Gerade junge Kolleginnen und Kollegen benötigen Erfahrungsaustausch, Feedback, persönliche Unterstützung und Ermutigung, sich ihre eigene Unsicherheit einzugestehen, Hilfe zu suchen und in Anspruch zu nehmen. So kann der Mentee sich selbst, seine Rolle und Motive seines Verhaltens erkennen und besser verstehen. Gleichzeitig wird damit ein »Kontrapunkt« zur wenig ausgeprägten Anerkennungskultur in vielen Kliniken gesetzt (Schmid, Haasen 2011).

Behandelnde müssen heutzutage zunehmend Verwaltungsaufgaben übernehmen, sodass ihnen für ihre eigentliche Aufgabe immer weniger Zeit zur Verfügung steht. In dieser Situation ist ein kritischer Diskurs unter den professionellen Helfern über die hohe Arbeitsverdichtung und die damit verbundene Einschränkung der Arbeitsqualität zu fordern. Nach Stéphane Hessel (2011) ist vielen Menschen die »Fähigkeit zur Empörung« verloren gegangen und sollte neu entwickelt werden. Das bedeutet, an Entscheidungsprozessen auf der beruflichen wie der berufspolitischen Ebene teilzunehmen.

Meinolf Noeker (NOEKER u.a. 2013) merkt an, dass sich eine familienmedizinische Behandlung an berechtigten Zielen der Patientinnen und Patienten und weniger an vorgefertigten ätiologischen Konzepten der Behandelnden orientieren müsse. Das heftig diskutierte und umstrittene neue Pauschalisierte Entgeltsystem Psychiatrie und Psychosomatik (PEPP) hat seiner Meinung nach aufgrund versicherungsrechtlicher Vorgaben die Abrechnungsmodalitäten für eine integrierte familienmedizinische Behandlung noch nicht gelöst.

Ohne eine qualitative Veränderung der Kommunikationen und Kooperationsstrukturen und Offenheit für alternative und bewährte Modelle beschränkt sich die Ressourcenaktivierung im psychosozialen Feld auf reine Kostensteuerung. Die Wirtschaft ist an den Universitäten zu einer »verborgenen Macht« herangewachsen. Pharmazeutische Unternehmen bestellen immer mehr Studien an den Universitäten, engagieren Professorinnen und Professoren oder finanzieren ganze Institute. Richard MÜNCH (2011) hat für dieses Wissenschaftssystem den Begriff des »akademischen Kapitalismus« geprägt, das durch kurzfristige Nutzenerwartungen, eine Überforschung von im Trend liegenden Themen und eine Unterinvestition in risikoreiche Forschung gekennzeichnet ist.

Das in diesem Buch beschriebene bedürfnisangepasste Behandlungsmodell stellt eine Alternative zum aktuellen wissenschaftlichen Mainstream und Diskurs dar. Wünschenswert wären weitere Kooperationsprojekte zwischen Kinder- und Jugendpsychiatrie, Jugendhilfe und Erwachsenenpsychiatrie, aber auch eine bessere Abstimmung der therapeutischen Prozesse innerhalb der einzelnen Kliniken, um die Versorgung junger Erwachsener nachhaltig zu verbessern. Ansatzpunkte hierzu geben die in diesem Buch vorgestellten Modelle. Leitmotto eines Zukunftsmodells kann der ethische Imperativ von Heinz von FOERSTERS (1985, S.41) sein: »Handle stets so, dass die Anzahl der Wahlmöglichkeiten größer wird.«

Fachliteratur

Achtenhagen, F.; Weber, S. (2009): Zur Bedeutung der beruflichen Aus- und Weiterbildung. In: Fegert, J. M.; Streeck-Fischer, A.; Freyberger, H. J. (Hg.): Adoleszenzpsychiatrie. Psychiatrie und Psychotherapie der Adoleszenz und des jungen Erwachsenenalters. Stuttgart: Schattauer.

Adamson, S. J.; Sellmann, J. D. (2003): A prototype screening instrument for cannabis use disorder: the Cannabis use disorders identification test (CUDIT) in an alcohol-dependent clinical sample. In: Drug and Alcohol Review, 22 (3), S. 309–315.

Aderhold, V. (2008): Zur Notwendigkeit und Möglichkeit minimaler Anwendung von Neuroleptika. www.dgsp-ev.de/fileadmin/dgsp/pdfs/Texte_Anmeldecoupons/V._Aderhold_Neuroleptika_minimieren_6.0.pdf (12.03.2015).

Aderhold, V.; Alanen, Y. O.; Hess, G.; Hohn, P. (Hg.) (2003): Psychotherapie der Psychosen. Integrative Behandlungsansätze aus Skandinavien. Gießen: Psychosozial Verlag.

Aderhold, V.; Borst, U. (2009): Viele Wege in die Psychose. Neue Empirie zur alten Hypothese von Vulnerabilität und Stress. In: Familiendynamik, 34 (4), S. 370–385.

Alanen, Y. O. (2001): Schizophrenie. Entstehung, Erscheinungsformen und die bedürfnisangepasste Behandlung. Stuttgart: Klett-Cotta.

Albert, M.; Hurrelmann, K.; Quenzel, G.; Schneekloth, U. (2011): Lebenslagen, Einstellungen und Perspektiven der Jugendlichen in Deutschland: Ergebnisse der 16. Shell Jugendstudie. In: Zeitschrift für Jugendkriminalrecht und Jugendhilfe, 22 (1), S. 28–33.

Allardyce, J.; Gilmour, H.; Atkinson, J.; Rapson, T.; Bishop, J.; McCreadie, R. G. (2005): Social fragmentation, deprivation and urbanicity: relation to first-admission rates for psychoses. In: British Journal of Psychiatry, 187 (5), S. 401–406.

Allmendinger, J. (2008): Frauen auf dem Sprung. Die Brigitte-Studie 2008. Hamburg: Gruner + Jahr.

Allmendinger, J. (2012): Schulaufgaben. Wie wir das Bildungssystem verändern müssen, um unseren Kindern gerecht zu werden. München: Pantheon Verlag.

ANDERSEN, T. (Hg.) (1996): Das Reflektierende Team. Dialoge und Dialoge über die Dialoge. Dortmund: Verlag Modernes Lernen.

ANGERMEYER, M. C.; DIETRICH, S. (2006): Public beliefs about and attitudes towards people with mental illness: a review of population studies. In: Acta Psychiatrica Scandinavia, 113 (3), S. 163–179.

AOK Niedersachsen (2011): Qualitätsbericht 2011. Disease-Management-Programme. www.aok-gesundheitspartner.de/imperia/md/gpp/nds/dmp/diabetes2/qualit%C3%A4tsbericht_2011.pdf (05.01.2015).

AOLG (2012): Weiterentwicklung der psychiatrischen Versorgungsstrukturen in Deutschland – Bestandsaufnahme und Perspektiven. www.hamburg.de/contentblob/3506580/data/bericht-psychiatrische-versorgungsstrukturen.pdf (23.02.2015).

ARNETT, J. J. (2004): Emerging adulthood: the winding road from the late teens through the twenties. Oxford: Oxford University Press.

ASMUTH, C. (2011): Enhancement – einige Problemfelder aus philosophischer Sicht. In: Suchttherapie, 12 (4), S. 159–163.

BAER, N.; FASEL, T. (2009): »Sie wäre so begabt«. Die Arbeitssituation von Menschen nach Psychosen. In: Familiendynamik, 34 (4), S. 346–359.

BAIERL, M. (2014): Herausforderung Alltag. Praxishandbuch für pädagogische Arbeit mit psychisch gestörten Jugendlichen. Göttingen: Vandenhoeck & Ruprecht.

BASTIAENS, L.; FRANCIS, G.; LEWIS, K. (2000): The RAFFT as a screening tool for adolescent substance use disorders. In: The American Journal of Addictions, 9 (1), S. 10–16.

BATEMAN, A.; FONAGY, P. (2008): 8-year follow-up of patients treated for borderline personality disorder: mentalization-based treatment versus treatment as usual. In: The American Journal of Psychiatry, 165 (5), S. 631–638.

BAUMAN, Z. (2009): Leben als Konsum. Hamburg: Hamburger Edition.

BEAULIEU, D. (2011): Impact-Techniken für die Psychotherapie. Heidelberg: Carl-Auer.

BERKING, M. (2008): Training emotionaler Kompetenzen. Berlin, Heidelberg: Springer.

BEUSHAUSEN, U. (2004): Sicher und frei reden. Sprechängste erfolgreich abbauen. München: Reinhardt.

BIERI, P. (2011): Wie wollen wir leben? St. Pölten: Residenz Verlag.

BLOS, P. (1954): Prolonged adolescence: the formulation of a syndrome and its therapeutic implications. In: American Journal of Orthopsychiatry, 24 (4), S. 733–742.
BLUM, N. S.; BARTELS, N. F.; JOHN, S.; PFOHL, B. (2009): STEPPS. Das Trainingsprogramm bei Borderline. Emotionale Krisen bewältigen, Probleme lösen, Alltag gestalten, Beziehungen aufbauen. Trainerhandbuch. Köln: Psychiatrie Verlag.
BOHUS, M.; WOLF-AREHULT, M. (2013): Interaktives Skillstraining für Borderline-Patienten. Stuttgart: Schattauer.
BOLA, J. R. (2006): Medication-free research in early episode schizophrenia: evidence of long-term harm? In: Schizophrenia Bulletin, 32 (2), S. 288–296.
BONNET, U.; HARRIES-HEDDER, K.; LEWEKE, F. M.; SCHNEIDER, U.; TOSSMANN, P. (2004): AWMF-Leitlinie: Cannabis-bezogene Störungen. In: Fortschritte der Neurologie – Psychiatrie, 72 (7), S. 318–329.
BOSS, P. (2008): Verlust, Trauma und Resilienz. Die therapeutische Arbeit mit dem »uneindeutigen Verlust«. Stuttgart: Klett-Cotta.
BOWLBY, J. (1973): Mütterliche Zuwendung und geistige Gesundheit. München: Kindler.
BRISCH, K. H. (2009): Bindungsstörungen. Von der Bindungstheorie zur Therapie. Stuttgart: Klett-Cotta.
BROCKMAN, J. (2011): Wie hat das Internet Ihr Denken verändert? Die führenden Köpfe unserer Zeit über das digitale Dasein. Frankfurt a. M.: Fischer.
BRONISCH, T. (2012): Krisenintervention bei Suizidalität. In: Psychotherapie im Dialog, 13 (2), S. 15–20.
BRUNNER, R.; RESCH, F. (Hg.) (2008): Borderline-Störung und Selbstverletzendes Verhalten bei Jugendlichen. Ätiologie, Diagnostik und Therapie. Göttingen: Vandenhoeck & Ruprecht.
Bundesministerium für Gesundheit (Hg.) (2014): Drogen- und Suchtbericht. www.drogenbeauftragte.de/fileadmin/dateien-dba/Presse/Downloads/Drogen-_und_Suchtbericht_2014_Gesamt_WEB_07.pdf (08.01.2015).
CHRISTAKIS, N. A.; FOWLER, J. H. (2011): Die Macht sozialer Netzwerke. Wer uns wirklich beeinflusst und warum Glück ansteckend ist. Frankfurt a. M.: Fischer.

Ciompi, L.; Hoffmann, H.; Broccard, M. (Hg.) (2001): Wie wirkt Soteria? Eine atypische Psychosenbehandlung kritisch durchleuchtet. Bern: Verlag Hans Huber.

Conen, M.-L. (1996): Aufsuchende Familientherapie mit Multiproblemfamilien. In: Kontext 27 (2), S. 150–165.

Conen, M.-L.; Cecchin, G. (2007): Wie kann ich Ihnen helfen, mich wieder loszuwerden? Therapie und Beratung in Zwangskontexten. Heidelberg: Carl-Auer.

Corrigan, P. W.; Lundin, R. K. (2001): Don't call me nuts! Coping with the stigma of mental illness. Tinley Park: Recovery Press.

Dammann, G.; Benecke, C. (2010): Sexuelles Agieren in der Therapie. In: Persönlichkeitsstörungen – Theorie und Therapie, 14 (3), S. 199–210.

DeGPT (2012): Curriculum Traumatherapie und Traumazentrierte Fachberatung. www.degpt.de/curricula/traumapädagogik-und-traumazentrierte-fachberatung.html (16.01.2015).

Diamond, G. S.; Levy, S. (2012): Bindungsorientierte Familientherapie als ambulante Nachsorge für Jugendliche nach Suizidversuch. In: Psychotherapie im Dialog, 13 (2), S. 41–45.

Dorrmann, W. (2003): Verhaltenstherapeutische Vorgehensweisen bei akuten suizidalen Krisen. In: Psychotherapie im Dialog, 4 (4), S. 330–339.

Dressing, H.; Kersting, J.-M. (2013): Behandlung von Stalkern. Multiaxialer Therapieansatz mit Ziel der Risikominimierung. In: NeuroTransmitter, 24 (11), S. 42–46.

Dulz, B.; Gümmer, S.; Hoffmann, S. O.; Sachsse, U. (1998): Zum aktuellen Stand der Versorgung von Borderline-Patienten: Ergebnisse einer bundesweiten Umfrage. In: Persönlichkeitsstörungen – Theorie und Therapie, 2 (4), S. 201–208.

Eichenberg, C. (2009): Der E-Patient. Chancen und Risiken des Internets in Medizin und Psychotherapie. In: Psychotherapie im Dialog, 10 (4), S. 374–379.

Eichenberg, C.; Ott, R. (2012): Klinisch-psychologische Intervention im Internet. Review zu empirischen Befunden störungsspezifischer Angebote. In: Psychotherapeut, 57 (1), S. 58–69.

Falkai, P.; Vogeley, K.; Maier, W. (2001): Structural brain changes in patients with schizophrenic psychoses. From focal pathology to network disorder. In: Nervenarzt, 72 (5), S. 331–341.

FEGERT, J. M.; STREECK-FISCHER, A.; FREYBERGER, H. J. (Hg.) (2009): Adoleszenzpsychiatrie. Psychiatrie und Psychotherapie der Adoleszenz und des jungen Erwachsenenalters. Stuttgart: Schattauer.

FERENCZI, S. (1999): Ohne Sympathie keine Heilung. Das klinische Tagebuch von 1932. Frankfurt a. M.: Fischer.

FISCHER, G.; RIEDESSER, P. (2009): Lehrbuch der Psychotraumatologie. Stuttgart: utb.

FLEISCHHAKER, C.; SIXT, B.; SCHULZ, E. (2011): DBT-A. Dialektisch-behaviorale Therapie für Jugendliche. Berlin, Heidelberg: Springer.

FLIEGEL, S.; GROEGER, W. M.; KÜNZEL, R.; SCHULTE, D.; SORGATZ, H. (1998): Verhaltenstherapeutische Standardmethoden. Ein Übungsbuch. Weinheim: Beltz

FOERSTERS, H. VON (1985): Sicht und Einsicht. Braunschweig: Vieweg.

FONAGY, P.; GERGELY, G.; JURIST, E. L.; TARGET, M. (2002): Affektregulierung, Mentalisierung und die Entwicklung des Selbst. Stuttgart: Klett-Cotta.

FRANCES, A. (2013): Normal. Gegen die Inflation psychiatrischer Diagnosen. Köln: DuMont Buchverlag.

FRANKE, A. G.; HILDT, E.; LIEB, K. (2011): Muster des Missbrauchs von (Psycho-)Stimulanzien zum pharmakologischen Neuroenhancement bei Studierenden. In: Suchttherapie, 12 (4), S. 167–172.

FRITZSCHE, K.; HARTMAN, W. (2010): Einführung in die Ego-State-Therapie. Heidelberg: Carl-Auer.

GAEBEL, W.; KOWITZ, S.; FRITZE, J.; ZIELASEK, J. (2013): Inanspruchnahme des Versorgungssystems bei psychischen Erkrankungen: Sekundärdaten von drei gesetzlichen Krankenkassen und der Deutschen Rentenversicherung Bund. In: Deutsches Ärzteblatt, 110 (47), S. 799–808.

GAHLEITNER, S. B.; HENSEL, T.; BAIERL, M.; KÜHN, M.; SCHMID, M. (Hg.) (2014): Traumapädagogik in psychosozialen Handlungsfeldern. Ein Handbuch für Jugendhilfe, Schule, Klinik. Göttingen: Vandenhoeck & Ruprecht.

GARSTICK, E. (2013): Junge Väter in seelischen Krisen. Wege zur Stärkung der männlichen Identität. Stuttgart: Klett-Cotta.

GAST, U.; RODEWALD, F.; HOFMANN, A.; MATTHESS, H.; NIJENHUIS, E.; REDDEMANN, L.; EMRICH, H. M. (2006): Die dissoziative Identitätsstörung – häufig fehldiagnostiziert. In: Deutsches Ärzteblatt, 103 (47), A 3193–3200.

GAVRANIDOU, M.; ABDALLAH-STEINKOPFF, B. (2007): Brauchen Migrantinnen und Migranten eine andere Psychotherapie? In: Psychotherapiejournal, 6 (4), S. 353–361.

GAVRANIDOU, M.; NIEMIEC, B.; MAGG, B.; ROSNER, R. (2008): Traumatische Erfahrungen, aktuelle Lebensbedingungen im Exil und psychische Belastung junger Flüchtlinge. In: Kindheit und Entwicklung, 17 (4), S. 224–231.

GIDDENS, A. (2001): Entfesselte Welt. Wie die Globalisierung unser Leben verändert. Frankfurt a. M.: Suhrkamp.

GLOGER-TIPPELT, G.; HOFMANN, V. (1997): Das Adult Attachment Interview: Konzeption, Methode und Erfahrungen im deutschen Sprachraum. In: Kindheit und Erziehung, 6 (3), S. 161–172.

GÜNTER, M. (2011): Anlehnung und Autonomie, Kontrollbedürfnis und Risikobereitschaft, Sexualität und Gewalt. Zur Normalität und Pathologie adoleszenter Entwicklungsprozesse. In: Zeitschrift für Jugendkriminalrecht und Jugendhilfe, 22 (1), S. 15–24.

HAPPACH, C. (2010): Mentalisieren im psychiatrischen Alltag. In: Psychodynamische Psychotherapie, 9 (4), S. 216–222.

HARE, R. D. (2000): Eigenschaften von antisozialen Borderline-Patienten und Psychopathen. Konsequenzen für das Gesundheitswesen und das Strafrecht. In: KERNBERG, O.; DULZ, B.; SACHSSE, U. (Hg.): Handbuch für Borderline-Störungen. Stuttgart: Schattauer, S. 393–411.

HARROW, M.; JOBE, T. H. (2013): Does long-term treatment of schizophrenia with antipsychotic medications facilitate recovery? In: Schizophrenia Bulletin, 39 (5), S. 962–965.

HÄRTEL-PETRI, R. (2014): Illegale Drogen – »Crystal Meth«: Enormes Suchtpotenzial. In: Deutsches Ärzteblatt, 111 (17), A 738–740.

HAUSCHILD, J. (2014): Training gegen den Wahn. In: Süddeutsche Zeitung, 18.06.2014.

HAVIGHURST, R. J. (1953): Human development and education. New York: Longmans Green & Co.

HEIDENREICH, T.; MICHALAK, J. (2003): Achtsamkeit (»Mindfulness«) als Therapieprinzip in Verhaltenstherapie und Verhaltensmedizin. In: Verhaltenstherapie, 13 (4), S. 264–274.

HERZOG, G. (2008): Stalking, Wahnhafte Störung und Paranoide Persönlichkeitsstörung. In: Persönlichkeitsstörungen – Theorie und Therapie, 12 (2), S. 111–122.

HESSEL, S. (2011): Empört Euch! Berlin: Ullstein.

HOFFMANN, S.O. (1998): Die Angst des Borderline-Patienten und seine Beziehungen. In: KERNBERG, O.; BUCHHEIM, P.; DULZ, B. (Hg.): Persönlichkeitsstörungen. Theorie und Therapie. Stuttgart: Schattauer, S. 4–9.

HOFMANN, A. (2014): EMDR. Praxishandbuch zur Behandlung von traumatisierten Menschen. Stuttgart: Thieme.

HOLMES, J. (2002): John Bowlby und die Bindungstheorie. München: Reinhardt.

HUBER, M. (2006): Wege der Traumabehandlung. Trauma und Traumabehandlung. Paderborn: Junfermann.

HUBER, M.; PLASSMANN, R. (Hg.) (2012): Transgenerationale Traumatisierung. Paderborn: Junfermann.

HURRELMANN, K. (2012): Die neuen Ego-Taktiker. Süddeutsche Zeitung, 15.03.2012.

HUSEMANN, M.; SCHULZ, M.; BOWERS, L.; LÖHR, M. (2014): Konflikte lindern – Partizipation ermöglichen. Das Safewards-Modell im Akutsetting. In: Psychiatrische Pflege Heute, 20 (4), S. 212–220.

HÜTHER, G. (2011): Die Macht der inneren Bilder. Wie Visionen das Gehirn, den Menschen und die Welt verändern. Göttingen: Vandenhoeck & Ruprecht.

HUTTERER-KRISCH, R. (1996): Einige Ergebnisse der Wirksamkeitsforschung zur psychotherapeutischen Behandlung von Psychosen. In: HÜTTERER-KRISCH, R. (Hg.): Psychotherapie mit psychotischen Menschen. Wien: Springer, S. 69–105.

IANES, D. (2009): Die besondere Normalität. Inklusion von SchülerInnen mit Behinderung. München: Reinhardt.

IKG (Hg.) (2012): Cybermobbing bei Schülerinnen und Schülern. Ergebnisbericht. www.uni-bielefeld.de/cyberbullying/downloads/Ergebnisbericht-Cyberbullying.pdf (11.03.2015).

ILLOUZ, E. (2011): Die neue Liebesordnung. Frauen, Männer und Shades of Grey. Berlin: Suhrkamp.

IT.NRW (2014): Lebenslage junger Erwachsener. www.mais.nrw.de/sozialberichte/sozialberichterstattung_nrw/kurzanalysen/Kurzanalyse1_2014_Lebenslage_junger_Erwachsener.pdf (11.03.2015).

JACOBSON, E. (2011): Entspannung als Therapie. Progressive Relaxation in Theorie und Praxis. Stuttgart: Klett-Cotta.

JUGERT, G. (2011): Fit for Life. Module und Arbeitsblätter zum Training sozialer Kompetenz für Jugendliche. Weinheim: Beltz Juventa.

KAY, S. R.; FISZBEIN, A.; OPLER L. A. (1987): The positive and negative syndrome scale (PANSS) for schizophrenia. In: Schizophrenia Bulletin 13 (2), S. 261–276.

KEUPP, H. (2004): Entwickeln wir uns zu einer Gesellschaft von Ichlingen? In: Psychotherapie im Dialog, 5 (3), S. 294–297.

KEUPP, H.; AHBE, T.; GMÜR, W.; HÖFER, R.; MITZSCHERLICH, B.; KRAUS, W.; STRAUS, F. (2006): Identitätskonstruktionen. Das Patchwork der Identitäten in der Spätmoderne. Reinbek: Rowohlt.

KIPKE, R. (2011): Eine ethische Bewertung von Neuroenhancement. In: Suchttherapie, 12 (4), S. 152–158.

KIRKBRIDE, J. B.; MORGAN, C.; FEARON, P.; DAZZAN, P.; MURRAY, R. M.; JONES, P. B. (2007): Neighbourhood-level effects on psychoses: re-examining the role of context. In: Psychological Medicine, 37 (10), S. 1413–1425.

KOPPETSCH, C. (2013): Die Wiederkehr der Konformität. Streifzüge durch die gefährdete Mitte. Frankfurt a. M.: Campus.

KRAMPEN, G.; REICHLE, B. (2002): Entwicklungsaufgaben im frühen Erwachsenenalter. In: OERTER, R.; MONTADA, L. (Hg.): Entwicklungspsychologie. Weinheim: Beltz, S. 319–349.

KRAUS, D. (2012): E-Mental-Health. Zur Psychotherapie auf die virtuelle Couch. In: Der Neurologe & Psychiater, 13 (4), S. 21–24.

KREMER, G.; SCHULZ, M. (2012): Motivierende Gesprächsführung in der Psychiatrie. Köln: Psychiatrie Verlag.

KRONMÜLLER, K.-T.; HOLTMANN, M. (2011): Entwicklung und Evaluation des Zentrums für Familienmedizin psychischer Störungen in Gütersloh (Hamm). Unveröffentlichte Projektskizze.

KRÜGER, W. (2013): Freundschaftsberatungen und die Entwicklung der Freundschaftsfähigkeit in der Psychotherapie. In: Familiendynamik, 38 (3), S. 198–205.

KRUMDIEK, N. (2006): Die national- und internationalrechtliche Grundlage der Cannabisprohibition in Deutschland. Münster: LIT Verlag.

LIEBERMAN, J. A.; TOLLEFSON, G. D.; CHARLES, C.; ZIPURSKY, R.; SHARMA, T.; KAHN, R. S.; KEEFE, R. S.; GREEN, A. J.; GUR, R. E.; MCEVOY, J.; PERKINS, D.; HAMER, R. M.; GU, H.; TOHEN, M. (2005): Antipsychotic drug effects on brain morphology in first-episode psychosis. In: Archives of General Psychiatry, 62 (4), S. 361–370.

LINEHAN, M. M. (1993): Skills training manual for treating borderline personality disorder. New York: Guilford Press.

MACHE, S.; EICKENHORST, P.; VITZTHUM, K.; KLAPP, B. F.; GRONEBERG, D. A. (2012): Neuro-Enhancement an deutschen Universitäten: Häufigkeit, Ursachen und Geschlechtsunterschiede. In: Wiener Medizinische Wochenschrift, 162 (11), S. 262–271.

MARTENS, J. U.; KUHL, J. (2005): Die Kunst der Selbstmotivation. Neue Erkenntnisse der Motivationsforschung praktisch nutzen. Stuttgart: Kohlhammer.

MEIER, M. H.; CASPI, A.; AMBLER, A.; HARRINGTON, H.; HOUTS, R.; KEEFE, R. S. E.; MCDONALD, K.; WARD, A.; POULTON, R.; MOFFITT, T. E. (2012): Persistent cannabis users show neuropsychological decline from childhood to midlife. www.pnas.org/content/109/40/E2657.full.pdf+html (24.02.2015).

MICHALAK, J.; BERNHOLD, P.; HEIDENREICH, T. (2012): Achtsamkeitsbasierte kognitive Therapie. Rückfallprophylaxe für Patienten mit rezidivierender Depression. In: Der Neurologe & Psychiater, 13 (6), S. 55–61.

MILLER, D. (2012): Das wilde Netzwerk. Ein ethnologischer Blick auf Facebook. Berlin: Suhrkamp.

MILLER, W. R.; ROLLNICK, S. (2004): Motivierende Gesprächsführung. Freiburg: Lambertus.

MORITZ, S.; VECKENSTEDT, R.; RANDJBAR, S.; VITZTHUM, F. (2011): MKT+. Individualisiertes Metakognitives Therapieprogramm für Menschen mit Psychose. Berlin, Heidelberg: Springer.

MORTLER, M. (2015): Situation in Deutschland. www.drogenbeauftragte.de/drogen-und-sucht/illegale-drogen/cannabis/situation-in-deutschland.html (10.03.2015).

MOSER, T. (2012): Psychotherapie: Wider den Beschleunigungswahn. In: Deutsches Ärzteblatt, 109 (44), A 2180–2181.

MÜNCH, R. (2011): Akademischer Kapitalismus. Über die politische Ökonomie der Hochschulreform. Berlin: Suhrkamp.

NIJENHUIS, E.; HART, O. VAN DER; STEELE, K. (2006): Strukturelle Dissoziation der Persönlichkeitsstruktur, traumatischer Ursprung, phobische Residuen. In: REDDEMANN, L.; HOFMANN, A.; GAST, U. (Hg.): Psychotherapie der dissoziativen Störungen. Krankheitsmodelle und Therapiepraxis – störungsspezifisch und schulenübergreifend. Stuttgart: Thieme, S. 47–69.

NOEKER, M.; THEILING, S.; SCHLIPPE, A. VON (2013): Familienmedizin – eine Erfolgsgeschichte, auch für die Psychiatrie. Stephan Theiling und Arist von Schlippe im Gespräch mit Meinolf Noeker. In: Familiendynamik, 38 (2), S. 166–168.

PANTEL, N. (2014): Klassisch in Flaschen. In: Süddeutsche Zeitung, 08.07.2014.

PAULUS, J. (2012): Kontroverse um DSM-5. Die Neuordnung der Seelenleiden. In: Gehirn und Geist, (6), S. 36–41.

PEICHL, J.: (2007): Die inneren Trauma-Landschaften. Borderline – Ego-State – Täter-Introjekt. Stuttgart: Schattauer.

PEICHL, J. (2013): Innere Kritiker, Verfolger und Zerstörer. Ein Praxishandbuch für die Arbeit mit Täterintrojekten. Stuttgart: Klett-Cotta.

PETRI, H. (2010): Psychotherapie mit jungen Erwachsenen. München: Reinhardt.

PLÖSSL, I.; HAMMER, M. (2013): ZERA – Zusammenhang zwischen Erkrankung, Rehabilitation und Arbeit. Ein Gruppentrainingsprogramm zur Unterstützung der beruflichen Rehabilitation von Menschen mit psychischer Erkrankung. Köln: Psychiatrie Verlag.

QUANDT, T.; FESTL, R. (2013): Rache im Netz. www.uni-muenster.de/news/view.php?&cmdid=3400 (25.02.2015).

RAWSON, R. A.; MARINELLI-CASEY, P.; ANGLIN, M. D.; DICKOW, A.; FRAZIER, Y.; GALLAGHER, C.; GALLOWAY, G. P.; HERRELL, J.; HUBER, A.; MCCANN, M. J.; OBERT, J.; PENNELL, S.; REIBER, C.; VANDERSLOOT, D.; ZWEBEN, J. (2004): A multi-site comparison of psychosocial approaches for the treatment of methamphetamine dependence. In: Addiction, 99 (6), S. 708–717.

REDDEMANN, L. (2001): Psychohygiene in der Traumatherapie. Ein Erfahrungsbericht. In: Psychotraumatologie, 2 (4), S. 22.

REDDEMANN, L. (2003): Einige Überlegungen zur Psychohygiene und zur Burnout-Prophylaxe von Traumatherapeutinnen. In: Zeitschrift für Psychotraumatologie und ihre Anwendungen, 1 (1), S. 79–86.

REDDEMANN, L. (2011): Psychodynamisch Imaginative Traumatherapie PITT – Das Manual. Ein resilienzorientierter Ansatz in der Psychotraumatologie. Stuttgart: Klett-Cotta.

REDDEMANN, L. (2014): Imaginationen – Heilsame Bilder als Methode und therapeutische Kunst. Stuttgart: Klett-Cotta.

REDDEMANN, L.; DEHNER-RAU, C. (2012): Trauma heilen. Ein Übungsbuch für Körper und Seele. Stuttgart: Trias.

Reddemann, L.; Hofmann, A.; Gast, U. (Hg.) (2011): Psychotherapie der dissoziativen Störungen. Stuttgart: Thieme.

Retzer, A. (1994): Familie und Psychose. Zum Zusammenhang von Familieninteraktion und Psychopathologie bei schizophrenen, schizoaffektiven und manisch-depressiven Psychosen. Stuttgart: Fischer.

Retzer, A. (2002): Passagen. Systemische Erkundungen. Stuttgart: Klett-Cotta.

Riggs, S. R.; Alario, A. (1989): Adolescent substance use instructor's guide. In: Dube, C. E.; Goldstein, M. E.; Lewis, D. C.; Myers E. R.; Zwick, W. R. (Hg.): Projekt ADEPT curriculum for primary physican training. Providence: Brown University, S. 1–57.

Rosa, H. (2013): Beschleunigung und Entfremdung. Berlin: Suhrkamp.

Rumpf, H.-J.; Meyer, C.; Kreuzer, A.; John, U. (2011): Prävalenz der Internetabhängigkeit (PINTA). Bericht an das Bundesministerium für Gesundheit. www.drogenbeauftragte.de/fileadmin/dateien-dba/DrogenundSucht/Computerspiele_Internetsucht/Downloads/PINTA-Bericht-Endfassung_280611.pdf (08.01.2015).

Sachsse, U. (2013): Selbstverletzendes Verhalten – ein Notfall. In: Persönlichkeitsstörungen: Theorie und Therapie, 17 (3), S. 143–149.

Sack, M. (2010): Schonende Traumatherapie. Ressourcenorientierte Behandlung von Traumafolgestörungen. Stuttgart: Schattauer.

Sack, M.; Sachsse, U.; Schellong, J. (2013): Komplexe Traumafolgestörungen. Diagnostik und Behandlung von Folgen schwerer Gewalt und Vernachlässigung. Stuttgart: Schattauer.

SAMW (2012): Medizin für Gesunde? Analysen und Empfehlungen zum Umgang mit Human Enhancement. www.samw.ch/dms/de/Ethik/Human-Enhancement/BR_Med_Ges_D_DEF/Human_Enhancement_d.pdf (25.02.2015).

Satir, V.; Baldwin, M. (1991): Familientherapie in Aktion. Die Konzepte von Virginia Satir in Theorie und Praxis. Paderborn: Junfermann.

Schaub, M. P.; Haug, S.; Wenger, A.; Berg, O.; Sullivan, R.; Beck, T.; Stark, L. (2013): Can reduce – the effects of chat-counseling and web-based self-help, web-based self-help alone and a waiting list control program on cannabis use in problematic cannabis users: a randomized controlled trial. In: BMC Psychiatrie, 13 (1), S. 305–315.

SCHERWATH, C.; FRIEDRICH, S. (2012): Soziale und pädagogische Arbeit bei Traumatisierung. München: Reinhardt.

SCHMID, B.; HAASEN, N. (2011): Einführung in das systemische Mentoring. Heidelberg: Carl-Auer.

SCHMID, M. (2008): Stationärer Kontext und Kooperation zwischen stationärer Kinder- und Jugendpsychiatrie und stationärer Jugendhilfe bei Adoleszenten mit einer Borderline-Persönlichkeitsstörung. In: BRUNNER, R.; RESCH, F. (Hg.): Borderline-Störungen und selbstverletzendes Verhalten bei Jugendlichen. Ätiologie, Diagnostik und Therapie. Göttingen: Vandenhoeck & Ruprecht, S. 195–228.

SCHMID, M.; PURTSCHER-PENZ, K.; STELLERMANN-STREHLOW, K. (2014): Traumasensibilität und traumapädagogische Konzepte in der Kinder- und Jugendpsychiatrie/-psychotherapie. In: GAHLEITNER, S.; HENSEL, T.; BAIERL, M.; KÜHN, M.; SCHMID, M. (Hg.): Traumapädagogik in psychosozialen Handlungsfeldern. Ein Handbuch für Jugendhilfe, Schule, Klinik. Göttingen: Vandenhoeck & Ruprecht, S. 174–191.

SCHULZE, B. (2011): Kampf dem Vorurteil. In: Gehirn und Geist, (6), S. 42–49.

SCHWEITZER, J.; ARMBRUSTER, J.; MENZLER-FRÖHLICH, K. H.; REIN, G.; BÜRGY, R. (1995): Der Ambulante Umgang mit »Pathologie« und »Chronizität« im Sozialpsychiatrischen Dienst mit betreutem Wohnangebot. In: SCHWEITZER, J.; SCHUMACHER, B. (Hg.): Die undendliche und die endliche Psychiatrie. Zur Dekonstruktion von Chronizität. Heidelberg: Carl-Auer, S. 156–200.

SCHWEITZER, J.; NICOLAI, E. (2010): SYMPAthische Psychiatrie. Handbuch systemisch-familienorientierten Arbeitens. Göttingen: Vandenhoeck & Ruprecht.

SCHWEITZER, J.; NICOLAI, E.; HIRSCHENBERGER, N. (2005): Wenn Krankenhäuser Stimmen hören. Lernprozesse in psychiatrischen Organisationen. Göttingen: Vandenhoeck & Ruprecht.

SCHWEITZER, J.; SCHLIPPE, A. VON (2009): Lehrbuch der systemischen Therapie und Beratung II. Göttingen: Vandenhoeck & Ruprecht.

SCHWEITZER, J.; SCHUMACHER, B. (Hg.) (1995): Die unendliche und die endliche Psychiatrie. Zur Dekonstruktion von Chronizität. Heidelberg: Carl-Auer.

SEIFFGE-KRENKE, I. (2012): Therapieziel Identität. Veränderte Beziehungen, Krankheitsbilder und Therapie. Stuttgart: Klett-Cotta.

Seiffge-Krenke, I.; Gelhaar, T. (2006): Entwicklungsregulation im jungen Erwachsenenalter. In: Zeitschrift für Entwicklungspsychologie und Pädagogische Psychologie, 38 (1), S. 18–31.

Seikkula, J.; Aaltonen, J.; Alakare, B.; Haarakangas, K.; Keränen, J.; Lehtinen, K. (2006): Five-year experience of first-episode non-affective psychosis in open-dialogue approach: treatment principles, follow-up outcomes, and two case studies. In: Psychotherapy Research, 16 (2), S. 214–228.

Seikkula, J.; Alakare, B. (2007): Offene Dialoge. In: Lehmann, P.; Stastny, P. (Hg.): Statt Psychiatrie 2. Berlin: Antipsychiatrie Verlag, S. 234–249.

Selke, S. (2014): Lifelogging. Wie die digitale Selbstvermessung unsere Gesellschaft verändert. Berlin: Econ.

Selvini Palazzoli, M.; Boscolo, L.; Cecchin, G.; Prata, G. (2011): Paradoxon und Gegenparadoxon. Ein neues Therapiemodell für die Familie mit schizophrener Störung. Stuttgart: Klett-Cotta.

Sendera, A.; Sendera, M. (2007): Skills-Training bei Borderline- und Posttraumatischer Belastungsstörung. Wien: Springer.

Simon, F. B. (1990): Meine Psychose, mein Fahrrad und ich. Zur Selbstorganisation der Verrücktheit. Heidelberg: Carl-Auer.

Statista (2012): Lebenszeit-, 12-Monats und 30-Tage-Prävalenz des Cannabiskonsums unter deutschen Erwachsenen nach Geschlecht im Jahr 2012. http://de.statista.com/statistik/daten/studie/284720/umfrage/praevalenz-des-cannabiskonsums-unter-deutschen-erwachsenen-nach-geschlecht/ (11.03.2015).

Stiehler, S. (2013): Freundschaften im Erwachsenenalter. Ressource für das professionelle Handeln. In: Familiendynamik, 38 (3), S. 206–213.

Storch, M. (2011): Das Geheimnis kluger Entscheidungen. Von Bauchgefühl und Körpersignalen. München: Piper.

Storch, M.; Riedener, A. (2011): Ich packs! Selbstmanagement für Jugendliche. Ein Trainingsmanual für die Arbeit mit dem Zürcher Ressourcen Modell. Bern: Hans Huber.

Taubner, S.; Wiswede, D.; Nolte, T.; Roth, G. (2010): Mentalisierung und externalisierende Verhaltensstörungen in der Adoleszenz. In: Psychotherapeut, 55 (4), S. 312–320.

TIIHONEN, J.; WAHLBECK, K.; LÖNNQVIST, J.; KLAUKKA, T.; IOANNIDIS, J. P.; VOLAVKA, J.; HAUKKA, J. (2006): Effectiveness of antipsychotic treatments in a nationwide cohort of patients in community care after first hospitalisation due to schizophrenia and schizoaffective disorder: observational follow-up study. In: The British Medical Journal, 333 (7561), S. 224–229.

TURKLE, S. (2012): Verloren unter 100 Freunden. Wie wir in der digitalen Welt seelisch verkümmern. München: Riemann.

ULLRICH, W. (2013): Alles nur Konsum. Kritik der warenästhetischen Erziehung. Berlin: Verlag Klaus Wagenbach.

VAUTH, R.; DIETL, M.; STIEGLITZ, R.-D.; OLBRICH, H. M. (2000): Kognitive Remediation. Eine neue Chance in der Rehabilitation schizophrener Störungen? In: Nervenarzt 71 (1), S. 19–29.

VODERHOLZER, U.; HOHAGEN, F. (Hg.) (2013): Therapie psychischer Erkrankungen. München: Urban & Fischer.

VOTHKNECHT, S.; MEIJER, C.; ZWINDERMAN, A.; KIKKERT, M.; DEKKER, J.; BEVEREN, N. VAN; SCHOEVERS, R.; HAAN, L. DE; FOR GROUP (2013): Psychometric evaluation of the subjective well-being under neuroleptic treatment scale (SWN) in patients with schizophrenia, their relatives and controls. In: Psychiatry Research, 206 (1), S. 62–67.

WAGNER, B.; MAERCKER, A. (2011): Psychotherapie im Internet – Wirksamkeit und Anwendungsbereiche. In: Psychotherapeutenjournal, 10 (1), S. 33–42.

WALLNER, C. (2010): Wohnungslosigkeit als Bewältigungsstrategie junger Menschen zwischen den Stühlen. Vortrag, gehalten auf einer Veranstaltung des Caritasverbands Moers-Xanten am 17.9.2010 in Rheinber.

WATTERS, E. (2010): Die Amerikanisierung von psychischen Erkrankungen. In: Familiendynamik, 35 (3), S. 230–238.

WEBER, G.; SIMON, F. B.; STIERLIN, H.; SCHMIDT, G. (1987): Die Therapie der Familien mit manisch-depressiven Verhalten. In: Familiendynamik, 12 (2), S. 139–161.

WEDEKIND, E.; GEORGI, H. (2010): Systemische Orientierungsmöglichkeiten in der Gruppenarbeit. In: Familiendynamik, 35 (4), S. 302–309.

WEISBROD, M.; KOCH, E.; EICHSTÄDTER, R.; RESCH, F.; MUNDT, C. (2005): Das Heidelberger Frühbehandlungszentrum. Die gemeinsame Behandlung von adoleszenten Patienten durch Allgemeine und Kinder- und Jugendpsychiatrie. In: Psychotherapie im Dialog, 6 (3), S. 314–317.

WELZER, H. (2013): Der Abschied vom Wachstum als zivilisatorisches Projekt. In: WELZER, H.; WIEGANDT, K. (Hg.): Wege aus der Wachstumsgesellschaft. Frankfurt a. M.: Fischer, S. 604.

WHITE, M.; EPSTON, D. (2002): Die Zähmung der Monster. Der narrative Ansatz in der Familientherapie. Heidelberg: Carl-Auer.

WIEGAND-GREFE, S.; WAGENBLASS, S. (Hg.) (2013): Qualitative Forschungen in Familien mit psychisch erkrankten Eltern. Weinheim: Beltz Juventa.

WILKEN, B. (2010): Methoden der Kognitiven Umstrukturierung. Ein Leitfaden für die psychotherapeutische Praxis. Stuttgart: Kohlhammer.

WITTMUND, B. (2001): Gruppentherapie in der Psychiatrie – Stationäre und teilstationäre Alltagspraxis. In: Psychotherapie im Dialog, 2 (1), S. 83–84.

WOBROCK, T.; HASAN, A. (2012): Pharmakotherapie der Negativsymptomatik. In: Der Neurologe & Psychiater, 13 (6), S. 81–91.

WÖLFLING, K.; JO, C.; BENGESSER, I.; BEUTEL, M. E.; MÜLLER, K. W. (2013): Computerspiel- und Internetsucht. Ein kognitiv-behaviorales Behandlungsmanual. Stuttgart: Kohlhammer.

WÖLFLING, K.; MÜLLER, K. W.; BEUTEL, M. E. (2011): Internetsucht. Psychologische Variablen, diagnostische Einordnung und therapeutische Implikationen. In: Psychotherapie im Dialog, 12 (2), S. 132–136.

Silke Birgitta Gahleitner

Das Therapeutische Milieu in der Arbeit mit Kindern und Jugendlichen

ISBN 978-3-88414-523-4
eBook ISBN 978-3-88414-756-6
3. Auflage 2013
144 Seiten, 24,95 Euro, eBook 19,99 Euro

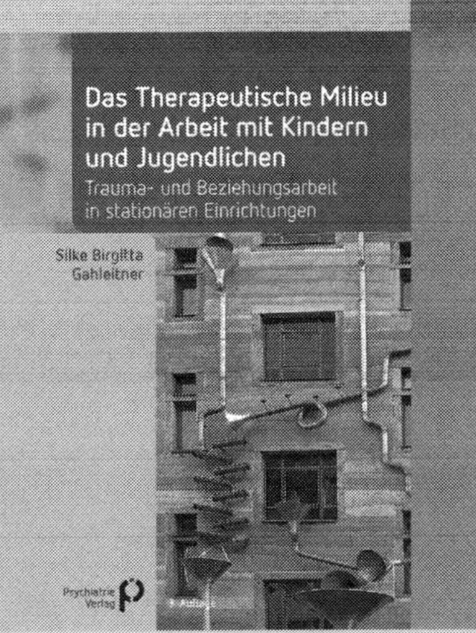

Allein in Deutschland haben jährlich ca. 28.000 Kinder und Jugendliche Behandlungsbedarf aufgrund belastender und traumatisierender Erfahrungen. Hier sind Konzepte gefragt, die pädagogisches und therapeutisches Arbeiten verbinden und ein Umfeld schaffen, das für Kinder und Jugendliche verlässliche Beziehungen, Orientierung, Halt und einen Schutzraum bietet.

In diesem Buch wird das praxiserprobte, erfolgreiche Behandlungskonzept des Therapeutischen Milieus mit der aktuellen Forschung zu Bindung, Trauma und Beziehungsgestaltung verknüpft. Am Beispiel therapeutischer Wohngemeinschaften zeigt es, wie Kinder und Jugendliche neue und gute Erfahrungen mit zuverlässigen Personen im Helferumfeld machen können und damit wieder Zugang zu den eigenen Fähigkeiten finden. Anschauliche Fallbeispiele geben konkrete Vorschläge für die Beziehungs- und Traumaarbeit in Einrichtungen der Kinder- und Jugendhilfe wie der Kinder- und Jugendpsychiatrie.

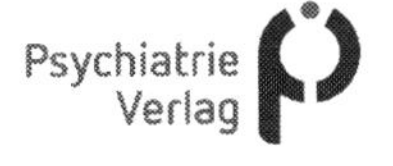

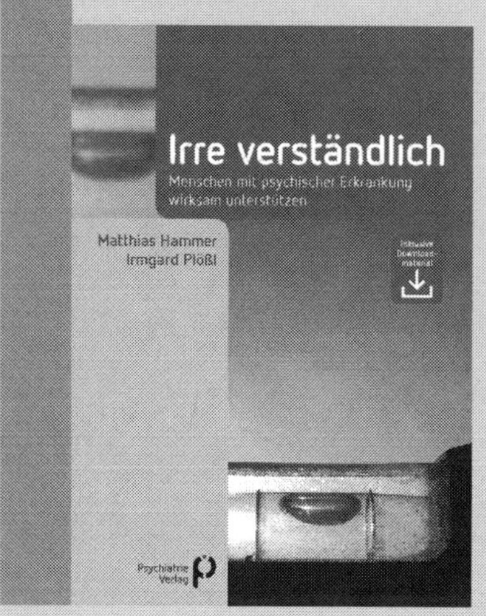

Matthias Hammer, Irmgard Plößl

Irre verständlich

ISBN 978-3-88414-533-3
2. Auflage 2013
272 Seiten +
umfangreiche Downloadmaterialien,
29,95 Euro

Wie gehe ich damit um, wenn jemand Stimmen hört? Was muss ich tun bei Selbstverletzungen? Woher weiß ich, ob jemand krank oder einfach nur unmotiviert ist?
Wer mit psychisch kranken Menschen arbeitet, wird häufig mit Verhaltensweisen oder Symptomen konfrontiert, die fremd wirken und nur schwer zu verstehen sind. Das kann verunsichern und überfordern. Die Autoren vermitteln Hintergrundwissen, das uns die Logik psychischer Krankheiten verstehen lässt. Sie erklären, wie psychische Störungen entstehen und welche Bedingungen ihre Genesung beeinflussen. Wir erhalten das Handwerkszeug, das für den Umgang im Alltag hilfreich ist, und erfahren, welche Selbsthilfestrategien wirksam sind.
Behandelt werden Psychosen, Depressionen, bipolare Störungen, Persönlichkeitsstörungen ebenso wie Angst- und Zwangsstörungen. Umfangreiches Downloadmaterial hilft beim Lernen und unterstützt die praktische Arbeit.

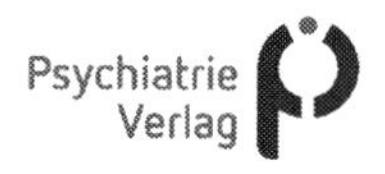

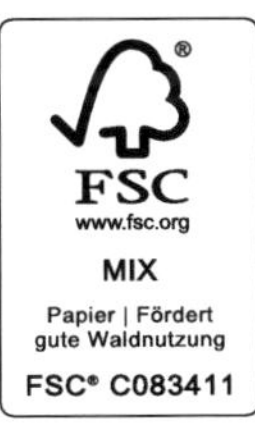

Zeitfracht Medien GmbH
Ferdinand-Jühlke-Straße 7
99095 Erfurt, Deutschland
produktsicherheit@kolibri360.de